J. Ellegast

BASICS Klinische Pharmakologie

Jana Ellegast

BASICS

Klinische Pharmakologie

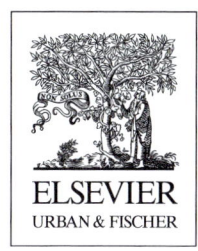
ELSEVIER
URBAN & FISCHER

URBAN & FISCHER

München · Jena

Zuschriften und Kritik bitte an:

Elsevier GmbH, Urban & Fischer Verlag, Lektorat Medizinstudium, Karlstraße 45, 80333 München

medizinstudium@elsevier.de

Wichtiger Hinweis für den Benutzer

Die Erkenntnisse in der Medizin unterliegen laufendem Wandel durch Forschung und klinische Erfahrungen. Herausgeber und Autoren dieses Werkes haben große Sorgfalt darauf verwendet, dass die in diesem Werk gemachten therapeutischen Angaben (insbesondere hinsichtlich Indikation, Dosierung und unerwünschter Wirkungen) dem derzeitigen Wissensstand entsprechen. Das entbindet den Nutzer dieses Werkes aber nicht von der Verpflichtung, anhand der Beipackzettel zu verschreibender Präparate zu überprüfen, ob die dort gemachten Angaben von denen in diesem Buch abweichen, und seine Verordnung in eigener Verantwortung zu treffen.

Bibliografische Information der Deutschen Nationalbibliothek

Die Deutsche Nationalbibliothek verzeichnet diese Publikation in der Deutschen Nationalbibliografie; detaillierte bibliografische Daten sind im Internet unter http://dnb.d-nb.de abrufbar.

Programmleitung: Dr. Dorothea Hennessen

Planung: Christina Nußbaum

Lektorat: Inga Dopatka

Redaktion und Register: Dr. Nikola Schmidt, Berlin

Herstellung: Christine Jehl, Rainald Schwarz

Satz: Kösel, Krugzell

Druck und Bindung: MKT-Print d. d., Ljubljana

Umschlaggestaltung: SpieszDesign, Neu-Ulm

Titelfotografie: © DigitalVision/GettyImages, München

Gedruckt auf 100 g Eurobulk 1,1 Volumen

Printed in Slovenia

ISBN 978-3-437-42566-0

Aktuelle Informationen finden Sie im Internet unter **www.elsevier.de** und **www.elsevier.com**

Klinische Pharmakologie hat viele Reize: Sie ist ein sehr buntes, facettenreiches Fachgebiet – sie bietet gewissermaßen für jeden etwas –, verknüpft klinische Anwendung und molekulare Mechanismen, fordert deren Verständnis für den therapeutischen Einsatz des richtigen Wirkstoffs im Klinikalltag. Für den Behandelnden ist es beruhigend, gegen das Leiden eines Patienten die wirksame Pille parat zu haben – nahezu jeder Patient kommt zum Arzt in der hoffnungsvollen Erwartung solch einfacher medikamentöser Heilung.

Viele Gründe, die begeistern können – und so habe ich gerne die Herausforderung angenommen, zentrale Themen aus diesem Bereich in dem vorliegenden Band darzustellen. Ich hoffe, den Lesern damit nicht nur pharmakologische Inhalte, sondern auch eine gewisse Begeisterung zu vermitteln.

Besonders bereichernd war für mich die Zusammenarbeit mit vielen Gutachtern, die mir Anregungen zu den unterschiedlichen Fachbereichen gegeben haben. Dafür möchte ich an dieser Stelle ganz herzlich danken meinem Vater, der mein aller treuester Probeleser aus wertvoller nicht medizinischer Perspektive war, Dr. C. Bauer (Klinikum der Universität München), Prof. C. Dodt (Klinikum Bogenhausen, München), Prof. S. Endres (Klinikum der Universität München), Prof. H. Förstl (Klinikum rechts der Isar, München), Dr. G. Gaier (Klinikum am Steinenberg, Reutlingen), Dr. A. Götz (Universitätsklinikum Tübingen), Prof. G. Häcker (Klinikum rechts der Isar, München), PD H. Hautmann (Klinikum rechts der Isar, München), Prof. T. Kleppisch (Institut für Pharmakologie und Toxikologie der Technischen Universität München), PD S. Moosmang (Institut für Pharmakologie und Toxikologie der Technischen Universität München), Dr. S. Pildner v. Steinburg (Klinikum rechts der Isar, München), Dr. F. Reu (Universitätsklinikum Heidelberg), Prof. M. Seyfarth (Deutsches Herzzentrum, München), Prof. W. Vierling (Institut für Pharmakologie und Toxikologie der Technischen Universität München), Prof. H. Weidenbach (Klinikum rechts der Isar, München) und Dr. A. Zwergal (Klinikum der Universität München). Mein Dank gilt auch I. Dopatka und C. Nussbaum vom Elsevier Verlag.

München, im Sommer 2008
Jana Ellegast

Inhalt

A Allgemeiner Teil 2–15

Basics der Allgemeinen Pharmakologie ... 2–11

- Einführung 2
- Pharmakodynamik I 4
- Pharmakodynamik II 6
- Pharmakokinetik I 8
- Pharmakokinetik II 10

Der Weg zur Klinischen Pharmakologie ... 12–15

- Prüfung, Zulassung und Überwachung
  von Arzneimitteln 12
- Grundlagen der Arzneimittelverordnung 14

B Spezieller Teil 16–87

Kardiovaskuläre Erkrankungen 18–33

- Arterielle Hypertonie I 18
- Arterielle Hypertonie II 20
- Koronare Herzerkrankung I 22
- Koronare Herzerkrankung II 24
- Herzinsuffizienz I 26
- Herzinsuffizienz II 28
- Herzrhythmusstörungen I 30
- Herzrhythmusstörungen II 32

Lungenerkrankungen 34–37

- Asthma bronchiale 34
- Chronisch-obstruktive Lungenerkrankung 36

**Erkrankungen des
Gastrointestinaltrakts** 38–41

- Ulkuserkrankung 38
- Chronisch-entzündliche Darmerkrankungen ... 40

Endokrinologische Erkrankungen 42–53

- Diabetes mellitus I 42
- Diabetes mellitus II 44
- Störungen des Schilddrüsenstoffwechsels I 46
- Störungen des Schilddrüsenstoffwechsels II 48
- Nebennierenrindenhormonstörungen 50
- Osteoporose 52

Stoffwechselerkrankungen 54–59

- Hyperlipoproteinämie I 54
- Hyperlipoproteinämie II 56
- Hyperurikämie und Gicht 58

Psychiatrische Erkrankungen 60–63

- Affektive Störungen 60
- Schizophrenie 62

Neurologische Erkrankungen 64–69

- Demenz 64
- Morbus Parkinson 66
- Epilepsie 68

Rheumatologische Erkrankungen 70–71

- Rheumatoide Arthritis 70

Onkologische Erkrankungen 72–75

- Tumorerkrankungen I 72
- Tumorerkrankungen II 74

Interdisziplinäre Pharmakotherapie 76–87

- Antibiotische Therapie I 76
- Antibiotische Therapie II 78
- Schmerztherapie I 80
- Schmerztherapie II 82
- Pharmakotherapie in der Schwangerschaft 84
- Pharmakotherapie im Alter 86

C Fallbeispiele 88–97

- Fall 1: Erhöhter Blutdruck 90
- Fall 2: Chronischer Husten 92
- Fall 3: Erschöpfung 94
- Fall 4: Starke Schmerzen 96

D Anhang 98–107

- Basics Pharmakotherapie I 100
- Basics Pharmakotherapie II 102
- Handelsname – Wirkstoffname.............. 104
- Nebenwirkungen auf einen Blick 106
- Quellenverzeichnis 107

E Register 108–115

Abkürzungsverzeichnis

Aa	Aminosäure
ACE	Angiotensinkonversionsenzym
ADH	antidiuretisches Hormon (Vasopressin)
ADME	Absorption, Distribution, Metabolismus, Exkretion
AGS	adrenogenitales Syndrom
ALL	akute lymphatische Leukämie
AML	akute myeloische Leukämie
AP	Angina pectoris
art.	arteriell
ASS	Acetylsalicylsäure
AT_1	$Angiotensin_1$
ATP	Adenosintriphosphat
AV	atrioventrikulär
b. B.	bei Bedarf
BMI	Body-Mass-Index
BNP	Brain natriuretic peptide
BRG	blutgefäßreiche Gruppe
BtM	Betäubungsmittel
BWS	Brustwirbelsäule
BZ	Blutzucker
cAMP	zyklisches Adenosinmonophosphat
CAP	Community acquired pneumonia
CED	chronisch-entzündliche Darmerkrankungen
CK	Kreatinkinase
CML	chronische myeloische Leukämie
CMV	Zytomegalievirus
COPD	Chronic obstructive pulmonary disease
CU	Colitis ulcerosa
d	Tag
DHF	Dihydrofolat
DM	Diabetes mellitus
DNS	Desoxyribonukleinsäure
ED	effektive Dosis
EF	Ejektionsfraktion
EGD	Ösophagogastroduodenoskopie
EKG	Elektrokardiogramm, -graphie
EPMS	extrapyramidalmotorische Störungen
FEV_1	Einsekundenkapazität
GABA	Gamma-Aminobuttersäure
GFR	glomeruläre Filtrationsrate
GIST	gastrointestinaler Stromatumor
GI	gastrointestinale
h	Stunde
HDL	High-density lipoprotein
HGPRT	Hypoxanthin-Guanin-Phosphoribosyltransferase
HMG-CoA	Hydroxymethylglutaryl-Coenzym A
HMV	Herzminutenvolumen
H. p.	*Helicobacter pylori*
HT	Hydroxytryptamin
HVL	Hypophysenvorderlappen
HWI	Harnwegsinfektion
HWS	Halswirbelsäule
HWZ	Halbwertszeit
HZV	Herzzeitvolumen
IE	Internationale Einheiten
Ig	Immunglobulin

INR	International normalized ratio
i. v.	intravenös
KG	Körpergewicht
KHK	koronare Herzerkrankung
KI	Kontraindikation
KM	Knochenmark
LDH	Laktatdehydrogenase
LDL	Low-density lipoprotein
LJ	Lebensjahr
LWS	Lendenwirbelsäule
max.	maximal
MC	Morbus Crohn
MI	Myokardinfarkt
min	Minute
6-MP	6-Mercaptopurin
MTX	Methotrexat
MVO_2	myokardialer Sauerstoffverbrauch
NaCl	Natriumchlorid
NNR	Nebennierenrinde
NSAID	nichtsteroidale Antiphlogistika
NYHA	New York Heart Association
PCP	*Pneumocystis carinii* (neue Bezeichnung *Pneumocystis jiroveci*)
PEF	Peak expiratory flow
p. o.	peroral
PPI	Protonenpumpeninhibitor
PTCA	perkutane transluminale Koronarangioplastie
PTH	Parathormon
RA	rheumatoide Arthritis
RAAS	Renin-Angiotensin-Aldosteron-System
RF	Risikofaktor
RM	Rückenmark
RNS	Ribonukleinsäure
SA	sinuatrial
s. c.	subkutan
SERM	selektiver Estrogenrezeptor-Modulator
SR	Sinusrhythmus
SSRI	selektiver Serotonin-Rückaufnahme-Inhibitor
SSW	Schwangerschaftswoche
TD	toxische Dosis
TG	Triglyzeride
THF	Tetrahydrofolat
TI	therapeutischer Index
TNF	Tumor-Nekrose-Faktor
t-PA	Tissue plasminogen activator
TRH	Thyreotropin-releasing-Hormon
TSH	thyreoideastimulierendes Hormon
Tyr	Tyrosin
UW	unerwünschte Wirkung
WHO	World Health Organization
Z. n.	Zustand nach
ZNS	zentrales Nervensystem

Basics der Allgemeinen Pharmakologie

2   Einführung
4   Pharmakodynamik I
6   Pharmakodynamik II
8   Pharmakokinetik I
10 Pharmakokinetik II

Der Weg zur Klinischen Pharmakologie

12 Prüfung, Zulassung und Überwachung
    von Arzneimitteln
14 Grundlagen der Arzneimittel-
    verordnung

A Allgemeiner Teil

Einführung

Pharmakologie (von griech. pharmakon und Lehre) ist die Wissenschaft der Wechselwirkungen zwischen Stoffen (Pharmaka) und Organismen. Paracelsus formulierte den bedeutenden Satz: „Alle Dinge sind ein Gift, und nichts ist ohne Gift, nur die Dosis bewirkt, dass es kein Gift ist." Damit konform wird der Begriff **Pharmakon** sowohl für heilende Arzneimittel als auch für schädigende Gifte verwendet. Solche Stoffe können auf verschiedene Arten gewonnen und hergestellt werden. Wohl am ältesten ist die Verwendung von Pflanzen. So kennt man seit dem Mittelalter die Wirkung von Digitalis, und bis heute wird das Herzglykosid Digoxin etwa aus *Digitalis purpurea* gewonnen. Die Tollkirsche *(Atropa belladonna)* enthält Atropin, Salicylsäure, die Grundstruktur von Aspirin, stammt aus der Rinde der Korb- und Silberweide, und die Herbstzeitlose *(Colchicum autumnale)* enthält das Spindelgift Colchicin (❚ Abb. 1).

Heute wird die Mehrzahl aller Arzneimittel allerdings synthetisch, zum Teil gentechnologisch hergestellt. Neben diesen normalerweise nicht im Körper vorhandenen Stoffen werden auch körpereigene Substanzen wie Hormone oder Gerinnungsfaktoren als Pharmaka eingesetzt.

> Der Begriff Pharmakon ist wertneutral, d. h., er enthält keine Aussage darüber, ob ein Stoff schädigende oder heilende Wirkung hat, und kann sowohl für Gifte als auch für Arzneimittel verwendet werden.

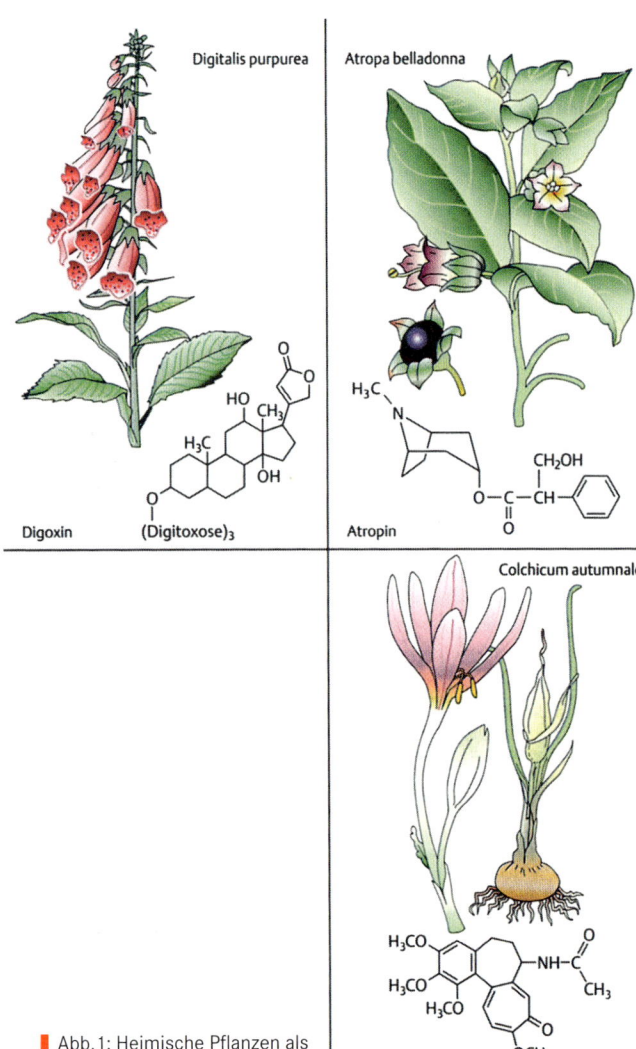

❚ Abb. 1: Heimische Pflanzen als Quelle von Arzneistoffen. [8]

Darreichungsformen

Wirkstoffe können ganz verschieden dargereicht werden: Vor allem im ambulanten Bereich am häufigsten ist die orale Form (peroral, p. o. von lat. durch den Mund). Hier unterscheidet man Dragees, Kapseln, Matrixtabletten, Tropfen, Säfte oder Brausetrunk. Bei der erstgenannten Tablette ist der Kern z. B. von einer Wachsschicht überzogen. So werden leicht verdauliche Stoffe geschützt, schlechter Geschmack verdeckt oder das Schlucken erleichtert. Kapseln (in der Regel aus Gelatine) enthalten den Wirkstoff meist in Pulverform, in Matrixtabletten ist er dagegen in ein Gerüst gebettet. Bei diesen festen Darreichungsformen muss die Kapsel ihren Zustand ändern (**Desintegration**), bevor eine Lösung des Arzneistoffes (**Dissolution**) möglich ist. Bei der Gabe von Saft oder Tropfen erfolgt die Aufnahme in die Blutbahn (**Resorption**) bereits gelöster Stoffe meist rascher. Neben Praktikabilität oder angestrebtem Wirkzeitpunkt spielen bei der Wahl der Arzneimittelform auch die Zielstrukturen eine wichtige Rolle. Die beste Möglichkeit, um Bronchialschleimhaut und Lungenbläschen (Alveolen) zu erreichen, ist die Inhalation eines Aerosols oder Gases. So können Pharmaka lokal angewendet werden, ohne systemisch zu belasten. Das ist besonders bei Stoffen von Vorteil, die schlecht aus dem Darm resorbiert oder bereits vor Erreichen der Blutbahn stark eliminiert werden. Ebenfalls lokale Wirkung können Dermatika haben. Darunter versteht man pharmazeutische Zubereitungen, die auf die Haut aufgetragen werden. Dabei schützen und pflegen sie und sind häufig Wirkstoffträger. Ist eine begrenzte Wirkung in der Haut gewünscht, muss der Wirkstoff nur in die Haut eindringen. Ist das Ziel eine systemische Wirkung, muss die Haut durchdrungen werden. Schmerzlindernde Opioidpflaster beispielsweise beruhen auf diesem transdermalen System.

Der Weg zum Wirkort

Die meisten Arzneistoffe erreichen ihren Wirkort über den venösen Schenkel des Blutsystems. Die intravenöse Applikation ist deshalb am direktesten, da man hier unmittelbar in die Blutbahn injiziert. Wird ein Wirkstoff hingegen subkutan oder intramuskulär gespritzt, muss er zunächst vom Applikationsort durch Diffusion Gefäße erreichen. In der Durchführung einfacher und für Patienten weniger belastend ist die perorale Gabe. Dabei gelangt der Wirkstoff je nach Darreichungsform über Magen- oder Darmschleimhaut in die Blutbahn.

First-pass-Effekt

Der große Nachteil der peroralen Gabe ist der sog. First-pass-Effekt oder die präsystemische Elimination. Um dies zu ver-

stehen, lohnt es sich, kurz alte Anatomiekenntnisse zu aktivieren:
Auf dem Weg vom Mund zum großen Körperkreislauf sind Darm und Leber zwischengeschaltet (Pfortadersystem). Eine wichtige Rolle spielen hier die **Cytochromoxidasen.** Diese Enzyme können bereits in der Darmschleimhaut aktiv sein. Besonders bei der Gabe von mehreren Präparaten ist es sehr wichtig, über die Interaktion der einzelnen Substanzen mit dieser Enzymgruppe Bescheid zu wissen. Wird z. B. ein Isoenzym der Cytochrom-P450-Enzyme (CYP) durch Medikament A gehemmt, kann Medikament B – angenommen, es unterliegt ebenfalls einem vom selben CYP-Typ abhängigen Metabolismus – nur noch vermindert abgebaut werden. Dadurch erhöht sich nicht nur die wirksame Konzentration des Stoffs B, sondern auch seine unerwünschten Effekte treten verstärkt auf. Das ist das Cytochrom-Szenario I.
Pharmaka können Cytochromoxidasen nicht nur hemmen, sondern auch induzieren. So kommt es zu Szenario II: Angenommen, Medikament C ist ein Cytochrominduktor und wird zusammen mit – durch dieselbe Cytochromoxidaseklasse metabolisiertem – Stoff D verabreicht, wird in dieser Kombination weitaus mehr von Stoff D metabolisiert als bei Einzelgabe. Die Folge ist eine geringere Wirkstoffkonzentration. Um dennoch den gewünschten Effekt zu erzielen, muss der Pharmakologe die Dosis von Stoff D anpassen, also in diesem Fall seinem Patienten eine größere Menge verschreiben. ▌ Tabelle 1 enthält die wichtigsten P-450-Interakteure.

> Ein englisches Mnemonic hilft die wichtigsten Vertreter zu behalten: **Induktoren:** **Q**ueen **B**arb **T**akes **P**hen and **R**efuses **G**reazy **C**arbs. **Inhibitoren:** **I**nhibitors **S**top **C**yber-**K**ids from **E**ating **G**rapefruit.

Die größte Menge der CYP-Enzyme enthalten Leber und Darmwand, den quantitativ überwiegenden Anteil des First-pass-Effekts macht allerdings der Lebermetabolismus aus. Manche Wirkstoffe werden hier chemisch verändert und möglicherweise inaktiviert, bevor

sie an ihr eigentliches Ziel gelangen. Allerdings reduziert ein starker präsystemischer Abbau auch systemische Nebenwirkungen – dies wird z. B. in der Asthmatherapie mit dem inhalativen Glukokortikoid Budesonid ausgenutzt, das einem sehr hohen First-pass-Effekt unterliegt. Für weitere Information zur übergeordneten sog. Biotransformation siehe Seite 8. Hier soll das Thema nur aus Perspektive der Medikamentengabe eingeführt werden.
Nach der Passage von Darm und Leber muss ein Wirkstoff des Weiteren die Lungen passieren, bevor er endlich in den großen Kreislauf gelangen kann. Nach rektaler Applikation durchwandert ein Teil des Wirkstoffs – entsprechend der venösen Versorgung – die Pfortader. Nur das Blut aus dem letzten

Abschnitt des Rektums fließt direkt in die untere Hohlvene. Die Leberpassage entfällt hingegen vollständig nach Inhalation (s. o.) oder sublingualer (lat. unter der Zunge) Gabe. Im zweiten Fall fließt der Arzneistoff nach direkter Aufbringung am Resorptionsort Mundschleimhaut mit venösem Blut in die obere Hohlvene. Die Geschwindigkeit, mit der ein Arzneimittel anflutet, d. h. seine wirksame Konzentration am Zielort erreicht, hängt also von der Applikationsart und dem Ort der Applikation ab.

> Ein Pharmakon flutet am schnellsten nach intravenöser Injektion an, langsamer spritzt man intramuskulär, am langsamsten subkutan. Sublingual wirkt ein Medikament schneller als peroral.

P-450-Induktoren	P-450-Inhibitoren
Quinidin	Isoniazid
Barbiturate	Sulfonamide
Phenytoin	Cimetidine
Rifampin	Ketoconazole
Griseofulvin	Erythromycine
Carbamazepine	Grapefruitsaft

▌ Tab. 1: P-450-Induktoren und -Inhibitoren.

Zusammenfassung

✖ Die Begriffe Pharmakon und Pharmakologie sind wertneutral und umfassen folglich Arzneimittel und Gifte.

✖ Arzneimittel können körperfremd aus Pflanzen, synthetisch oder gentechnisch hergestellt werden. Ebenso werden körpereigene Substanzen eingesetzt.

✖ Pharmaka können in verschiedenen Formen oral, über die Haut aufgenommen, inhaliert oder injiziert werden. Die Applikationsart hat entscheidenden Einfluss auf die Wirkung.

✖ Bei der oralen Darreichungsform – am häufigsten und bequemsten – muss der First-pass-Effekt beachtet werden.

✖ Cytochromoxidasen können durch verschiedene Wirkstoffe induziert oder gehemmt werden. Bei gleichzeitiger Gabe mehrerer durch diese Enzymklasse metabolisierter Arzneimittel kann eine Dosisanpassung nötig werden.

Pharmakodynamik I

Pharmakodynamik und Pharmakokinetik behandeln **Wechselwirkungen** zwischen Lebewesen und Wirkstoffen. Diese Interaktion beginnt mit dem Moment der Applikation, umfasst Resorption, Verteilung, Speicherung, sowie Biotransformation, Exkretion oder (rezeptorvermittelte) Wirkung (▌Abb. 1).
Pharmakodynamik beschäftigt sich besonders mit der Wirkung des Pharmakons auf ein Lebewesen und entspricht dem roten Teil in ▌Abbildung 1. Auf Pharmakokinetik wird auf Seite 6 vertiefend eingegangen.

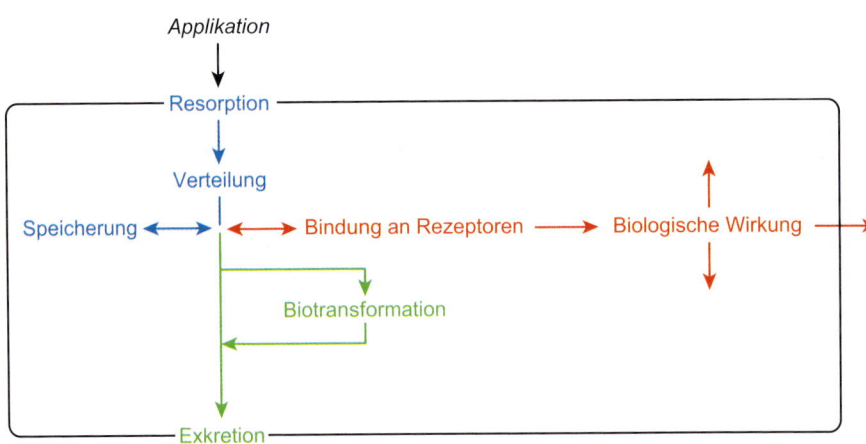

▌ Abb. 1: Wechselwirkung zwischen Pharmakon und Organismus: Pharmakodynamik (rot) und Pharmakokinetik (blau und grün). [2]

Rezeptorvermittelte Pharmakonwirkung

Lange unterschied man zwischen rezeptorvermittelten und rezeptorunabhängigen Effekten. Durch die zunehmend genauere Kenntnis der molekularen Mechanismen ist diese scharfe Trennung in manchen Fällen heute schwierig. Klassisches Beispiel sind sog. **Prodrugs:** Dabei handelt es sich um pharmakologisch wenig aktive Stoffe, die zwar an eine als Rezeptor fungierende Struktur binden können, aber durch ihre Bindung keine direkte Wirkung auslösen. Sie werden erst durch Umwandlung im Organismus in aktive Metaboliten wirksam. Häufige Prüfungsfragen sind etwa die nach **Aciclovir,** das als Antimetabolit von der viralen Thymidinkinase erkannt und aktiviert wird, oder nach **Codein,** das ebenfalls

erst in seine wirksamen Metaboliten umgewandelt werden muss.
Mit diesem Wissen im Hinterkopf werden in diesem Rahmen nur „die Klassiker" besprochen:
Die meisten Pharmaka wirken durch Bindung an ein spezifisches Protein, das infolge davon die physiologische Funktion vermittelt. In diesem Fall spricht man von rezeptorvermittelter Pharmakonwirkung. ▌Tabelle 1 fasst die wichtigsten Rezeptortypen zusammen und nennt Beispiele.
Beispiele **nicht rezeptorvermittelter** Wirkungen beruhen auf Mechanismen wie Osmose, Säureneutralisation oder Steigerung der Zellmembranpermeabilität. Da aber meist Rezeptoren im Spiel sind, wird im Folgenden nur auf diese Mechanismen eingegangen.

Substrat-Rezeptor-Interaktion

Arzneimittel wirken also meist rezeptorvermittelt. Voraussetzung für eine Substrat-Rezeptor-Interaktion ist eine spezifische Bindung.

Agonisten und Antagonisten

In pharmakodynamischen Studien können Arzneimittel in zwei große Klassen unterteilt werden: Agonisten und Antagonisten. Viele Rezeptoren kann man sich in einem Gleichgewicht zwischen zwei Konformationen vorstellen: einer aktiven und einer inaktiven Form. Ein Pharmakon, das bevorzugt an den aktiven Zustand bindet und diesen stabilisiert, wird als Agonist bezeichnet. Einen Stoff, der hingegen die Bindung eines solchen Agonisten behindert, nennt man Antagonist.

Rezeptortyp	Beispiele für Rezeptoren
Enzyme	Cholinesterase, Phosphodiesterase, Cyclooxygenase, Na^+-K^+-ATPase, ACE, HMG-CoA-Reduktase, Cytochromoxidase
Heptahelikale Neurotransmitter- und Hormonrezeptoren	Muscarinrezeptor, α- und β-Adrenozeptor, Opioidrezeptor, Histaminrezeptor, Angiotensinrezeptor
Rezeptorproteinkinasen	Insulinrezeptor
Transkriptionsregulatoren	Glukokortikoidrezeptor, Mineralkortikoidrezeptor, Estrogenrezeptor, Progesteronrezeptor, Testosteronrezeptor, Thyroxinrezeptor
Spannungsgesteuerte Ionenkanäle	Natriumkanal, L-Typ- und T-Typ-Kalziumkanal
Ligandengesteuerte Ionenkanäle	Nikotinrezeptor, 5-HT_3-Rezeptor, ATP-Kaliumkanal
Neurotransmittertransporter	Noradrenalin, Serotonin, Dopamin, GABA
Elektrolyttransporter	Na^+-K^+-2Cl^--Symporter, Na^+-Cl^--Symporter, tubulärer Anionentransporter
Strukturproteine	Mikrotubuli, Fibrinogenrezeptor, Actin, Hämoglobin, Antithrombin III, Thrombin, Plasminogen, Exozytoseproteine, virale DNS-Polymerase, mRNS, DNS

▌ Tab. 1: Rezeptortypen mit Beispielen. [nach 1]

Partielle und inverse Agonisten folgen leider nicht dieser einfachen Definition. **Partielle Agonisten** führen selbst bei maximaler Konzentration zu einer geringeren Wirkung als die entsprechende Dosis eines reinen Agonisten. Da sie einen Teil der Rezeptoren inaktivieren, werden sie auch als partielle Antagonisten bezeichnet. Als **inverse Agonisten** gelten Substanzen, die entgegengesetzt der üblichen Agonisten wirken. Sie binden mit hoher Affinität die inaktive Rezeptorform und verschieben dadurch das Gleichgewicht zwischen aktiver und inaktiver Konformation des Rezeptors.

Antagonisten

Ein Antagonist ist ein Molekül, das die Wirkung eines Agonisten inhibiert, in dessen Abwesenheit aber keine Wirkung hat. Ein Rezeptorantagonist bindet entweder im aktiven Zentrum oder allosterisch (griech. anders und Ort), d. h. an anderer Stelle als das Substrat. Durch die Bindung im Rezeptorzentrum unterbindet ein Antagonist direkt die Bindung eines Agonisten, da er dessen Bindungsstelle blockiert. Ist die Rezeptor-Antagonist-Bindung nicht durch Erhöhung der Ligandenkonzentration beeinflussbar, spricht man von einem nicht kompetitiven Antagonismus. Kann der Antagonist hingegen durch größere Agonistenmengen vom aktiven Zentrum verdrängt werden, handelt es sich um kompetitiven Antago-

nismus, da Agonist und Antagonist gewissermaßen im Wettbewerb stehen. Die höhere Dosis entscheidet über die Dominanz. Bindet ein Inhibitor an einer anderen Bindungsstelle als das zentrale Substrat (allosterisch), führt dies zu einer Veränderung der Raumstruktur des betroffenen Rezeptors unter Beeinflussung des Bindungszentrums. Kommt es dadurch zu einem Funktionsverlust, steht für folgende Reaktionen nur noch eine verminderte Rezeptorzahl zur Verfügung. Reaktionen können folglich auch bei gesteigerter Agonistenkonzentration nur noch mit verminderter Geschwindigkeit ablaufen. Auch hier unterscheidet man eine reversible und eine irreversible Form. ▌ Abbildung 2 gibt eine Übersicht über die verschiedenen Typen von Rezeptorantagonisten.

Klassische Beispiele für **kompetitive Antagonisten** sind das als Muskelrelaxans eingesetzte Curare an nikotinischen Acetylcholinrezeptoren der motorischen Endplatte oder das Parasympatholytikum Atropin an muskarinischen Acetylcholinrezeptoren. Der NMDA-Rezeptor-Antagonist Ketamin, der in der Anästhesie eingesetzt wird, ist ein Beispiel für einen **nicht kompetitiven Antagonisten** des Transmitters Glutamat.

> Man unterscheidet im aktiven Zentrum bindende von allosterischen Rezeptorantagonisten.

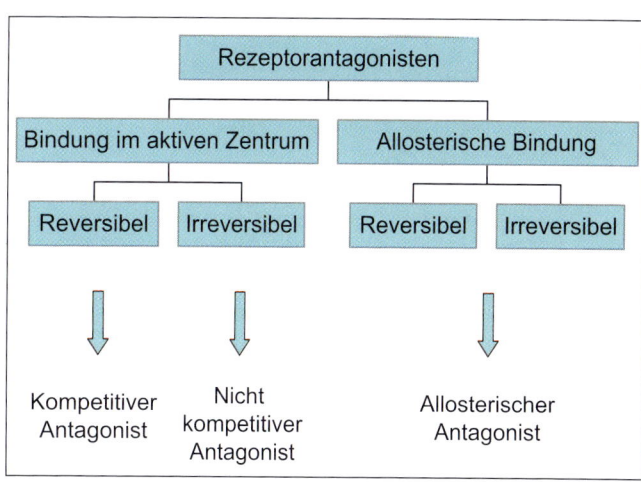

▌ Abb. 2: Rezeptorantagonisten.

Pharmakodynamik II

Enzymkinetik

Pharmakodynamische Beschreibungen sind häufig quantitativ, so auch in der Enzymkinetik. Oft werden in diesem Zusammenhang der Parameter V_{max}, die **maximale Reaktionsgeschwindigkeit** und die Michaelis-Menten-Theorie verwendet. Als zumindest für Prüfungen wohl wichtigster Begriff der Enzymkinetik sollte jedem werdenden Pharmakologen die **Michaelis-Menten-Konstante** (K_m) geläufig sein. Sie ist definiert als die Substratkonzentration, bei der eine Halbsättigung vorliegt, eine Reaktion also mit halbmaximaler Geschwindigkeit abläuft ($V = V_{max}/2$). Diese Werte eignen sich, um die Wirkung verschiedener Antagonisten zu beschreiben. Betrachtet man den zuvor erläuterten kompetitiven Mechanismus, wird deutlich, dass ein solcher Inhibitor die Dosis-Wirkungs-Kurve nach rechts verschiebt. Dies bedeutet, dass in seiner Präsenz eine höhere Agonistenmenge bzw. -konzentration nötig ist, um eine maximale Reaktionsgeschwindigkeit zu erreichen (▌Abb. 3). Ein nicht kompetitiver Antagonist vermindert hingegen den erreichbaren Maximaleffekt (▌Abb. 4).

Wie verhält sich K_m in Gegenwart kompetitiver und allosterischer Antagonisten? Wenn man sich klar macht, dass dieser Wert die Affinität eines Enzyms für sein Substrat widerspiegelt, kann die Frage leicht beantwortet werden. Situation 1: Es wirkt ein kompetitiver Inhibitor, der also mit dem Substrat konkurriert. Folglich werden bei gleicher Konzentration weniger Substratmoleküle an ein aktives Zentrum binden, die Affinität sinkt. Je niedriger also die Affinität, umso größer die Substratkonzentration, die nötig ist, bis eine Halbsättigung vorliegt, das bedeutet, umso höher ist K_m.

In Situation 2 handelt es sich um einen nicht kompetitiven (etwa allosterischen) Antagonisten. Infolge seiner Wirkung sind also weniger Rezeptoren funktionsfähig, und deshalb sinkt die Maximalgeschwindigkeit. Im Bereich niedrigerer Aktivität ist jedoch keine Veränderung zu erwarten, und so bleibt auch K_m konstant.

In ▌Tabelle 2 sind die wichtigsten Grundlagen und Unterschiede zwischen kompetitiven und nicht kompetitiven Inhibitoren noch einmal gegenübergestellt.

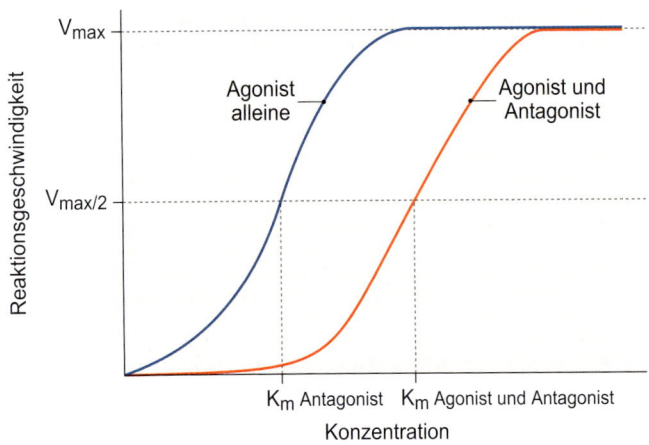

▌Abb. 3: Wirkung eines kompetitiven Antagonisten.

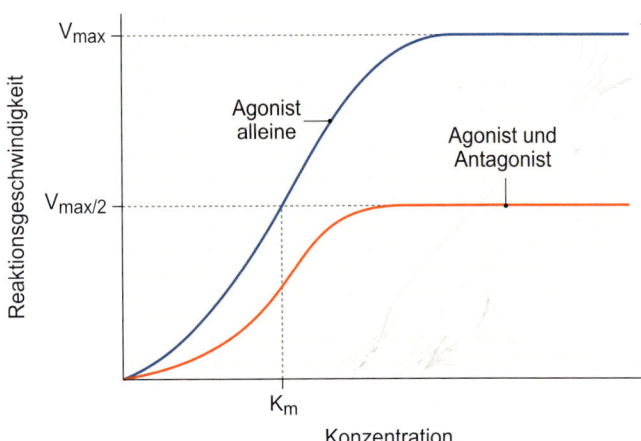

▌Abb. 4: Wirkung eines nicht kompetitiven Antagonisten.

	Kompetitive Inhibitoren	Nicht kompetitive Inhibitoren
Substratähnlichkeit	+	∅
Überwindung durch ↑ Substrat	+	∅
Bindung im aktiven Zentrum	+	∅
Wirkung auf V_{max}	unverändert	↓
Wirkung auf K_m	↑	unverändert

▌ Tab. 2: Eigenschaften kompetitiver und nicht kompetitiver Inhibitoren.

Pharmakodynamische Therapiekonzepte

Therapeutisches Fenster und therapeutischer Index

Therapeutisches Fenster und therapeutischer Index sind pharmakodynamische Größen, die verwendet werden, um Konzentrationen von Wirkstoffen zu vergleichen, die therapeutische und toxische Effekte haben. Das **therapeutische Fenster** ist der **Dosisbereich** eines Wirkstoffs, der bei Patienten zu einer gewollten Wirkung führt, ohne gleichzeitig intolerable Nebenwirkungen zu verursachen. Da Konzentrationen außerhalb dieses „grünen Bereichs" unerwünschte Nebenwirkungen verur-

sachen, ist ein Monitoring der Pharmakadosen sinnvoll. Es liegt auf der Hand, dass bei Medikamenten mit einem sehr engen therapeutischen Fenster die Überwachung noch sorgfältiger erfolgen sollte, da schon eine kleine Abweichung von der Zielkonzentration in den toxischen Bereich führt und unerwünschte Folgen verursachen kann. Dieses therapeutische Fenster kann durch den **therapeutischen Index** (TI) quantifiziert werden. Er ist definiert als der Quotient aus der Medikamentendosis, die auf 50% einer Patientengruppe toxisch wirkt (TD_{50}), und aus der in 50% therapeutisch effektiven Dosis (ED_{50}):

$$TI = TD_{50}/ED_{50}$$

Ein großer therapeutischer Index bedeutet folglich ein weites therapeutisches Fenster, ein kleiner Quotient hingegen drückt aus, dass die therapeutische und toxische Dosis nahe beisammen liegen und verordnete Dosen sich in einem engen, streng kontrollierten Bereich bewegen sollten.

> Je enger das therapeutische Fenster oder je kleiner der therapeutische Index eines Medikaments ist, umso genauer sollte die Wirkstoffkonzentration kontrolliert werden.

Zusammenfassung

✖ Pharmakodynamik beschreibt die Effekte eines Wirkstoffs auf einen Organismus. Rezeptorvermittelte Mechanismen spielen dabei die wichtigste Rolle.

✖ Arzneimittel können aus pharmakodynamischer Sicht in Agonisten (Stabilisierung des aktiven Zustands) und Antagonisten (Einschränkung der Agonistenwirkung) unterteilt werden.

✖ In der Gruppe der Antagonisten unterscheidet man Moleküle, die im aktiven Zentrum binden, von allosterisch wirkenden Inhibitoren.

✖ Auch in der Enzymkinetik spielen pharmakodynamische Überlegungen eine wichtige Rolle. In diesem Zusammenhang bezeichnet die Michaelis-Menten-Konstante die Substratkonzentration, bei der eine Halbsättigung vorliegt bzw. eine Reaktion mit halbmaximaler Geschwindigkeit abläuft.

✖ Therapeutisches Fenster und therapeutischer Index sind Größen, die Arzneimittel mit toxischem Effekt vergleichen und bei deren Dosierung und Überwachung in der alltäglichen Praxis eine wichtige Rolle spielen.

Pharmakokinetik I

Pharmakokinetik beschreibt die **Wirkung des Organismus** auf ein **Pharmakon**. Weniger pharmakologisch – dafür vielleicht anschaulicher – kann man sich darunter „die Erfahrungen" eines Arzneimittels im Körper vorstellen. Dazu zählen **Absorption** (Aufnahme), **Distribution** (Verteilung), **Metabolismus** (Abbau) und **Exkretion** (Ausscheidung) – kurz **ADME** (█ Abb. 1, S. 4). Bereits auf Seite 2 wurden verschiedene Aspekte oberflächlich beschrieben. Da genaue Kenntnisse dieser Mechanismen für das Verständnis der Arzneimittelwirkung essentiell sind, werden sie hier noch einmal vertieft.

Physiologische Barrieren

Ein Wirkstoff muss in der Regel physikalische, chemische oder biologische Barrieren überwinden, bevor er zu seinem Wirkort gelangt.

Biologische Membranen

Membranüberwindung
Menschliche Zellen werden von einer Membran aus einem bimolekularen Lipidfilm mit eingelagerten Proteinen begrenzt. Die hydrophobe (wasserscheue) Innenschicht limitiert den Transport von Arzneimitteln am stärksten. Kleine unpolare lipophile (fettliebende) Moleküle können durch die Lipiddoppelschicht diffundieren, für hydrophile Moleküle ist sie jedoch weitgehend undurchlässig. Verschiedene **Transmembranproteine** ermöglichen die Passage von polaren Molekülen, zum Teil durch erleichterte **Diffusion** (energieunabhängig) oder aktiven Transport (hier ist Energie nötig). Alternativ überwinden manche Medikamente biologische Membranen z. B. mithilfe von **Endozytose,** einem Einstülpungsvorgang von Biomembranen.

Bei Diffusion durch die Lipidschicht ist in der Regel ein **Diffusionsgradient** die treibende Kraft (Fick'sches Gesetz). Man kann sich vorstellen, dass von einem Ort mit vielen beweglichen Molekülen (hohe Konzentration) mehr Moleküle wegwandern als von einem Ort mit nur wenigen solcher Teilchen (niedrige Konzentration). Da die Diffusionszeit abhängig vom **Diffusionsweg** ist, erfolgt ein Konzentrationsausgleich durch dünne Membranen sehr schnell. Weil geladene Teilchen hydrophil sind, hängt die Diffusionsgeschwindigkeit auch vom Ionisationsgrad eines Moleküls ab. Basische oder saure Substanzen durchqueren die Lipidmembran bevorzugt in nicht ionisiertem Zustand, und man spricht entsprechend von nicht ionischer Diffusion. Entscheidend sind in diesem Zusammenhang die Ionenkonzentration einer Lösung sowie die **Dissoziationskonstante** eines Wirkstoffs. Die Henderson-Hasselbalch-Gleichung beschreibt diese **pH-Abhängigkeit.**

Zentrales Nervensystem

Das zentrale Nervensystem bietet besondere pharmakologische Herausforderungen. Die Blut-Hirn-Schranke macht die Wirkung vieler Arzneimittel unmöglich, weil ihre Kapillaren für größere hydrophile Moleküle praktisch unpassierbar sind. Da das Gehirn auf dem Blutweg deshalb fast ausschließlich von lipophilen Substanzen erreicht werden kann, müssen Pharmaka sehr sorgfältig gewählt werden. Intrathekale Infusion (Gabe in den Spinalkanal) ist eine – wenn auch für den Alltag nicht sehr praktikable – Möglichkeit, durch direkte Applikation diese Barriere zu umgehen.

Absorption

Durch unzählige Barrieren und Mechanismen ist der menschliche Körper vor Mikroorganismen geschützt. Gerade diese erschweren allerdings oft auch die Aufnahme von Arzneimitteln. Nur Wirkstoff, der auch wirklich den Blutkreislauf erreicht, wird in der Regel wirksam. Dieser absorbierte Anteil entspricht der **Bioverfügbarkeit** eines Arzneimittels, also dem Anteil einer Medikamentendosis, der im Organismus letztendlich zur Wirkung kommen kann:

Bioverfügbarkeit =

$$\frac{\text{zentrales Blutsystem erreichende Wirkstoffmenge}}{\text{verabreichte Wirkstoffmenge}}$$

Diese Definition beruht auf der Tatsache, dass die meisten Substanzen aus dem zentralen Blutsystem zu ihrem Zielort gelangen. Ihre Bioverfügbarkeit wird bestimmt durch den Applikationsweg, die chemische Form und eine Reihe weiterer Faktoren wie den auf Seite 2 beschriebenen First-pass-Effekt.

Distribution

Hat ein Pharmakon einmal alle Barrieren überwunden und ist in das Blutsystem gelangt, verteilt es sich mit dem Blutstrom. Ein kleiner Anteil verteilt sich im lymphatischen System. Auch hier sind wieder Eigenschaften der begrenzenden Membranen sowie die physikalisch-chemische Qualität des Wirkstoffs entscheidend. Die wichtigsten Verteilungsräume sind **intravasal, interstitiell** und **intrazellulär.** Organe differieren erheblich in ihrer Durchblutung. Folglich gelangen Arzneimittel, nachdem sie das Blutsystem erreicht haben, zunächst vermehrt in sehr stark blutversorgte Organe und führen bei guter Gewebepermeation zu hohen Anfangskonzentrationen. Die Nieren haben die höchste gewichtsbezogene Durchblutung, gefolgt von Herz,

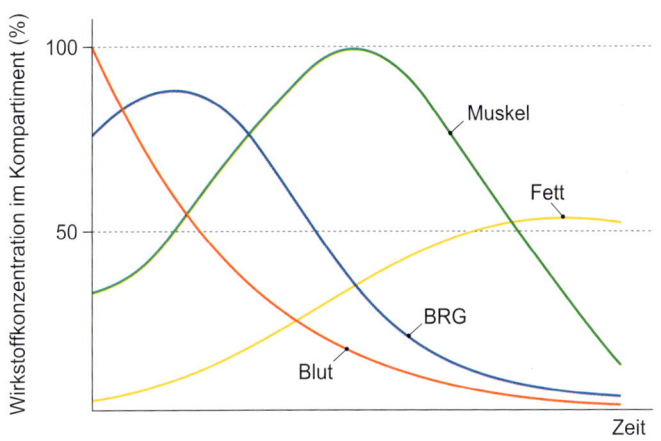

Leber und Hirn. Erst durch Umverteilung gelangen Wirkstoffe dann an weniger gut perfundierte Gewebe. Für den weiteren Konzentrationsverlauf in einem Organ ist dessen Speicherkapazität entscheidend. Sie kann die Durchblutungsverhältnisse überkommen. Es sollte stets bedacht werden, dass ein Pharmakon nicht nur am rechten Ort, sondern auch in rechter Konzentration vorliegen muss, um die gewünschte Wirkung herbeizuführen. ▌ Abbildung 1 zeigt den Konzentrationsverlauf eines Arzneimittels in den Verteilungsräumen Blut, stark durchblutete Organe (**b**lutgefäß**r**eiche **G**ruppe, **BRG**), Muskel und Fettgewebe. Anhand dieses sog. **Vier-Kompartiment**-Modells wird deutlich, dass das am wenigsten durchblutete Körperfett die höchste Akkumulationsfähigkeit besitzt. Die Maximalkonzentration ist erniedrigt, da vor dem Erreichen dieses Gewebes in der Regel schon ein beträchtlicher Anteil metabolisiert ist. Da auch der Abtransport durchblutungsabhängig ist, liegt es auf der Hand, dass auch hier die Reihenfolge erhalten bleibt, stark versorgte Organe zuerst an der Reihe sind, während Fettgewebe noch Wirkstoff akkumulieren kann.

Plasmaproteinbindung

Die Bindung von Arzneimitteln an Plasmaproteine reduziert die Verfügbarkeit von Wirkstoffen, weil diese in der Regel nur ungebunden Membranbarrieren überwinden und Zielorgane erreichen können. **Albumin** ist das vorherrschende Plasmaprotein und in diesem Zusammenhang klassischer „Arzneimittelfänger", besonders für saure Pharmaka.

Lipophile basische Medikamente binden hingegen bevorzugt an saures α_1-**Glykoprotein.**

Metabolismus

Eine Vielzahl von Organen ist in der Lage, Arzneimittel abzubauen. Die **Leber** ist hier allerdings klar am bedeutendsten mit der größten Variabilität und Quantität metabolischer Enzyme. Verschiedene in Leberzellen ablaufende Mechanismen werden unter dem Begriff hepatische **Biotransformation** zusammengefasst. Man unterscheidet zwei Abschnitte:

▶ Phase-I-Reaktionen oder Funktionalisierungsreaktionen
▶ Phase-II-Reaktionen oder Konjugationsreaktionen

In der ersten Phase modifizieren Redoxreaktionen die Molekülstruktur, z. B. durch die Einführung funktioneller Gruppen. **Cytochrom-P-450-Enzyme** sind zuständig für den oxidativen Metabolismus in Phase I. Bei bereits geeigneter Molekülstruktur kann Phase I natürlich übersprungen werden.
In Phase II werden funktionelle Gruppen durch Transferasen übertragen. Möglich sind Glucuronidierung, Methylierung, Acetylierung oder Sulfatierung sowie Kopplung mit Aminosäuren oder Glutathion. Diese Reaktionen verbessern oft erheblich die Löslichkeit und ermöglichen die Ausscheidung.

Pharmakokinetik II

Exkretion

Die Ausscheidung der meisten Arzneimittel erfolgt über **Leber** und **Nieren.** Auf beiden Wegen sind aktive, also energieverbrauchende Transportprozesse nötig. Ob eine Substanz den Organismus renal oder biliär verlässt, hängt vor allem von ihrem Molekulargewicht und von ihren chemischen Eigenschaften ab:

▶ Molekulargewicht < 400 – 500 kD:
vor allem renale Ausscheidung
▶ Molekulargewicht > 400 – 500 kD:
bevorzugt biliäre Exkretion

Zu den wichtigsten Transportern zählen organische Anionen- und Kationentransporter sowie sog. **ABC-Transporter** (**A**TP-**b**inding **c**assette). Aus der zweiten Gruppe sollte man sich die Vertreter **MDR** (**m**ulti**d**rug **r**esistance) und **MRP** (**m**ultidrug **r**esistance-associated **p**rotein) merken, die beide im Zusammenhang mit Zytostatikaresistenz (S. 72) entdeckt wurden.

> Als vereinfachte Grundregel kann man behalten: Die Nieren scheiden bevorzugt kleine, die Leber – die ja auch größer ist (Merkhilfe!) – größere Moleküle aus.

Renale Ausscheidung

Von den Nieren werden vor allem kleine, polare, wasserlösliche Moleküle ausgeschieden. Dabei bestimmend ist das Verhältnis zwischen:

▶ Glomerulärer Filtration
▶ Tubulärer Sekretion
▶ Tubulärer Resorption

Glomeruläre Filtration
Über die afferente Arteriole gelangen gebundene und freie Substanzen in den Glomerulus. Allerdings kann nur der ungebundene Anteil filtriert werden, da die für die Bindung von Arzneistoffen relevanten Plasmaproteine (s. o.) die glomeruläre Membran nicht passieren können. Die Arzneimittelkonzentration im Glumerulusfiltrat entspricht folglich der freien Wirkstoffkonzentration im Plasma. Festzuhalten ist also: Die glomeruläre Filtration wird durch den **renalen Blutfluss** und die **Plasmaproteinbindung** des Wirkstoffs beeinflusst.

Tubuläre Sekretion
Nicht nur durch Filtration, sondern auch durch aktive Sekretion können Stoffe aus dem Blut in den Harn gelangen. Dafür gibt es verschiedene **Transportersysteme,** die allerdings beschränkte Kapazität haben. Das sollte bei simultaner Gabe verschiedener, der renalen Sekretion unterliegender Pharmaka immer bedacht werden. Diese können möglicherweise bei unvollständiger Ausscheidung – aufgrund bereits ausgelasteter Transporterkapazität – zu toxischen Effekten führen.

Tubuläre Resorption
Durch die Konzentration des Primärharns bildet sich ein Gradient zwischen Harn und Interzellularraum bzw. Blut. Lipophile Substanzen werden so durch passive Diffusion zurückgewonnen. Bei Säuren und Basen hingegen ist die Reabsorption abhängig vom pH-Wert des Harns bzw. Dissoziationsgrad der Substanz. Der pK-Wert eines Wirkstoffs, der den pH angibt, bei dem die Hälfte aller Moleküle protoniert und entsprechend ungeladen vorliegt, kann als Maß dienen. Dieses biochemische Detailwissen kann im Klinikalltag sehr hilfreich sein: Die gezielte Veränderung des pH-Werts des Harns kann bei Vergiftungen mit protonierbaren Substanzen genutzt werden, um deren Ausscheidung zu beschleunigen.

> Für basische Substanzen gilt: Solange der pH-Wert größer ist als der pK$_a$-Wert, überwiegt der ungeladene Zustand.
> Saure Wirkstoffe werden mit ansteigendem pH-Wert (Alkalisierung) zunehmend in ihre geladene Form überführt.

Biliäre Ausscheidung

Auch bei der Ausscheidung durch die Leber über die Galle spielt Reabsorption eine wichtige Rolle: 95% der Gallensäuren werden im Dünndarm zurückgewonnen (enterohepatischer Kreislauf).
Zur Aufnahme von Arzneistoffen in Leberzellen sowie deren anschließende Abgabe in Gallengänge hat die Leber – ähnlich den Nieren – verschiedene Transporterproteine. Der Übertritt von Medikamenten aus der Leberzelle in die Gallengefäße geschieht so durch aktiven Transport oder auch Diffusion.

Praktische Pharmakokinetik

Nach aller Theorie: Welche Rolle spielen diese Vorgänge jetzt im klinischen Alltag? Auch wenn man nur selten die Dissoziationskonstante eines Wirkstoffs bestimmt und nach Henderson-Hasselbalch rechnet, bevor man zum Rezeptblock greift, ist jede Dosiswahl angewandte Pharmakokinetik. Selbst wenn dieser Terminus vielleicht eher in die Biochemiekiste gehört – diese Mechanismen sind die Grundlage vieler Routinen.

Sättigungs- und Erhaltungsdosis
Folgende Dosisüberlegungen sind also zentraler Klinikbestandteil: Allgemein unterscheidet man die **Sättigungsdosis,** die nötig ist, um eine therapeutische Konzentration zu erreichen, von der **Erhaltungsdosis;** damit wird die Arzneimittelmenge zur Aufrechterhaltung einer wirksamen Konzentration bezeichnet. Diese pro Zeiteinheit zugeführte Menge muss dem eliminierten Anteil entsprechen – wenn die Konzentration gleich bleiben soll, muss so viel ersetzt werden wie verschwindet.

> Jede Erhaltungsdosis braucht eine Zeitangabe (Dosis pro Zeit).

Welche Parameter bestimmen die Anfangsgabe, die eliminierte und die damit zuzuführende Menge? Die Sättigungsdosis wird stark durch das **Verteilungsvolumen** bestimmt. Je größer der Raum, in dem sich ein Wirkstoff „ausbreiten" kann, umso mehr muss man dem Volumen zuführen, um eine bestimmte Konzentration zu erreichen.

Clearance

Der pharmakodynamische Parameter, der die Erhaltungsdosis entscheidend festlegt, ist die Clearance. Darunter versteht man das in einer Zeiteinheit von einem Wirkstoff befreite Plasmavolumen. Je nachdem ob Niere oder Leber die Wirkstoffkonzentration senken, spricht man von renaler oder hepatischer Clearance, die sich bei gemeinsamem Abbau zur Gesamtclearance addieren.

Die Clearance wiederum ist ebenfalls mit dem Verteilungsvolumen und der Halbwertszeit, der Zeitspanne, in der die Konzentration eines Pharmakons um die Hälfte abnimmt, verbunden.

Wiederholte Gabe von Wirkstoffen

Bei wiederholter Arzneistoffgabe kann es zu erheblichen Konzentrationsänderungen wie **Fluktuation** oder **Kumulation** kommen. Wird ein Wirkstoff vor vollständiger Elimination der vorangegangenen Dosis erneut verabreicht, addiert sich die neue Dosis zu der noch im Körper vorhandenen Restmenge. Diesen Vorgang nennt man Kumulation. Das Ausmaß dieses Prozesses ist abhängig von der Halbwertszeit und dem Zeitintervall zwischen den aufeinanderfolgenden Gaben.

Und jetzt ganz praktisch

Nach Berücksichtigung der besprochenen Einflussfaktoren und folgender Dosiswahl sind die in ▌ Abbildung 2 dargestellten Schritte ein möglicher Algorithmus zur richtigen Dosisfindung.

Selbst wenn ein Patient seit langer Zeit mit einem Medikament behandelt wird, sollte man in regelmäßigen Abständen eine Dosiskontrolle durchführen. Verschiedenste Faktoren von wechselnden Begleitmedikamenten bis Alterung (S. 86) können nämlich im Therapieverlauf Halbwertszeit, Clearance oder Plasmaproteinbindung beeinflussen und die Pharmakokinetik eines Wirkstoffs verändern.

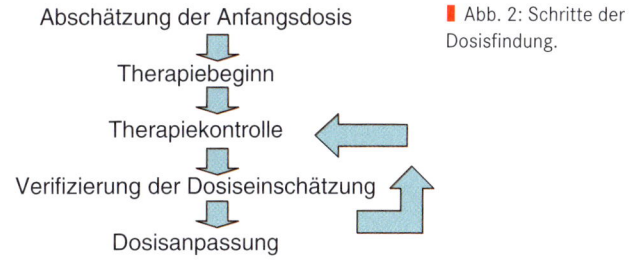

▌ Abb. 2: Schritte der Dosisfindung.

Individuelle Arzneimitteldosierung

Ganz klar gibt es interindividuelle Unterschiede in der Arzneimittelwirkung – allerdings wenige Daten dazu. Deshalb ist es umso wichtiger, gerade bei Wirkstoffen mit geringer therapeutischer Breite regelmäßig die **Plasmakonzentration** zu bestimmen. Ganz nebenbei geben solche Kontrollen auch Information zur Compliance des betreffenden Patienten.

Bei jeder Pharmakotherapie sollten regelmäßig Dosiskontrollen erfolgen.

Zusammenfassung

✖ Pharmakokinetik beschreibt „das Schicksal" eines Arzneistoffs im Organismus. Dazu zählen seine Aufnahme, Verteilung, sein Abbau und seine Ausscheidung.

✖ Bevor es zur Absorption kommen kann, muss ein Arzneimittel meist physiologische Barrieren überwinden. Seine Fähigkeit dazu wird entscheidend durch seine molekulare Beschaffenheit bestimmt.

✖ Die meisten Pharmaka gelangen über das zentrale Blutsystem zu ihrem Zielort. Darauf beruht die Definition der Bioverfügbarkeit, die den Anteil des verabreichten Arzneimittels bezeichnet, der das zentrale Blutsystem erreicht und zur Wirkung kommen kann.

✖ Arzneimittelverteilung und Speicherung werden entscheidend von der Gewebedurchblutung bestimmt.

✖ Die Leber ist das wichtigste Arzneimittelabbauorgan. Die Ausscheidung kleiner Moleküle erfolgt bevorzugt über die Nieren.

✖ Für den klinischen Alltag spielen richtige Dosisfindung sowie eine regelmäßige Kontrolle – etwa über die Plasmakonzentration eines Wirkstoffs – eine entscheidende Rolle.

Prüfung, Zulassung und Überwachung von Arzneimitteln

Auf dem Weg eines Wirkstoffs vom Labortisch in die Apotheke steht am Anfang die **Arzneimittelentwicklung,** gefolgt von **präklinischer** und **klinischer Prüfung,** die Voraussetzung für die **Zulassung** sind. Erst im Anschluss folgen die **Phase 4** der Studien und – je nach Ergebnis – eine **Kosten-Nutzen-Analyse.** Eine **Überwachung** wird auch nach Zulassung kontinuierlich fortgesetzt (❚ Abb. 1).

Arzneimittelentwicklung

Der erste Schritt ist die Herstellung einer neuen chemischen Verbindung. Das kann eine Substanz mit völlig neuem Wirkungsmechanismus oder – und das ist viel häufiger der Fall – ein Molekül mit leicht veränderter Struktur eines bereits auf dem Markt etablierten Pharmakons sein **(Analogsubstanz).** Ein klassisches Beispiel ist die Fülle verfügbarer β-Blocker, die strukturell und in ihren pharmakologischen Eigenschaften nur gering differieren („Me-too"-Präparate).

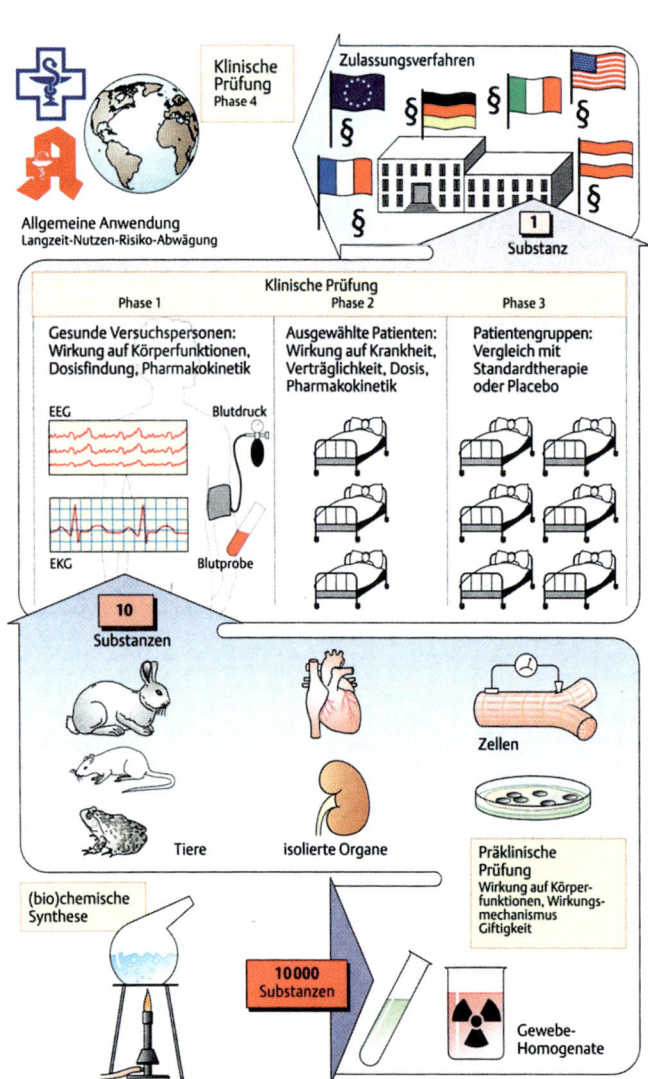

❚ Abb. 1: Vom Labortisch zur Zulassung eines Arzneimittels. [8]

Arzneimittelprüfung – 1. Teil

In der **präklinischen Prüfung** werden zunächst z. B. in einer Zellkultur Wirkungsmechanismen beschrieben und charakterisiert. Da Modelle im Reagenzglas nicht die komplexen Zusammenhänge eines Organismus ersetzen können, wird die neue Substanz nach zufriedenstellenden Daten an **Tieren** getestet. Hier werden erneut erwünschte, aber auch unerwünschte Effekte bzw. das Ausbleiben von Giftwirkung beschrieben. Die **toxikologischen Versuche** sollten Giftigkeit bei akuter und chronischer Anwendung betrachten sowie Mutagenität, Kanzerogenität und Teratogenität untersuchen. In **Phase 1** der **klinischen Prüfung** wird die Substanz – wenn sie bis zu diesem Zeitpunkt als potentielles Arzneimittel bestanden hat – zum ersten Mal an **Menschen** getestet. Die Probanden sind **gesund,** es sei denn, gewünschte stark toxische Wirkung – etwa bei einem Chemotherapeutikum – verbietet dies. Ziel ist es, Annahmen aus Tierversuchen zu bestätigen sowie eine Dosis-Wirkungs-Beziehung zu ermitteln, die einen Dosisbereich für Phase 2 vorgibt.

In **Phase 2** wird der Wirkstoff zum ersten Mal bei ausgewählten **Patienten** zur Therapie eingesetzt. In klinischen Studien werden zwischen 30 und 300 Patienten beobachtet. Dabei dürfen sog. Surrogatmarker – Parameter, die Aufschluss über die therapeutische Wirkung geben, bevor ein langfristiges Therapieziel erreicht ist (z. B. Reduktion der Tumormasse versus Mortalitätsreduktion) – eingesetzt werden. Häufig wird hier auch eine **Dosiseskalation** durchgeführt. Das bedeutet, man beginnt mit der in Phase 1 als am geringsten wirksam ermittelten Wirkstoffmenge und steigert die Dosis bis zum Auftreten signifikanter Nebenwirkungen.

Nur bei guter Wirkung und vertretbaren Nebenwirkungen wird die **Phase 3** zur definitiven Bestätigung des Therapienutzens eingeleitet. Jetzt wird bei einigen Hundert bis Tausenden Patienten der Wirkstoff mit dem bisherigen pharmakologischen **Goldstandard** bzw. einem **Plazebo** verglichen. Außerdem sollen weitere **Nebenwirkungen** erfasst werden. Selbst bei vorgeschriebener minimaler Studiendauer von 1 Jahr werden unerwünschte Effekte so nur erfasst, wenn sie in mindestens einem von 1000 Patienten auftreten. Das Ende der Phase 3 „erlebt" nur eines von 10 000 in den Prüfungsprozess geschickten potentiellen Arzneimitteln.

> Die drei Phasen der klinischen Prüfung. Phase 1: Test an Gesunden – „Humanpharmakologie", Phase 2: Therapie weniger Kranker – „exploratorische Therapiestudien", Phase 3: Therapievergleich mit Kontrollgruppe – „konfirmatorische Therapiestudien".

Arzneimittelzulassung

Zur Zulassung muss der Hersteller einen Antrag an die zuständige Behörde stellen, in Deutschland ist das mit wenigen Ausnahmen das Bundesinstitut für Arzneimittel und Medizinprodukte (BfArM). Darin müssen die **Qualität nach pharmazeutischen Standards** wie Reinheit, Nachweisbarkeit und Dosiergenauigkeit, **therapeutische Wirksamkeit** und **Unbedenklichkeit** des neues Arzneimittels belegt werden.

Hauptkriterium der Wirksamkeit ist die Verminderung von Mortalität (Anzahl der Todesfälle in einem bestimmen Zeitraum im Verhältnis zur Anzahl der betreffenden Population ≅ Sterblichkeit) und/oder von Morbidität (Krankheitswahrscheinlichkeit eines Individuums in Bezug auf eine betrachtete Population ≅ Erkrankungsrate). Zur Beurteilung der Unbedenklichkeit wird das Auftreten von Nebenwirkungen betrachtet. Alle Informationen werden – wie immer wieder im Prüfungsprozess – in einer endgültigen **Nutzen-Risiko-Analyse** abgewogen, die über die Zulassung des neuen Medikaments entscheidet. Auch Eigenschaften alternativer Wirkstoffe werden hier berücksichtigt.

Arzneimittelprüfung – 2. Teil

Nach der Zulassung kommt der Wirkstoff unter seinem Handelsnamen auf den Markt. Während ihn Ärzte und Apotheker verbreiten, erfolgt in **Phase 4** eine erneute klinische Prüfung. Jetzt werden weitere therapeutische Endpunkte und **seltenere Nebenwirkungen** untersucht. Eine Aussage über den wirklichen therapeutischen Wert kann erst nach einer auf langjähriger Erfahrung basierenden Nutzen-Risiko-Abwägung erfolgen. Sind die Vorteile des neuen Medikaments nur gering, kommen verstärkt ökonomische Aspekte wie **Kosten** und Nutzen zum Tragen.

Arzneimittelüberwachung

Pharmakovigilanz ist der internationale Begriff für Arzneimittelüberwachung nach der Zulassung. Seltene Nebenwirkungen wurden schon im Zusammenhang mit Phase-4-Studien – die ebenfalls zur Pharmakovigilanz zählen – angesprochen. Das Design vorangegangener Studien führt zu weiteren Erkenntnislücken, die nachfolgende Untersuchung erfordern: Probanden, die im Zulassungsprozess in Studien eingeschlossen

werden, stellen im Allgemeinen eine sehr homogene Gruppe – etwa bezüglich ihres Allgemeinzustands – dar. Nach der Zulassung ist diese Selektion aufgehoben, und das behandelte Patientenkollektiv ist viel heterogener, so auch zu erwartende Nebenwirkungen. Viele Spätfolgen werden aufgrund begrenzter Studiendauer ebenfalls nicht in der Testphase beobachtet.

Zur Erfassung unerwünschter Wirkungen wird neben der Meldung von Einzelfällen auch mit Kasuistiken, Kohortenstudien (z. B. Phase-4-Studien) und Fall-Kontroll-Studien gearbeitet.

> Auch nach der Zulassung ist eine kontinuierliche Arzneimittelüberwachung wichtig.

Ausnahmeregelungen

Im Allgemeinen ist die Anwendung eines Wirkstoffs außerhalb zugelassener Indikationen und – noch selbstverständlicher – ohne Zulassung nur im Rahmen genehmigter Studien erlaubt.

Anwendung ohne zugelassene Indikation

Vom „Off-label-use" spricht man, wenn ein Arzneimittel bei anderen als in der Zulassung festgehaltenen Indikationen eingesetzt wird. Die Therapiefreiheit legt fest, dass der Arzt ohne Rückfrage bei der Zulassungsbehörde bei medizinischer Notwendigkeit ein Medikament auch außerhalb der zugelassenen Indikation verordnen darf. Im klinischen Alltag wird von dieser Regel regelmäßig Gebrauch gemacht.

Anwendung ohne Zulassung

Die Anwendung von Medikamenten ohne Zulassung ist nur in besonderen Situationen möglich: Alle alternativen Therapiemöglichkeiten sind ausgeschöpft, etwa weil der Patient an einer sehr seltenen oder lebensbedrohlichen Erkrankung leidet, für die kein zugelassenes Arzneimittel auf dem Markt ist, der Patient das Arzneimittel nicht im Rahmen einer klinischen Studie erhalten kann oder die Weiterbehandlung nach einer klinischen Prüfung dringend nötig ist.

Zusammenfassung

✖ Erster Schritt der Arzneimittelentwicklung ist die Herstellung einer chemisch neuen Verbindung. Sie kann einen völlig neuen Wirkungsmechanismus haben oder eine Analogsubstanz zu einem bereits auf dem Markt etablierten Medikament sein.

✖ Die präklinische Prüfung beschränkt sich auf Modelle wie Zellkultur und Tierversuche. In Phase 1 der klinischen Prüfung werden Ergebnisse an Gesunden nachvollzogen. In Phase 2 wird das neue Präparat zum ersten Mal wenigen Kranken mit Therapieintention gegeben, in Phase 3 erfolgt ein Vergleich mit dem Goldstandard bzw. einem Plazebo in größerem Patientenkollektiv.

✖ Zur Zulassung stellt der Hersteller einen Antrag, in dem er die Qualität nach pharmazeutischen Standards, therapeutische Wirksamkeit und Unbedenklichkeit des neuen Arzneimittels belegt. Eine endgültige Nutzen-Risiko-Analyse entscheidet über Zulassung oder Ablehnung.

✖ In Phase-4-Studien werden z. B. weitere therapeutische Endpunkte oder seltene Nebenwirkungen untersucht. So wird – genau wie durch Meldung von Einzelfällen, Kasuistiken oder Fall-Kontroll-Studien – auch nach der Zulassung eine kontinuierliche Überwachung sichergestellt.

✖ Die Regelung der Therapiefreiheit ermöglicht in Ausnahmesituationen den „Off-label use".

Grundlagen der Arzneimittelverordnung

Arzneimittelkategorien

Man unterscheidet vier Arzneimittelkategorien, die im Klinik- und Praxisalltag bei der Verschreibung unterschiedlich behandelt werden:

▶ **Frei verkäufliche** Mittel dürfen auch z. B. von Drogerien vertrieben werden und erfordern kein Rezept zur Abgabe.
▶ **Apothekenpflichtige** Wirkstoffe durften lange nur in Apotheken verkauft werden, vor Kurzem wurde auch der Vertrieb über Drogerieketten gerichtlich gebilligt. Eine Verschreibung durch den Arzt ist nicht nötig.
▶ **Verschreibungspflichtige** Medikamente darf der Apotheker nur bei Rezeptvorlage aushändigen.
▶ Der **Betäubungsmittelverordnung** unterstellte Substanzen müssen auf einem Betäubungsmittelrezept unter Einhaltung der Formvorschriften verschrieben werden.

Arzneimittelrezept

Rechtliche Grundlagen
Ein Rezept ist juristisch eine Urkunde. Der ausstellende Arzt trägt die Verantwortung für den Inhalt und kann bei Verstößen gegen das Arzneimittel- oder Betäubungsmittelgesetz – etwa Fälschung oder Missbrauch – straf- oder zivilrechtlich belangt werden.

Inhalt
Eine vollständige und wirksame Verschreibung muss folgende Angaben enthalten:

▶ Name, Berufsbezeichnung sowie Anschrift des verschreibenden Arztes
▶ Ausstellungsdatum
▶ Name des Patienten
▶ Menge des abzugebenden Arzneimittels
▶ Unterschrift des verschreibenden Arztes, die als einzige Komponente handschriftlich sein muss

Zusätzlich ist es für den Patienten hilfreich, eine Gebrauchsanweisung zu notieren, die mit der Abkürzung S. – für lat. signe – begonnen werden kann. Bei vom Apotheker anzufertigenden Medikamenten ist dies unbedingt nötig. Eine Gültigkeitsdauer kann, muss aber nicht festgelegt werden.
▌ Abbildung 1 zeigt ein Rezept, das die minimalen Anforderungen erfüllt.

> Jedes Rezept muss Name, Berufsbezeichnung und Anschrift des Arztes, Patientenname, Verschreibungsdatum und die Unterschrift des Arztes enthalten.

Wirkstoffangaben
Auch wenn im Alltag viele Rezepte entsprechend ▌ Abbildung 1 mit minimalistischen Angaben in Umlauf kommen und Apotheker damit umzugehen wissen, sollten folgende Wirkstoffangaben auf einem vollständigen Rezept vermerkt sein:

▶ **Arzneimittelbezeichnung,** d. h. Markenname oder Wirkstoff alternativ
▶ **Darreichungsform,** z. B. Tabletten, Tropfen, Suppositorien
▶ **Wirkstoffmenge** pro abgeteilte Arzneiform, z. B. Tablette à 5 – 10 – 25 mg
▶ **Stückzahl** in arabischen Ziffern oder in Packungsgrößen N1–N2–N3

Eine beispielhafte Angabe könnte folgendermaßen aussehen:

20 Tabletten Medikament A à 10 mg
S. 1 × täglich 1 Tablette

Werden wie im Beispielrezept (▌ Abb. 1) keine Angaben zur Wirkstoffmenge gemacht, gibt der Apotheker bei mehreren Alternativen die schwächste ab. Das gleiche Prinzip gilt bei fehlender Packungsgröße.

> Wirkstoffangaben sollten Arzneimittelbezeichnung, Darreichungsform, Wirkstoffmenge und Stückzahl enthalten.

Rezeptur
Eine Rezeptur ist eine Verschreibung eines Medikaments zur Herstellung in der Apotheke. Diese besondere Rezeptform kann z. B. für wenig haltbare Zubereitungen, bei speziellen Arzneimittelkombinationen oder für besondere Salbengrundlagen – etwa bei Unverträglichkeiten – gewählt werden.

Maßeinheiten
Damit der Patient die richtige Mischung bekommt, müssen Arzt und Apotheker die gleiche Sprache sprechen. So ist die Angabe von Masse und Volumen auf der Verschreibung festgelegt: Ohne die Bezeichnung einer Einheit ist die angegebene **Masse** in **g** aufzufassen. Die Einheit mg ist zulässig, muss aber bezeichnet werden. Als **Volumenmaß** wird **ml** verwendet, hier ist die Angabe zwingend.

Beispiel: Ihr Patient Fritz Froh hat Durchfall, und Sie verordnen eine orale Elektrolytersatzlösung. Sie wollen, dass der Apotheker 5 g NaCl, 3 g KCl und 20 g Glukose in 1 l destillierten Wassers löst und Ihrem Patienten dann zwei Flaschen übergibt. Die Einnahme soll zweimal täglich für 2 Tage erfolgen.
▌ Abbildung 2 zeigt, wie Ihre Rezeptur aussehen könnte.

Dr. Max Muster
Facharzt für Allgemeinmedizin
Ismaninger Straße 1
80111 München
****

1 Packung Medikament A

Für
Fritz Froh

München, 5. Feb. 2008
M. Muster

▌ Abb. 1: Rezeptbeispiel.

```
        Dr. Max Muster
  Facharzt für Allgemeinmedizin
      Ismaninger Straße 1
       80111 München
*******************************
              Rp.
           NaCl 5,0
            KCl 3,0
          Glukose 20,0
    Aqua destillata ad 1000 ml
       2 Flaschen à 500 ml
      herstellen & sterilisieren
       S. 2 x täglich 250 ml
              Für
           Fritz Froh

      München, 5. Feb. 2008
          M. Muster
```

▪ Abb. 2: Beispielrezeptur.

Betäubungsmittel

Neben Standardverordnungen und Rezepturen gelten für Betäubungsmittelverschreibungen nochmals andere Vorschriften, die im Betäubungsmittelgesetz und in der Betäubungsmittelverschreibungsverordnung geregelt sind. Man unterscheidet drei Gruppen von Wirkstoffen.

▶ **Nicht verkehrsfähige** Betäubungsmittel (BtM), z. B. Marihuana, Haschisch, Heroin
▶ **Verkehrs-**, aber **nicht verschreibungsfähige** BtM, z. B. Pflanzenteile, Zwischenprodukte, mit denen Handel erlaubt, deren Abgabe allerdings verboten ist
▶ **Verkehrs-** und **verschreibungsfähige** BtM, z. B. Morphin, Methadon, Kokain

Regelungen zur Verordnung
Die Substanzen der dritten Gruppe können also als verkehrs- und verschreibungsfähige BtM verordnet werden. Praktisch ist dazu für Privat- und Kassenpatienten ein amtliches, **dreiteiliges Rezeptformular** notwendig, das Ärzte bei der Bundesopiumstelle anfordern können. Auf den Rezepten sind die Betäubungsmittelnummer des Arztes, der Abgabetag der Behörde sowie eine

Rezeptnummer markiert. Während Teil 1 und 2 für die Apotheke bestimmt sind, muss der verschreibende Arzt den dritten Abschnitt für **3 Jahre** aufbewahren. Der Verlust eines Rezepts ist der Bundesopiumstelle unter Angabe der Rezeptnummer zu melden, und auch fehlerhafte Verschreibungen müssen aufbewahrt werden, um die Überwachung so lückenlos wie möglich zu gestalten.
Betäubungsmittelrezepte sind nur 7 Tage, ein Notfallrezept (s. u.) nur 1 Tag gültig.
Einem Patienten darf pro Tag nur ein Betäubungsmittelrezept ausgehändigt werden.

Rezeptangaben
Ein Betäubungsmittelrezept muss folgende Angaben erhalten:

▶ Name, Anschrift und Kostenträger des Patienten
▶ Ausstellungsdatum
▶ Wirkstoffname, -form, Menge pro abgeteilte Form, Stückzahl

▶ Gebrauchsanweisung
▶ Name, Berufsbezeichnung, Anschrift und **Telefonnummer** des verschreibenden Arztes
▶ Unterschrift

Betäubungsmittelrezepte müssen eine Telefonnummer des verordnenden Arztes sowie eine Einnahmeanleitung enthalten.

Die Rote Liste legt fest, wie viel von einem Betäubungsmittel ohne Kennzeichnung verordnet werden darf. Wird die zulässige Höchstmenge überschritten, muss das Rezept mit einem **A** markiert werden. Eine Höchstmengenüberschreitung ist meldepflichtig. Erfolgt eine Notfallverordnung eines Betäubungsmittels auf einem Normalrezept, ist umgehend ein gleichlautendes Betäubungsmittelrezept mit der Kennzeichnung **N** nachzureichen, das nicht beliefert wird. **S** bedeutet, dass der Patient eine Substitutionstherapie durchführt, für die z. T. andere Regelungen gelten.

Zusammenfassung
✖ Nur verschreibungspflichtige Medikamente erfordern zur Abgabe eine ärztliche Verordnung meist auf einem Standardrezept.
✖ Jede Verschreibung muss Name, Berufsbezeichnung und Anschrift des Arztes, Patientenname, Verschreibungsdatum und die eigenhändige Unterschrift des Arztes enthalten. Einnahmeanweisung und Gültigkeitsdauer sind bei einem Standardrezept fakultativ.
✖ Vollständige Wirkstoffangaben sollten Arzneimittelbezeichnung, Darreichungsform, Wirkstoffmenge und Stückzahl enthalten.
✖ Eine Rezeptur ist eine Verschreibung eines Medikaments zur Herstellung in der Apotheke. Dabei muss auf korrekte Massen- und Volumenangaben geachtet werden.
✖ Verkehrs- und verschreibungsfähige Betäubungsmittel werden auf einem registrierten Betäubungsmittelrezept verordnet. Zusätzlich zu den Anforderungen eines Standardrezepts müssen diese Verschreibungen obligat eine Telefonnummer des verschreibenden Arztes sowie eine Einnahmeanleitung enthalten.
✖ Eine Höchstmengenüberschreitung ist mit einem A, eine Notfallverordnung mit N zu markieren.

Kardiovaskuläre Erkrankungen

18 Arterielle Hypertonie I
20 Arterielle Hypertonie II
22 Koronare Herzerkrankung I
24 Koronare Herzerkrankung II
26 Herzinsuffizienz I
28 Herzinsuffizienz II
30 Herzrhythmusstörungen I
32 Herzrhythmusstörungen II

Lungenerkrankungen

34 Asthma bronchiale
36 Chronisch-obstruktive
   Lungenerkrankung

Erkrankungen des Gastrointestinaltrakts

38 Ulkuserkrankung
40 Chronisch-entzündliche
   Darmerkrankungen

Endokrinologische Erkrankungen

42 Diabetes mellitus I
44 Diabetes mellitus II
46 Störungen des
   Schilddrüsenstoffwechsels I
48 Störungen des
   Schilddrüsenstoffwechsels II
50 Nebennierenrindenhormonstörungen
52 Osteoporose

Stoffwechselerkrankungen

54 Hyperlipoproteinämie I
56 Hyperlipoproteinämie II
58 Hyperurikämie und Gicht

Psychiatrische Erkrankungen

60 Affektive Störungen
62 Schizophrenie

Neurologische Erkrankungen

64 Demenz
66 Morbus Parkinson
68 Epilepsie

Rheumatologische Erkrankungen

70 Rheumatoide Arthritis

Onkologische Erkrankungen

72 Tumorerkrankungen I
74 Tumorerkrankungen II

Interdisziplinäre Pharmakotherapie

76 Antibiotische Therapie I
78 Antibiotische Therapie II
80 Schmerztherapie I
82 Schmerztherapie II
84 Pharmakotherapie in der
   Schwangerschaft
86 Pharmakotherapie im Alter

B Spezieller Teil

Arterielle Hypertonie I

Definition
Arterielle Hypertonie ist ein Zustand anhaltend erhöhten Blutdrucks (■ Tab. 1).

Epidemiologie
Herz-Kreislauf-Erkrankungen sind die häufigste Todesursache in Deutschland. Die Prävalenz steigt mit dem Alter. Etwa 40% der 40-Jährigen sind betroffen, 60% der 60-Jährigen usw. Etwa 30% aller Hypertoniker wissen nichts von ihrer Erkrankung. Von den diagnostizierten Patienten werden 30% nicht und 30% unzureichend behandelt – die traurige „3 × 30-Realität".

Pathophysiologie
Der Blutdruck wird über die Modulation von Blutvolumen und Herzaktivität sowie über den peripheren Gefäßwiderstand nervös und hormonell kontrolliert und ist folglich das Produkt aus Herzzeitvolumen (HZV) und Gefäßwiderstand. Dementsprechend ist im Frühstadium meist das HZV leicht erhöht, später steigt der periphere Gefäßwiderstand sowohl durch sympathisch vermittelte Gefäßverengung als auch aufgrund struktureller Gefäßveränderungen.

Einteilung und Klinik
Man unterscheidet die primäre oder **essentielle Hypertonie** (in bis zu 95% der Fälle) von der viel selteneren sekundären (< 10%). Bei der primären Form ist die Ursache unbekannt, Patienten erkranken meist zwischen dem 25. und 55. Lebensjahr und sind oft familiär belastet. Häufig wirken Risikofaktoren wie Rauchen, Stress oder Fettleibigkeit, Fettstoffwechsel- und Glukosetoleranzstörungen begünstigend. An eine **sekundäre Hypertonie** sollte man bei Manifestation vor dem 25. Lebensjahr denken, ebenso bei einem plötzlichen Auftreten oder bei therapierefraktärem Hochdruck. Sekundäre Ursachen sind

meist **renal** oder **endokrin,** aber auch Pharmaka wie orale Kontrazeptiva („die Pille") können einen Blutdruckanstieg verursachen. Die meisten Hypertoniepatienten sind symptomlos. Erhöhter Blutdruck kann zu Kopfschmerz, Nervosität, Schwindel, Ohrensausen, Atemnot bei Belastung oder Herzklopfen führen.

Diagnostik
Entscheidend ist eine gute **Anamnese.** Wichtig sind Dauer, Ausmaß und Symptome des Bluthochdrucks. Außerdem sollte man gezielt Risikofaktoren wie Diabetes, Alkohol- und Nikotinkonsum, Herz- und Nierenerkrankungen erfragen, Medikamenteneinnahmen und die Familienanamnese beachten. Die **Untersuchung** muss mindestens zwei zeitlich getrennte Blutdruckmessungen umfassen, initial auf beiden Seiten. Zudem sind eine kardiologische, vaskuläre und neurologische Prüfung sowie eine Beurteilung des Augenhintergrunds zur Einschätzung des Erkrankungsgrads sinnvoll. Komplettiert wird die erste Diagnostik durch die wichtigsten **Laborwerte** wie Kreatinin, Serumelektrolyte, Blutzucker oder Cholesterin.

> Da die meisten Patienten unter essentieller Hypertonie leiden, sollte nur bei einem Hinweis auf eine sekundäre Form eine differenzierte Diagnostik zur Ursachensuche eingeleitet werden.

Komplikationen
Arterielle Hypertonie ist eine Systemerkrankung, Folgen können dementsprechend mehrere Organe betreffen. Mit jedem Blutdruckanstieg um 20/10 mmHg verdoppelt sich das Risiko für **kardiovaskuläre Erkrankungen** wie koronare Herzerkrankung (KHK) und Linksherzinsuffizienz, was die Todesursache bei zwei Drittel aller

Hypertoniker ist. Auch **neurologische Komplikationen** wie zerebrale Ischämie und Blutungen, Gefäßveränderungen am **Augenhintergrund** (Fundus hypertonicus) und **Nierenschädigung** (hypertensive Nephropathie) gehören zu den Folgen.

Therapie
Um Komplikationen zu vermeiden, muss das Gesamtrisiko eines Patienten eingeschätzt und das Behandlungsziel danach festgelegt werden:

▶ < **140/90 mmHg** als **allgemeines Therapieziel**
▶ < **130/80 mmHg** bei **Risikopatienten** mit Niereninsuffizienz, KHK, Diabetes mellitus

Erreicht man diesen Bereich, ist das Risiko, eine Herzinsuffizienz zu entwickeln, nur noch halb so groß. Das Schlaganfallrisiko sinkt um 40%, und ein Herzinfarkt wird um etwa 25% unwahrscheinlicher.

Allgemeinmaßnahmen
Eine Veränderung des Lebensstils hat sehr große Wirkung auf den Blutdruck. Folgende Faktoren können den systolischen Wert je um etwa 5 mmHg reduzieren:

▶ **Gewichtsnormalisierung** mit dem Ziel eines BMI von 18,5 bis 24,9
▶ **Bewegung** mindestens 30 min an mindestens 5 Wochentagen
▶ **Ernährung** obst- und gemüsereich, wenig (gesättigte) Fettsäuren
▶ **Salzrestriktion** auf maximal 6 g pro Tag
▶ **Reduzierter Alkoholkonsum** von maximal zwei Drinks pro Tag für Männer bzw. einem für Frauen

Außerdem ist die Vermeidung von Risikofaktoren wie Nikotin oder die Therapie erhöhter Blutfettwerte entscheidend. Werden diese Punkte – die leider für viele Patienten subjektiv eine Einschränkung der Lebensqualität bedeuten – gewissenhaft beachtet, sind 25% der leichten Bluthochdruckfälle bereits ausreichend therapiert.

Kategorie	Systolisch (mmHg)	Diastolisch (mmHg)
Normal	< 120	< 80
Hoch normal	120 – 139	80 – 89
Bluthochdruck Stadium 1	140 – 159	90 – 99
Bluthochdruck Stadium 2	≥ 160	≥ 100

■ Tab. 1: Blutdruckdefinitionen.

> Nicht medikamentöse Therapie sollte jedem Bluthochdruckpatienten als erste Wahl vermittelt werden.

Medikamentöse Therapie

Indikationen, zu einem Arzneistoff zu greifen, sind ein trotz Allgemeinmaßnahmen fortbestehender Bluthochdruck (≥ 140/90 mmHg) oder ein Vorhochdruck (≥ 120/80 mmHg) bei Diabetes oder Nierenerkrankung.

Jedes Medikament hat bekanntlich Nebenwirkungen. Da der Großteil der Hypertoniepatienten symptomfrei ist, wird die kleinste unerwünschte Wirkung das Gefühl einer Verschlechterung hervorrufen und dazu führen, dass eine regelmäßige Einnahme infrage gestellt wird.

Zur Therapie von Bluthochdruck werden folgende Wirkstoffklassen eingesetzt:

▶ **Diuretika**
▶ **ACE-Inhibitoren**
▶ **Angiotensin₁-Rezeptor-Antagonisten**
▶ **β-Blocker**
▶ **Kalziumkanalblocker**
▶ **α₁-Adrenozeptor-Antagonisten**

Prognostisch wichtig ist das Erreichen des Zielwerts bei möglichst geringer nebenwirkungsbedingter Lebensqualitätseinschränkung. Thiazide, ACE-Inhibitoren, Angiotensin₁-Rezeptor-Antagonisten, β-Blocker und Kalziumkanalblocker können bei verschiedenen Patienten sehr ähnliche Effekte erzielen. Alltagsgewohnheiten, Begleiterkrankungen oder Patientenalter spielen bei der Wahl eine wichtige Rolle.

Zur Hypertonietherapie werden vor allem folgende **Diuretikaklassen** verwendet:

▶ **Thiazide** _[handschriftlich: Hydrochlorothiazid Culastaide]_
▶ **Kaliumsparende Diuretika** _[handschriftlich: Amilorid + Triamteren]_
▶ **Aldosteronantagonisten** _[handschriftlich: Spiro + Eplou]_
▶ **Schleifendiuretika** _[handschriftlich: Furosemid Torasemid]_

Ihre blutdrucksenkende Wirkung ist nicht, wie lange vermutet, allein durch Diurese erklärbar. Thiazide, die am häufigsten eingesetzt werden, haben nur einen milden entwässernden Effekt, während Schleifendiuretika bei normaler Nierenfunktion trotz starker Entwässerung den Blutdruck nur gering senken.

Thiazide

Da Thiaziddiuretika die wichtigste Rolle spielen, wird hier nur auf diese Wirkstoffklasse eingegangen. Sie haben eine relativ lange Wirkdauer und sind kostengünstig. Durch Hemmung des Na^+/Cl^--Kotransports im distalen Konvolut unterbinden sie die Resorption von NaCl und Wasser. Ihre eigentliche blutdrucksenkende Wirkung ist allerdings unklar. Wichtige Wirkstoffe sind **Hydrochlorothiazid** (Esidrix®) und das lang wirksame, thiazidähnliche Sulfonamid **Chlortalidon** (Hygroton®). Thiazide sind derzeit die **erste Wahl** bei Beginn einer Pharmakotherapie des **unkomplizierten Bluthochdrucks**, es sei denn, ein Patient hat eine Indikation für eine andere Medikamentengruppe. Außerdem reduzieren sie die Urinkalziumausscheidung, wovon Patienten mit wiederholten Kalziumnierensteinen oder Osteoporose profitieren. Gewöhnlich wird eine niedrige Dosis von 12,5 – 25 mg Hydrochlorothiazid oder Chlortalidon empfohlen. Zu den seltenen unerwünschten Wirkungen zählen Hypokaliämie – hier kann eine Kombination mit einem K^+-sparenden Diuretikum wie Triamteren sinnvoll sein – Hyponatriämie, Hyperurikämie und Glukoseintoleranz.

Reichen Thiaziddiuretika z. B. bei begleitender Niereninsuffizienz nicht aus, sind **Schleifendiuretika** – vorzugsweise lang wirksame wie Torasemid – eine gute Wahl. Auch zur Kontrolle des Wasserhaushalts bei Patienten mit Herzinsuffizienz wird meist diese Diuretikaklasse gegeben. **Aldosteronantagonisten** werden bei fortgeschrittener Herzinsuffizienz und gleichzeitig erhaltener Nierenfunktion sowie zur Behandlung oder Prävention von Hypokaliämie eingesetzt.

ACE-Inhibitoren _[handschriftlich: Husten βpR/tVol/↓ HF]_

Durch die Hemmung des Angiotensinkonversionsenzyms (ACE) wird die Entstehung von Angiotensin₂ aus Angiotensin₁ unterbunden. Dadurch entfallen die _[handschriftlich: Captopril, Enalapril, Ramipril]_ blutdruckerhöhenden Wirkungen dieses Peptids: Es verursacht Arteriolenkonstriktion und Aldosteronfreisetzung aus der Nebennierenrinde. Inhibierende Wirkstoffe führen so zu Gefäßerweiterung und verminderter Natriumretention – sekundär zur Aldosteronminderung. ACE-Inhibitoren reduzieren also den peripheren Widerstand und das Blutvolumen, ohne die Herzfrequenz zu beeinflussen. Außerdem ist eine **Mortalitätsreduktion** nachgewiesen. Wirkstoffbeispiele sind das kurz wirksame **Captopril** (Lopirin®), **Enalapril** (Xanef®) sowie das lang wirksame **Ramipril** (Delix®). ACE-Inhibitoren werden bei allen Typen und Schweregraden von Bluthochdruck eingesetzt. Erste Wahl sind sie bei Patienten mit Herzinsuffizienz, vorangegangenem Herzinfarkt (MI), Diabetes oder chronischer Niereninsuffizienz. Bei unzureichender Thiazidwirkung werden meist ACE-Inhibitoren als Ersatz- oder Zusatzmedikation verwendet. Je nach Wirkungsdauer der einzelnen Substanz sind Tagesdosen von 2,5 (z. B. Ramipril) bis 50 mg (z. B. Captopril) zu empfehlen. Reizhusten aufgrund erhöhter Bradykininkonzentration – ACE ist für den Bradykininabbau zuständig – ist eine relativ häufige Nebenwirkung, die bei 5–10 % der Behandelten auftritt. Allgemein wird diese Wirkstoffgruppe aber sehr gut vertragen.

Angiotensin₁-Rezeptor-Antagonisten = Angiotensin-II-Antagonisten = Sartane

[handschriftlich: nach Wochen! Losartan Valsartan]

Angiotensin₁-(AT_1-)Rezeptor-Antagonisten reduzieren die Angiotensin-II-vermittelte Aldosteronfreisetzung aus der Nebennierenrinde sowie die arterielle Vasokonstriktion. Ihre blutdrucksenkende Wirkung tritt nach mehreren Wochen ein. Zu den Wirkstoffen zählen **Losartan** (Lorzaar®) oder **Valsartan** (Diovan®). Die Indikationen entsprechen im Wesentlichen denen der ACE-Inhibitoren. Deshalb sind Sartane eine gute Alternative bei Unverträglichkeitsreaktionen wie Husten. Die empfohlene Anfangsdosis ist 50 (bis zweimal 50) mg pro Tag.

AT_1-Rezeptor-Antagonisten sind allgemein gut verträglich.

Arterielle Hypertonie II

[handwritten top: ↑Herztätigkeit, ↓β- vermittelte Reninfr. aus Niere — Nifedipin, Amlodipin]

β-Blocker

[handwritten: 3–4 Wochen · hohe D: Verstärkung HI · β-Blockade bei DM Glukose↓ · Asthma!]

β-Blocker sind nach den Diuretika die am zweithäufigsten eingesetzte Wirkstoffgruppe in der Bluthochdrucktherapie. Sie wirken als kompetitive Antagonisten an β-Adrenozeptoren, reduzieren die sympathisch vermittelte Herztätigkeit und hemmen die β₁-vermittelte Reninfreisetzung aus der Niere. Die Wirkung von β-Blockern ist erst nach 3–4 Wochen beurteilbar. Die klinisch eingesetzten Wirkstoffe differieren in ihrer Selektivität (■ Abb. 1).

> Ein englisches Mnemonic, um kardioselektive β-Blocker zu behalten: A BBEAM!

Bei Begleiterkrankungen wie KHK, Diabetes mellitus oder Asthma sollten möglichst kardioselektive Substanzen eingesetzt werden, um Nebenwirkungen zu vermeiden. Wirkstoffe mit partiell agonistischer Aktivität haben ein geringeres Bradykardierisiko und können bei gefährdeten Patienten sinnvoll sein. α- und β-Antagonisten reduzieren den Blutdruck zusätzlich zur β-Rezeptor-Blockade durch Reduktion des peripheren Gefäßwiderstands (Gefäßerweiterung durch α₁-Antagonismus) und wirken in der Regel schneller, sind aber meist nicht erste Wahl. Die mittleren Tagesdosen variieren ja nach Substanz zwischen einmal 5 (Bisoprolol) bis 800 mg (Acebutolol) und mehrmals täglicher Gabe (z. B. Metoprolol). β-Blocker haben im Allgemeinen ein geringes Nebenwirkungsprofil. β₁-Antagonisten können allerdings in hohen Dosen eine Herzinsuffizienz verstärken, durch β₂-Blockade wird der Glukosestoffwechsel bei Diabetikern beeinträchtigt. Mit bronchialer Wirkung muss ebenfalls gerechnet werden. Die selektive β₁- versus β₂-Wirkung ist relativ. β-Blocker sollten deshalb z. B. bei Asthmatikern aufgrund der Bronchokonstriktionsgefahr mit Vorsicht angewendet werden.

Kalziumkanalblocker

[handwritten: ↓Ca²⁺-Einstrom an L-Ca²⁺-Kanäle u. Gefäß wirk + Herzmusk.]

Kalziumkanalblocker hemmen den Kalziumeinstrom an L-Typ-Ca²⁺-Kanälen von Gefäßmuskelzellen und Herzmuskulatur. Dihydropyridine wie **Nifedipin** (Adalat®, 1. Generation) und **Amlodipin** (Norvasc®, 3. Generation, lang wirksam) wirken am gefäßselektivsten. Sie führen zur Erschlaffung glatter Gefäßmuskulatur und damit zu Vasodilatation im arteriellen Strombett und sind deshalb anderen Kalziumantagonisten in der Bluthochdrucktherapie vorzuziehen. Kurz wirksame Substanzen wie Nifedipin scheinen allerdings bei Langzeittherapie die Mortalität zu erhöhen und sind nur in einem **hypertensiven Notfall** indiziert. Allgemein sind Kalziumantagonisten besonders bei Begleiterkrankungen wie KHK oder Diabetes mellitus anderen Wirkstoffklassen unterlegen. Es gibt keine absolute Indikation für Kalziumkanalblocker in der Behandlung von Bluthochdruck. Alte Menschen sprechen oft gut auf diese Wirkstoffklasse an. Bei Patienten mit obstruktiver Atemwegserkrankung können sie evtl. anderen Präparaten vorgezogen werden. Allgemein haben Kalziumantagonisten eine schnelle Wirkung und reduzieren den Blutdruck innerhalb einer halben Stunde. Mittlere Tagesdosen sollten zwischen 5 und 40 mg liegen. Kopfschmerz, Schweißausbrüche oder Tremor können nach schneller Gabe auftreten. Bei lang wirksamen Substanzen sind sie selten. Eine erhöhte Mortalität bei Hypertoniepatienten

[handwritten: Einschlaftg. glatter HZ → ↓VD durch Kalziumantagonistentherapie, z. B. durch erhöhtes MI-Risiko, wird aktuell diskutiert.]

> Nifedipin sollte in den ersten 2 Wochen nach einem Herzinfarkt nicht zur Therapie von hohem Blutdruck eingesetzt werden.

α₁-Adrenozeptor-Antagonisten

[handwritten: ↓Stim. gl. HZ → ↓ pe. GR]

Postsynaptische α₁-Adrenozeptor-Antagonisten blockieren die Stimulation glatter Muskelzellen von arteriellen Widerstandsgefäßen. Sie reduzieren so den peripheren Gefäßwiderstand. **Uradipil** führt durch zusätzlichen Agonismus an zentralnervösen 5-HT$_{1A}$-Rezeptoren zu einer Hemmung der Sympathikusaktivität und dadurch zur Blutdrucksenkung, ohne – wie andere α₁-Rezeptor-Antagonisten – eine Reflextachykardie hervorzurufen. Wirkstoffe sind neben Uradipil (Ebrantil®) das kurz wirksame **Prazosin** (Minipress®) sowie das länger wirksame **Doxazosin** (Cardular®). α-Rezeptor-Blocker eigenen sich zur Bluthochdrucktherapie bei älteren Männern mit **benigner Prostatahyperplasie,** besonders wenn sie keiner Risikogruppe angehören. Diese Wirkstoffe können gleichzeitig den Tonus glatter Muskulatur im Bereich des Blasenhalses und der Prostata senken und so das Wasserlassen erleichtern. Uradipil ist oral eine Alternative zur Hypertoniebehandlung aller Stufen. Intravenös wird es zur Therapie hypertensiver Krisen sowie bei Operationen eingesetzt. Allgemein ist es ein Ersatzmedikament bei Kontraindikationen oder Intoleranz für andere Wirkstoffe. Die Dosierung beträgt je nach Substanz 1–20 mg pro Tag oral, wobei Prazosin wegen seiner kürzeren Halbwertszeit in zwei täglichen Dosen gegeben werden sollte. Zu den Nebenwirkungen zählen Reflextachykardie (außer bei Uradipil), orthostatische Hypotonie, Schwindel oder Kopfschmerz.

[handwritten: Uradipil: ·/· Reflextachy]

> Das entscheidende Ziel der antihypertensiven Therapie ist die Mortalitätsreduktion, die in der Bluthochdrucktherapie nur für Thiaziddiuretika und ACE-Inhibitoren klar nachgewiesen ist.

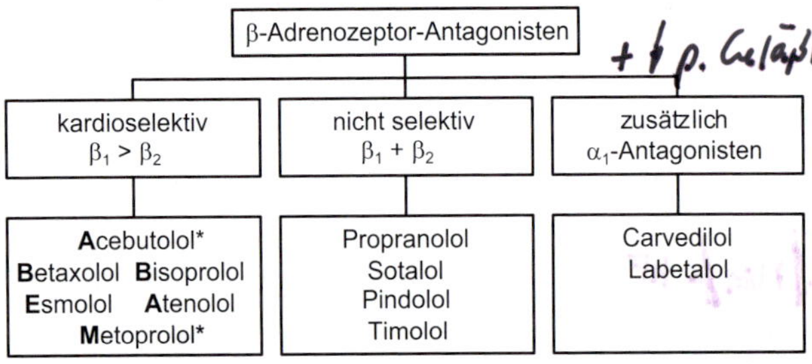

[handwritten: Prazosin (kurz) · Doxazosin (lange)]

[handwritten near figure: Verapamil +↑ p. GefäßR · Diltiazem · Schwindel]

β-Adrenozeptor-Antagonisten		
kardioselektiv β₁ > β₂	nicht selektiv β₁ + β₂	zusätzlich α₁-Antagonisten
Acebutolol* **Betaxolol Bisoprolol Esmolol Atenolol Metoprolol***	Propranolol Sotalol Pindolol Timolol	Carvedilol Labetalol

Metoprolol	Beloc®
Atenolol	Tenormin®
Bisoprolol	Concor®
Carvedilol	Dilatrend®

*partiell β₁-agonistische Wirkung

■ Abb. 1: Selektive Wirkung von β-Blockern.

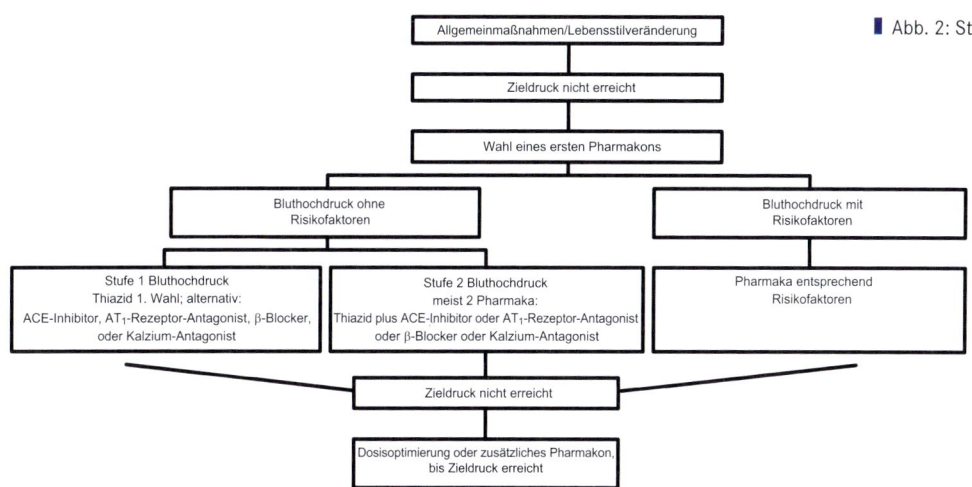

■ Abb. 2: Stufenschema der Bluthochdrucktherapie.

Differentialtherapie

Verschiedene Einflussfaktoren wie Alter oder Begleiterkrankungen (■ Tab. 2) sind bei der Wahl des individuell am besten geeigneten Pharmakons zu beachten:

▶ Für **ältere** Patienten (> 65 Jahre) eignen sich **Diuretika** und **Kalzium-kanalblocker.**
▶ **Jüngere** Patienten sprechen gut auf **ACE-Inhibitoren/AT$_1$-Rezeptor-Antagonisten** und **β-Blocker** an.

Ältere Menschen haben meist eine niedrigere Plasmarenin- und -aldosteron-konzentration als jüngere Patienten. Arzneistoffe, die reninvermittelte Wirkungen reduzieren, sind deshalb weniger effektiv.

Therapieschemata

Häufig beginnt man mit einem Wirkstoff und gibt bei unzureichendem Erfolg ein weiteres Antihypertensivum. Dieses eskalierende Vorgehen bezeichnet man als **Stufentherapie.** Beendet man die Gabe des ersten Medikaments im Moment einer neuen Verordnung, folgt man einer **sequentiellen Monotherapie.** Bei sehr hohen Ausgangsdrücken oder Begleiterkrankungen kann eine **primäre Kombinationstherapie** erwogen werden.
Thiazide unterstützen den Effekt aller anderen Hochdruckmedikamente. In Kombination mit ACE-Inhibitoren, Angiotensin$_1$-Rezeptor-Antagonisten oder einem β-Blocker kann der Blutdruck bei 85 % der Patienten kontrolliert

Begleit-erkrankungen	Erste Wahl
Koronare Herzerkrankung	β-Blocker (KI: Vasospasmus!), ACE-Inhibitor/AT$_1$-Rezeptor-Antagonist, Kalziumkanalblocker
Herzinfarkt	β-Blocker, ACE-Inhibitor
Herzinsuffizienz	Diuretikum, β-Blocker, ACE-Inhibitor/AT$_1$-Rezeptor-Antagonist
Diabetes mellitus	ACE-Inhibitor
Nicreninsuffizienz	ACE-Inhibitor/AT$_1$-Rezeptor-Antagonist

■ Tab. 2: Begleiterkrankungen in der Bluthoch-drucktherapie.

werden. Bei Kombination von Wirkstoffen unterschiedlicher Mechanismen können die einzelnen Pharmaka in der Regel in niedrigerer Dosis als bei Monotherapie gegeben werden. Dadurch verspürt der Patient oft weniger Nebenwirkungen, und seine Compliance steigt. Gute Kombinationen sollten synergistisch wirken, d. h., Gegenregulationsmechanismen sollten möglichst unterschiedlich sein und sich idealerweise aufheben. Die Verwendung eines Diuretikums wird auch hier empfohlen. Paare mit additiver blutdrucksenkender Wirkung bei guter Verträglichkeit sind z. B.:

▶ **Thiaziddiuretikum** (Stimulation des **R**enin-**A**ngiotensin-**A**ldosteron-**S**ystems) und **ACE-Inhibitor** (Hemmung des RAAS)
▶ Thiaziddiuretikum und β-Blocker

Auch bei Kombination von drei Wirkstoffen sollte immer ein Diuretikum gewählt werden.
■ Abbildung 2 zeigt einen Algorithmus der Bluthochdrucktherapie.

Zusammenfassung

✖ Von Bluthochdruck spricht man ab Werten von 140/90 mmHg.
✖ Hypertonie ist meist essenziell, eine Blutdruckerhöhung ohne sichtbare Ursache. Bei der sekundären Form kann die Ätiologie definitionsgemäß aufgedeckt werden.
✖ Erste Therapie sollten immer Maßnahmen der Lebensstilmodifikation sein. Erst bei Erfolglosigkeit sind Medikamente gerechtfertigt.
✖ Thiazide sind erste Wahl zur Therapie unkomplizierten Bluthochdrucks, ACE-Inhibitoren, Angiotensin$_1$-Rezeptor-Antagonisten, β-Blocker und Kalziumantagonisten eine gute Alternative.
✖ Bei der Präparatsuche sollten Faktoren wie Verträglichkeit, Begleiterkrankungen oder Patientenalter berücksichtigt werden.
✖ Führt ein Pharmakon nicht zum Zieldruck, kann ein Zusatzwirkstoff helfen. Ab zwei Medikamenten wird immer ein Diuretikum empfohlen.

Koronare Herzerkrankung I

Definition und Epidemiologie

Die Manifestation von **Atherosklerose** in den **Koronararterien,** den Herzkranzgefäßen, bezeichnet man als koronare Herzerkrankung (KHK). KHK ist wie Bluthochdruck eine Volkskrankheit und die häufigste Todesursache in den westlichen Ländern.

Pathophysiologie

Die Pathophysiologie ist die der Atheroskleroseentstehung. Dementsprechend sind die **Hauptrisikofaktoren:** Nikotinkonsum, arterielle Hypertonie, hohe LDL- oder niedrige HDL-Cholesterin-Werte sowie Diabetes mellitus. Atherosklerotische Plaques verengen im Krankheitsverlauf das Gefäßlumen der Herzkranzarterien und limitieren den Blutfluss. Sobald das Sauerstoffangebot nicht mehr den Bedarf des Herzmuskels decken kann, spricht man von einer **Koronarinsuffizienz.** Durch dieses Missverhältnis zwischen Angebot und Nachfrage entsteht eine **Myokardischämie,** die sich in verschiedenen Formen manifestieren kann.

Einteilung und Klinik

Die KHK wird in verschiedene Manifestationsformen eingeteilt (▌ Abb. 1).

Angina pectoris (AP) ist das Leitsymptom einer Koronarinsuffizienz. Darunter versteht man vorwiegend hinter dem Brustbein lokalisierte Schmerzen, ausgelöst in Momenten körperlich oder psychisch starker Beanspruchung.

Beim **stabilen Koronarsyndrom** kommt es bei erhöhtem Sauerstoffbedarf zu einer Mangelversorgung. Bei völliger Ausschöpfung der sog. Koronarreserve (Anstieg der Herzdurchblutung bei erhöhtem Sauerstoffbedarf – in einem gesunden Herzen bis zu fünffacher Ruhedurchblutung) verhalten sich die Herzkranzgefäße wie starre Rohre, d. h., sie sind nicht in der Lage, den Koronarfluss weiter zu regulieren. Die Durchblutung ist dann linear zum Perfusionsdruck. Ischämieschmerz tritt so nicht nur regelmäßig ab einem bestimmten Anstrengungsgrad auf (deshalb „stabil"), sondern auch ein Abfall des Durchblutungsdrucks – häufig in den frühen Morgenstunden – kann zur pathognomonischen Brustenge führen.

Zum **akuten Koronarsyndrom** zählen verschiedene Entitäten. Meist werden sie durch (Ein-)Riss einer Plaque verursacht. Die dadurch angestoßene Gerinnungskaskade kann zu einem Thrombus und zu Gefäßverschluss führen. Bei einer **instabilen Angina pectoris** erlebt der Patient belastungsunabhängige oder in Frequenz und Dauer ansteigende Schmerzen. Wird ein Gefäßlumen durch eine rupturierte Plaque verschlossen, kommt es zu einem Herzmuskelschaden an der Stelle, an der der Blutfluss unterbunden ist, und das mangelversorgte Gebiet kann infarzieren. Klinisches Korrelat des **akuten Myokardinfarkts** (MI) sind anhaltender Brustschmerz, typische EKG-Veränderungen sowie Anstieg von Markerproteinen (LDH, CK, Troponin T und I) im Serum als Zeichen von Herzmuskelnekrose. Führt die Ischämie zu einer Reizleitungsinstabilität, kann **plötzlicher Herztod** die Folge sein.

Diagnostik

Ergibt bereits die **Anamnese** typische Angina-pectoris-Anfälle, ist eine KHK wahrscheinlich. Eine unauffällige Krankengeschichte ist allerdings kein Ausschlusskriterium, da mehr als 50% aller Anfälle schmerzlos als sog. stumme Ischämien verlaufen. Bei Diabetespatienten sollte man aufgrund des oft geminderten Schmerzempfindens besonders wachsam sein.

> Das Fehlen klassischer Brustenge schließt eine KHK nicht aus.

Ebenfalls wichtig ist ein **Elektrokardiogramm** (EKG). In Ruhe ist es vor einem Herzinfarkt meist negativ. Bei bestimmten Indikationen kann durch Belastung eine Ischämie ausgelöst werden, die sich dann in Form typischer ST-Veränderungen manifestiert. Die Sensitivität dieser Untersuchung ist umso größer, je höher die ergometrische Belastung und je ausgeprägter die Koronarstenosen sind. Die maximale Herzfrequenz errechnet sich aus 220 – Lebensalter. Keinesfalls darf bei instabiler AP oder frischem Herzinfarkt eine Ergometrie durchgeführt werden – absolute Kontraindikationen! Zur Diagnose nächtlicher Angina-pectoris-Anfälle und stummer Ischämien eignet sich ein **Langzeit-EKG.** Zur Beurteilung von Kontraktilität oder Durchblutung des Myokards stehen verschiedene bildgebende Verfahren zur Verfügung. Dazu zählen die **Belastungsechokardiographie** und die nuklearmedizinische Diagnostik wie die **Myokardperfusionsszintigraphie.** Für die Darstellung der Koronararterien ist der Goldstandard die **Koronarangiographie,** die gleichzeitig therapeutische Maßnahmen erlaubt.

Therapie

Die Therapieempfehlungen bei stabiler und instabiler Angina pectoris sind unterschiedlich. In beiden Fällen stehen sowohl **kausale** als auch **symptomatische Möglichkeiten** zu Verfügung. Zu Ersteren zählt immer die Ausschaltung von Risikofaktoren einer Arteriosklerose. Symptome sollten bei einer instabilen Angina pectoris wegen des hohen Infarktrisikos

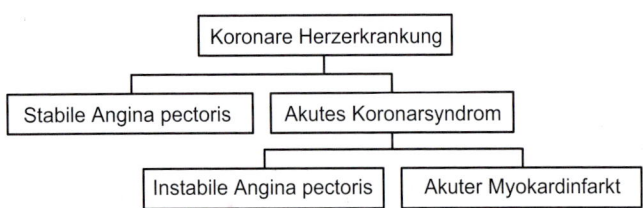

▌ Abb. 1: Einteilung der KHK.

unbedingt in einer Klinik kontrolliert werden, während stabile Formen ambulant therapiert werden können. Neben medikamentöser Behandlung können perkutane transluminale Koronarangioplastie (PTCA) mit Stentimplantation oder Bypassoperationen in bestimmten Fällen zum Erfolg führen.

Prinzipien der Pharmakotherapie

Therapieziel bei der Behandlung myokardialer Ischämien ist die Beseitigung des Missverhältnisses zwischen Sauerstoffbedarf und -angebot. Es liegt auf der Hand, dass man entweder den Bedarf reduzieren oder das Angebot erhöhen kann.

Steigerung des Sauerstoffangebots

Eine Möglichkeit ist die Erweiterung der Herzkranzgefäße durch Kalziumkanalblocker oder Nitrate, die übrigens auch extravasal den Koronarwiderstand senken. Auflösung oder Prävention von Strömungshindernissen in den Gefäßen durch Aggregationshemmer, Antikoagulanzien oder Thrombolytika führt ebenfalls zu einem Anstieg der Koronardurchblutung. Auch eine Verlängerung der Diastolendauer z. B. durch β-Blocker oder Kalziumkanalblocker – nach verlängerter diastolischer Füllungsdauer steigt die Myokarddurchblutung – steigert das Sauerstoffangebot.

Senkung des Sauerstoffbedarfs

Zu den Hauptdeterminanten des myokardialen Sauerstoffverbrauchs (MVO$_2$) zählen Myokardmasse, die Wandspannung im Herzen (Vorlast und Nachlast) sowie Frequenz und Kontraktilität. Genau dies sind die Ansatzpunkte der Pharmakotherapie: Nitrovasodilatatoren senken die Vorlast durch venöses Pooling – darunter versteht man einen verminderten venösen Rückstrom zum Herzen. Kalziumkanalblocker und ACE-Inhibitoren reduzieren die Nachlast. Auch eine Minderung von Kontraktilität und Herzfrequenz ist wirksam, ebenso führt eine Erweiterung arteriolärer Widerstandsgefäße zu einem reduzierten Sauerstoffverbrauch des Herzens.

Pharmakotherapie chronischer Koronarerkrankung

Bei einer stabilen Angina pectoris steht die Reduktion des myokardialen Sauerstoffbedarfs im Mittelpunkt der medikamentösen Therapie. Dazu werden vor allem folgende Wirkstoffgruppen eingesetzt:

▶ β-Blocker
▶ Kalziumkanalblocker
▶ Nitrovasodilatatoren

Ebenfalls wichtig und Standard in der medikamentösen Behandlung sind **Plättchenaggregationshemmer** und **Lipidsenker.**

β-Blocker

β$_1$-Antagonisten sind die wichtigste Säule in der medikamentösen Therapie der Angina pectoris. Sie reduzieren den Sauer-

stoffbedarf des Herzens durch Verminderung von Herzfrequenz und Kontraktilität (Hemmung der chronotropen und inotropen Sympathikuswirkung) sowie durch Diastolenverlängerung. So vermindern sie Herzfrequenzspitzen und verzögern das Auftreten von Beschwerden bei Patienten mit stabiler AP. Verschiedene Studien belegen eine **Mortalitätsreduktion** bei KHK. Beispielsubstanzen sind **Bisoprolol** (Concor®) oder **Metoprolol** (Beloc®).

> β-Blocker führen als einzige Wirkstoffgruppe zu einer Mortalitätsreduktion bei Patienten mit KHK.

Die Dosierung ist abhängig vom jeweiligen Wirkstoff, als Grundregel sollte man einen Ruhepuls von 50 und eine Belastungsfrequenz von 110–120/min anstreben. Allgemein werden β-Blocker gut vertragen. Mit Regelmäßigkeit treten allerdings Müdigkeit, Antriebslosigkeit, Schlafstörungen und Impotenz (1%) auf. Vorsicht ist bei Kombination mit Kalziumkanalblockern geboten: Da beide Substanzklassen die Sinus- und AV-Knoten-Aktivität dämpfen, kann eine simultane Gabe zu Bradykardie oder AV-Blockade führen.

> Bei einer dekompensierten Herzfrequenz sind β-Blocker kontraindiziert!

Bei Patienten mit Asthma oder chronischer Atemwegsobstruktion können β-Blocker Bronchospasmus provozieren. Dennoch ist das vor dem erstmaligen Auftreten dieser Nebenwirkung nur eine relative Kontraindikation.

Kalziumkanalblocker

Kalziumkanalblocker führen durch Behinderung des Kalziumeinstroms an L-Typ-Kalziumkanälen zu einer verminderten intrazellulären Kalziumkonzentration und in deren Folge zu einer reduzierten Kontraktion von Herzmuskelzellen und der glatten Gefäßmuskulatur. Sie senken also den MVO$_2$ durch Verminderung des peripheren Widerstands sowie der Herzmuskelkontraktilität. Kalziumkanalblocker sind wohl in der Symptomkontrolle stabiler AP ähnlich effektiv wie β-Blocker, allerdings gibt es keine Studie, die eine Mortalitätsreduktion belegt. Zur Therapie des stabilen Koronarsyndroms eignen sich **Diltiazem** (Atenolan®), **Verapamil** (Isoptin®) oder lang wirksame Dihydropyridine wie **Amlodipin** (Norvasc®). Kalziumkanalblocker sollten nur in Spezialfällen wie bei β-Blocker-Unverträglichkeit zur Ischämiereduktion verordnet werden, da sie die Mortalität nicht senken.

> Bei instabiler Angina pectoris sind Kalziumkanalblocker kontraindiziert! Studien zeigen eine Übersterblichkeit.

Eine gängige Dosierung ist einmal 5–10 mg Amlodipin pro Tag. Besonders in Kombination mit β-Blockern – hier ist äußerste Vorsicht geboten – sind Bradyarrhythmien möglich.

Koronare Herzerkrankung II

Nitrovasodilatatoren

Nitrovasodilatatoren – organische Nitrate und Nitrite, die zu NO umgewandelt werden – wirken über die Erweiterung von peripheren Kapazitätsgefäßen. Sie reduzieren so die Vorlast und den myokardialen Sauerstoffbedarf. Außerdem haben sie einen hemmenden Effekt auf die Plättchenaggregation. Zu den Wirkstoffen zählen **Glyceroltrinitrat** (Nitroglycerin, Nitrolingual®), **Isosorbid-2,5-dinitrat** (ISDN, Isoket®), **Isosorbid-endo-5-mononitrat** (ISMN, Corangin®) und **Molsidomin** (Corvaton®). Als Monotherapie verbessern sie die Belastungstoleranz bei stabiler AP, in Kombination wirken sie synergistisch mit β-Blockern und Kalziumantagonisten. Sublingual oder als Spray lindern sie akute belastungsinduzierte Brustenge. Lang wirksame Wirkstoffe können auch prophylaktisch eingesetzt werden. Eine Gefahr bei der Behandlung mit Nitraten ist die Toleranzentwicklung, die bei Molsidomin am geringsten ist. Deshalb sollten freie Intervalle eingehalten werden. Eine häufige Nebenwirkung ist Kopfschmerz, seltener sind Schwindel oder orthostatische Hypotonie. Eine relative **Kontraindikation** ist die Therapie mit **Phosphodiesteraseinhibitoren** wie Sildenafil (Viagra®), die ebenfalls gefäßerweiternd und blutdrucksenkend wirken und den Effekt anderer Nitrovasodilatatoren potenzieren. So kann eine Kombination zu lebensbedrohlichen Kreislaufzusammenbrüchen führen.

> Glyceroltrinitrat oder ISDN eignet sich beim Einsetzen erster Symptome und bei sublingualer Gabe oder als Sprühstoß zur Anfallskupierung.

Thrombozytenaggregationshemmer

Da Plättchenaktivierung bei der Thrombusbildung entscheidend ist, spielen interferierende Wirkstoffe eine zentrale Rolle in der Therapie der KHK. **Acetylsalicylsäure** (ASS, Aspirin®) hemmt das Enzym Cyclooxygenase irreversibel. Es ist nötig zur Bildung von Thromboxan A_2, das die Plättchenaggregation induziert und fördert. Außer bei bestehender Kontraindikation sollte jeder Patient mit KHK ASS erhalten. Nach akuten Ereignissen werden etwa 500 mg i. v. gegeben, prophylaktisch 100–300 mg pro Tag oral verordnet. Zu den unerwünschten Effekten zählen Prädisposition zu gastrointestinalen Erkrankungen wie Gastritis oder Ulkusbildung.

Clopidogrel (Plavix®) wirkt als Antagonist an ADP-Rezeptoren von Blutplättchen. Es ist bei einer Kontraindikation für ASS sowie additiv nach koronarer Stentimplantation indiziert.

Lipidsenker

Ein niedriges LDL-Cholesterin reduziert das Risiko für kardiovaskuläre Ereignisse bei Patienten mit stabiler AP. **HMG-CoA-Reduktase-Inhibitoren** (Statine) werden am häufigsten zur Therapie erhöhter Blutfettwerte eingesetzt (S. 54).

Pharmakotherapie akuter Koronarerkrankung

Instabile Angina pectoris

Therapieziele bei instabiler Angina pectoris sind die Linderung des Ischämieschmerzes und die Verhinderung einer Thrombusbildung am Ort der Plaqueruptur bzw. die Stabilisierung der instabilen Plaques. Eine gute Therapie beginnt mit **Akutmaßnahmen** und sollte im Anschluss **Sekundärprävention** umfassen. Neben den „klassischen" Wirkstoffen sollte ein Patient **Sauerstoff** über eine Nasensonde erhalten und bei therapierefraktären Schmerzen mit **Morphin** behandelt werden (5–10 mg i. v.). Als Sekundärprävention sind Lipidsenker sinnvoll.

Nitrovasodilatatoren

Nitrogylcerin wird akut sublingual (0,4–0,8 mg) oder als Infusion (1–3 mg/h) gegeben. Dann kann ein Patient bei Symptomfreiheit auf ein lang wirksames orales Präparat umgestellt werden. Ein systolischer Blutdruck unter 90 mmHg ist eine Kontraindikation.

β-Blocker

Immer sollte parallel selbst bei Beschwerdefreiheit ein β-Blocker zur Prognoseverbesserung verordnet werden.

ASS und Heparin

Ohne Vorbehandlung ist Aspirin® intravenös (500 mg) adäquat. Heparin (70 IE/kg KG als Bolus) vermindert zusätzlich weiteres Thrombuswachstum. Diese Kombination reduziert das Rezidivrisiko bei Patienten mit instabiler Angina pectoris wohl stärker als eine Einzelgabe von Heparin oder ASS.

Weitere Plättchenaggregationshemmer

Clopidogrel ist eine Alternative für Patienten mit Aspirinallergie und hat bei gleichzeitiger Gabe additiven Effekt. Eine hohe Startdosis (600 mg) führt zu einem schnelleren Wirkungseintritt. Nach Koronarintervention sollte es bis zu einem Jahr lang mit ASS zur Prävention von Stentverschlüssen kombiniert werden.

GP-IIb/IIIa-Antagonisten behindern die Bildung stabiler Plättchenaggregate durch Bindung an den in der Thrombozytenmembran lokalisierten GP-IIb/IIIa-Rezeptor. Wirkstoffe sind der monoklonaler Antikörper **Abciximab** (ReoPro®), das synthetische **Eptifibatid** (Integrilin®) sowie **Tirofiban** (Aggrastat®). Die Verwendung dieser Wirkstoffgruppe hat in den letzten Jahren zugenommen. Abciximab wird in Kombination mit ASS und Heparin bei perkutaner Koronarintervention bei Hochrisikopatienten oder bei instabiler Angina pectoris gegeben. Eptifibatid oder Tirofiban sind Alternativoptionen für alle sehr gefährdeten Patienten. Eptifibatid wird nach Diagnosestellung so schnell wie möglich als Bolus (18 mg/kg) über 1–2 min, dann kontinuierlich (2 mg/kg) bis zu 72 h lang gegeben. Tirofiban dosiert man in der ersten halben Stunde höher, dann folgt eine niedrigere Gabe für bis zu 1 Tag nach Herzkatheter. Auch Abciximab wird erst als Bolus, gefolgt von kontinuierlicher Infusion, verabreicht. GP-IIb/IIIa-Antagonisten erhöhen das Blutungsrisiko.

> ▶ Akutmaßnahmen bei instabiler Angina pectoris: Sauerstoff, Glyceroltrinitrat, β-Blocker, ASS, Heparin, Clopidogrel, evtl. Morphin.
> ▶ Sekundärprävention: ASS, Lipidsenker, β-Blocker, evtl. Clopidogrel.

Myokardinfarkt

Ziel der Infarkttherapie ist die möglichst schnelle Wiederherstellung der Durchblutung des Verschlussgebiets. Die Akuttherapie entspricht etwa dem Vorgehen bei instabiler Angina pectoris. Auch hier sind **ASS** und **Heparin** Standard, allerdings oft nicht ausreichend. Allgemein kann eine Koronararterie entweder pharmakologisch durch Thrombolyse oder mechanisch – angioplastisch – wiedereröffnet werden. Wählt man Fibrinolyse, verbessert die Gabe von Clopidogrel die Prognose. GP-IIb/IIIa-Antagonisten erhöhen hingegen signifikant das Blutungsrisiko. Nach einer angioplastischen Behandlung ist die Gabe von beiden Wirkstoffen sinnvoll.

Fibrinolytika

Ein für den Therapieerfolg entscheidender Faktor ist die zeitnahe Gabe. Innerhalb der ersten 2 h nach Symptombeginn ist die Aussicht auf Erfolg doppelt so groß wie bei einer Behandlung nach mehr als 6 h. Hier ist also Zeit Effektivität!

Streptokinase (Streptase®) ist ein Fibrinolytikum der ersten Generation. Es aktiviert frei zirkulierendes und an Fibrin gebundenes Plasminogen und führt so zu Thrombolyse. Nach 90 min sind im Mittel 60 % akut verschlossener Gefäße wieder durchgängig.

Alteplase (Actilyse®) ist ein rekombinanter Gewebe-Plasminogenaktivator (t-PA). Wie die physiologische Form bindet er mit hoher Affinität an neu gebildete Thromben. Substanzen der zweiten Generation aktivieren allgemein besonders an Fibrin gebundenes Plasminogen und fördern hier Thrombolyse.

Tenecteplase (Metalyse®) ist eine gentechnisch hergestellte Variante von t-PA, hat eine vergleichsweise höhere Fibrinspezifität und ist resistenter gegen Plasminogenaktivator-Inhibitor-1. Alteplase und Tenecteplase scheinen ähnlich effektiv.

Reteplase (Rapilysin®) ist ebenfalls eine gentechnische t-PA-Variante mit höherer Fibrinspezifität, längerer Halbwertszeit und ähnlicher Wirksamkeit verglichen mit t-PA.

Folgende Bedingungen sind Voraussetzungen für eine **Lysetherapie:**

▶ Klinik und EKG-Veränderungen dauern über 30 min.
▶ Es gibt keine Möglichkeit zur Angioplastie.
▶ Es besteht keine Kontraindikation.

Streptokinase kann als körperfremdes Protein nach wiederholter Gabe Antigenreaktionen hervorrufen. Patienten, die nach einer Streptokokkeninfektion oder früherer Behandlung bereits Antikörper besitzen, können eine allergische Reaktion und Fieber entwickeln. Da der Streptokinase-Plasminogen-Komplex sowohl fibringebundene als auch freie Plasminogenmoleküle aktiviert und so relativ unspezifisch antithrombotisch wirkt, kann es zu einer systemischen Fibrinolyse kommen. Trotz seiner hohen Affinität zu fibringebundenem Plasminogen kann auch Alteplase in therapeutischen Dosen zu systemischer Lyse oder Blutungen führen. Die Nebenwirkungen von Tenecteplase und Reteplase sind ähnlich. Streptokinase wird nach höherer Anfangsdosis als kontinuierliche Infusion gegeben. Alteplase wird ebenfalls intravenös verabreicht: nach einer hohen Anfangsdosis für 1 h in niedrigerer Infusionsrate für weitere 2 h. Tenecteplase kann dank seiner längeren Halbwertszeit nur einmalig als Bolus gegeben werden. Reteplase wird gewöhnlich als Doppelbolus mit 30 min Abstand verabreicht.

Primäre perkutane Therapie

Bei zeitnaher Behandlung haben Patienten mit primärer PTCA und eventueller Stentimplantation die beste Prognose. Ist diese Therapieoption möglich, sollte sie immer erste Wahl sein.

Sekundärprävention

Nach einem Myokardinfarkt muss ein Patient besonders gut betreut werden, um einen Reinfarkt zu vermeiden. Wichtig sind die Behandlung fortbestehender Ischämie und die Identifikation von Risikofaktoren.

Die wichtigsten Therapieempfehlungen sind:

1. **ASS** (75 – 325 mg/d) bei fehlender Kontraindikation, anderenfalls Clopidogrel
2. β-**Blocker**
3. **Blutfettsenkung** (Ziel LDL: < 100 mg/dl)
4. **ACE-Inhibitor** bei Patienten mit Herzinsuffizienz (Ejektionsfraktion < 40 %), Bluthochdruck oder Diabetes (S. 2)
5. ASS und **Clopidogrel** für einen Zeitraum nach PTCA

Eine gute Therapie für Postinfarktpatienten sollte **ABCDE** umfassen: **A**spirin, **A**CE-Inhibitoren, β-**B**locker und **B**lutdruckkontrolle, **C**holesterinsenkung, **D**iabeteskontrolle, **E**xercise (Bewegung).

Zusammenfassung

✻ Koronare Herzerkrankung ist die Manifestation von Atherosklerose in den Herzkranzarterien. Man unterscheidet akute und chronische Koronarsyndrome.

✻ Pharmakotherapie versucht das Missverhältnis zwischen Sauerstoffangebot und -bedarf zu verbessern.

✻ Neben der Kontrolle der Risikofaktoren stehen bei chronischer Erkrankung β-Blocker, Kalziumantagonisten, Nitrovasodilatatoren, Plättchenaggregationshemmer und Lipidsenker zur medikamentösen Therapie zur Verfügung.

✻ Bei akutem Koronarsyndrom sollte jeder Patient ohne Kontraindikation sofort mit Sauerstoff, Glyceroltrinitrat, β-Blocker, Aspirin, Heparin, Clopidogrel und evtl. Morphin behandelt werden.

✻ Eine gute Postinfarkttherapie umfasst ASS, β-Blocker, Kontrolle von Risikofaktoren und Bewegung.

Herzinsuffizienz I

Definition
Herzinsuffizienz ist die **Unfähigkeit** des Herzens, trotz ausreichenden venösen Blutangebots und Füllungsdrücken ein ausreichendes **Herzzeitvolumen** zu fördern, um die Perfusion lebenswichtiger Organe zu gewährleisten und den venösen Rückstrom wieder aufzunehmen.

Epidemiologie
Herzinsuffizienz hat in den letzten Jahren in Europa zugenommen. Die Prävalenz chronischer Formen liegt bei etwa 2% und steigt mit dem Alter auf bis zu 10% im 8. Lebensjahrzehnt. Die 5-Jahres-Mortalität beträgt 50%, ist in fortgeschrittenen Stadien allerdings höher. Männer sind häufiger betroffen.

Ätiologie und Pathophysiologie
Auch wenn verschiedene Ätiologien zu einer insuffizienten Herzfunktion führen können, sollte man im Kopf behalten, dass in westlichen Ländern 75% der Fälle auf **KHK** beruhen, gefolgt von **Kardiomyopathien** und **Bluthochdruck.** Außerdem ist es wichtig, neben der Ursache auch auslösende Faktoren, die möglicherweise eine sonst gut kompensierte Herzinsuffizienz entgleisen lassen, zu identifizieren. Um hier systematisch zu suchen, kann man sich am englischen Mnemonic FAILURE orientieren:

- **F**ehlende Medikamenteneinnahme
- **A**rrhythmie/**A**nämie
- **I**schämie/**I**nfarkt/**I**nfektion
- **L**ebensstil (falsche Ernährung)

- **U**ngewöhnlich hohe Herzaktivität (Hochregulation durch Schwangerschaft oder Hyperthyreose)
- **R**enale Insuffizienz (Flüssigkeitsüberladung)
- **E**mbolie/**E**ndokarditis

Um trotz chronischer Belastung eine möglichst adäquate Herzleistung aufrechtzuerhalten, kommt es zu verschiedenen Anpassungsmechanismen wie **Hypertrophie** oder **Remodeling** – darunter versteht man verschiedene Mechanismen, die der progredienten myokardialen Dysfunktion bei Herzinsuffizienz zugrunde liegen und sich als Änderung von Herzgröße, -form und -funktion manifestieren –, die beide im Zentrum eines Circulus vitiosus stehen (▮ Abb. 1). Außerdem versucht der Organismus bereits im frühen Stadium, durch hormonelle Gegenregulation der verminderten Herzleistung entgegenzuwirken, was die Symptomatik verschärft. Die in diesem Kontext stehende Sympathikusaktivität (gesteigerte Noradrenalinfreisetzung erhöht die Herzfrequenz und führt zu peripherer Vasokonstriktion) und die RAAS-Aktivierung (Angiotensin$_2$ fördert Gefäßverengung und Aldosteronfreisetzung aus der Nebenniere) sowie die Freisetzung von Vasopressin (ADH) sind Ansätze der Pharmakotherapie der Herzinsuffizienz.

Einteilung und Klinik
Nach der Klassifikation der New York Heart Association (NYHA) unterscheidet man vier Stufen der Herzinsuffizienz nach dem Symptom Atemnot (▮ Tab. 1). Herzinsuffizienz kann zu verschiedenen klinischen Symptomen führen. Zwei Haupt- oder ein Haupt- und zwei Nebenkriterien gelten nach der Framingham-Studie als diagnostisch. Auch wenn sie im Klinikalltag in dieser Konsequenz selten angewendet werden, sind sie doch eine ausgezeichnete Orientierung:

- **Hauptkriterien**
- Anfallsweise nächtliche Atemnot
- Erhöhter Venendruck und Halsvenenstauung
- Herzvergrößerung und dritter Herzton
- Feuchte Rasselgeräusche
- **Nebenkriterien**
- Knöchelödeme
- Pleuraerguss
- Erniedrigte Vitalkapazität
- Tachykardie
- Nächtlicher Husten
- Lebervergrößerung

Diagnostik
Am wichtigsten sind **Untersuchungsbefund** und **Klinik** des Patienten. Auch ein EKG und die Bestimmung des Brain natriuretic peptide (BNP) – ein in den Herzkammern synthetisiertes Hormon – können besonders bei unklarer Symptomatik oder als Schnelltest in der Notaufnahme hilfreich sein. Ebenso können Bildgebung wie eine Röntgenaufnahme des Thorax, Echokardiographie oder eine Katheteruntersuchung weiterführen.

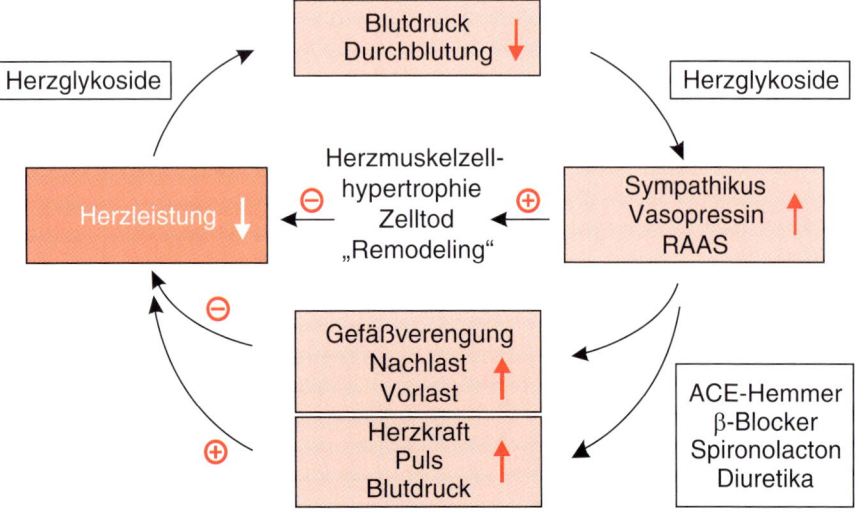

▮ Abb. 1: Circulus vitiosus und Therapieansätze bei verminderter kardialer Auswurfleistung. [1]

Stadium I	Keine Atemnot
Stadium II	Atemnot nur bei (mittel)schwerer Belastung
Stadium III	Atemnot bereits bei leichter Alltagsbelastung
Stadium IV	Atemnot in Ruhe

■ Tab. 1: NYHA-Klassifikation der Herzinsuffizienz.

> Normale BNP-Werte von < 100 pg/ml schließen bei unklarer Klinik eine Herzinsuffizienz aus.

Komplikationen

Zu den Komplikationen zählen Rhythmusstörungen – bis zu 80% der Patienten in den Stadien NYHA III und IV versterben an tachykarden Arrhythmien – Lungenödem, kardiogener Schock, Thrombosen oder Embolien.

Therapie

Die Therapie der Herzinsuffizienz sollte man nach Möglichkeit immer **kausal** und **symptomatisch** gestalten und dabei allgemeine sowie medikamentöse Optionen erwägen.
Ursächlich sollte z. B. vorgegangen werden bei:

▶ KHK durch Revaskularisation und Risikoreduktion
▶ Vitium durch operative Therapie
▶ Myokarditis
▶ Herzrhythmusstörungen

Allgemeinmaßnahmen

Zu den wichtigsten, essentiellen Allgemeinmaßnahmen zählen:

▶ Regelmäßiges körperliches Training bei kompensierter Herzinsuffizienz
▶ Kochsalzarme Ernährung mit < 2 g Na^+ pro Tag
▶ Begrenzte Flüssigkeitszufuhr, Gewichtskontrolle

Medikamentöse Therapie

Ziel der Pharmakotherapie bei **chronischer Herzinsuffizienz** ist es, den in ■ Abbildung 1 dargestellten Teufelskreis zu durchbrechen. Dabei verfolgt man folgende therapeutische Ansatzpunkte:

▶ Neurohumorale Blockade
▶ Vor- und Nachlastsenkung
▶ Entwässerung und Natriumausscheidung
▶ Steigerung der Kontraktionskraft

Um diese Ziele zu erreichen, sind die großen Säulen der medikamentösen Therapie der Herzinsuffizienz heute

▶ **ACE-Inhibitoren/Angiotensin$_1$-Rezeptor-Antagonisten**
▶ **β-Blocker**
▶ **Diuretika**

Positiv inotrope Substanzen spielen eine vergleichsweise untergeordnete Rolle.

ACE-Inhibitoren

ACE-Inhibitoren blockieren hormonelle Gegenregulationsmechanismen und durchbrechen so den Circulus vitiosus. Sie senken Vor- und Nachlast, verursachen aber – im Gegensatz zu anderen Vasodilatatoren – aufgrund der gleichzeitigen Hemmung der präsynaptischen Noradrenalinausschüttung keine Reflextachykardie. Außerdem führen sie zu einer Normalisierung der ADH- und Aldosteronsekretion (beide Hormone werden durch Angiotensin$_2$ getriggert), einer Hemmung lokaler autokriner RAAS-Wirkungen (Angiotensin$_2$ unterstützt Hypertrophie und Myokardfibrosierung) sowie zu einem positiv wirkenden Bradykininanstieg. Zu den Wirkstoffen zählen das kurz wirksame **Captopril** (Lopirin®) sowie **Ramipril** (Delix®) und **Enalapril** (Enadura®), die beide lang wirksam sind. Die Therapie mit ACE-Inhibitoren ist ohne bestehende Kontraindikation in allen Stadien der Herzinsuffizienz indiziert. Um initialer Hypotonie vorzubeugen, sollte man einschleichend dosieren, z. B. beginnend mit zweimal 6,25 mg Captopril, steigernd je nach Wirkung bis zu maximal dreimal 50 mg pro Tag. Zur Dauertherapie eignen sich lang wirksame Substanzen, etwa 5 – 20 mg täglich. Zu den Nebenwirkungen zählen **Husten** – ausgelöst durch erhöhtes Bradykinin, das physiologischerweise von ACE abgebaut wird –, Angioödem oder erhöhte Kaliumwerte.

> ACE-Inhibitoren sind bei chronischer Herzinsuffizienz anderen Vasodilatatoren deutlich überlegen. Sie führen zu einer signifikanten Mortalitätsreduktion zwischen 16% (NYHA II und III) und 40% (NYHA IV).

Angiotensin$_1$-Rezeptor-Antagonisten

AT$_1$-Rezeptor-Antagonisten sind ACE-Inhibitoren im Wirkungsprofil sehr ähnlich – aufgrund der zentralen Stellung des Angiotensin$_1$-Rezeptors in der Angiotensin$_2$-Wirkung nicht überraschend – und pharmakologisch in etwa gleichwertig. Zu den Wirkstoffen zählen **Losartan** (Lorzaar®) und **Valsartan** (Diovan®). AT$_1$-Rezeptor-Antagonisten sind erste Wahl bei ACE-Inhibitor-Unverträglichkeit. Auch hier sollte die Dosis langsam gesteigert werden, z. B. von einmal 12,5 mg auf maximal 160 mg Losartan pro Tag. Im Gegensatz zu ACE-Inhibitoren verursachen AT$_1$-Rezeptor-Antagonisten keinen Husten, da hier ja Bradykinin nach wie vor ungehindert von ACE abgebaut wird.

> Prüfungsklassiker: Patient mit ACE-Inhibitor entwickelt Husten – was tun? Umstellung auf AT$_1$-Rezeptor-Antagonist.

Herzinsuffizienz II

β-Blocker

Es werden verschiedene Wirkungsmechanismen der β-Blocker diskutiert, die positive Effekte zu haben scheinen. Dazu zählen Hemmung der Katecholamintoxizität (→ verzögerter Untergang der Herzmuskulatur), Unterbindung ventrikulärer Arrhythmien (→ Verminderung des plötzlichen Herztods) und Frequenzsenkung (→ geringerer Energieverbrauch) sowie eine Erholung der kontraktilen Funktion. Mit einem therapeutischen Effekt ist nach etwa 3 Monaten zu rechnen. Wirkstoffe sind **Carvedilol** (Dilatrend®) oder **Metoprololsuccinat** (Beloc-Zok®). Da β-Blocker die Auswurfleistung verbessern und die Mortalität senken (35% in den Stadien NYHA II–IV), sind sie in allen Stadien chronischer Herzinsuffizienz indiziert. Akut verschlechtern β-Blocker die kardiale Auswurfleistung und müssen deshalb sehr vorsichtig einschleichend dosiert werden – es besteht Dekompensationsgefahr! Anfangs sind zweimal täglich 3,125 mg Carvedilol adäquat, steigend auf zweimal 25 bzw. zweimal 50 mg bei Patienten über 85 kg. Als Regel kann man behalten, dass die Therapie mit etwa $1/10$ der Zieldosis begonnen werden sollte. Zu den unerwünschten Wirkungen zählen Bradykardie, Bronchokonstriktion, Störung des Glukosestoffwechsels sowie Müdigkeit – Vorsicht bei der Behandlung von Asthmatikern und Diabetikern!

> Nur für ACE-Inhibitoren und β-Blocker ist in mehreren randomisierten, kontrollierten klinischen Studien eine Mortalitätsreduktion bei Herzinsuffizienz belegt.

Diuretika

Diuretika führen durch Reduktion des Blutvolumens zu einer Besserung der Stauungssymptomatik. Spironolacton scheint neben seiner diuretischen K$^+$-sparenden Wirkung auch positiv in das kardiale Remodeling – wohl durch Hemmung fibrosefördernder Mechanismen – einzugreifen und bei fortgeschrittener Herzinsuffizienz die Mortalität zu senken (35% in NYHA III und IV). **Hydrochlorothiazid** (Esidrix®) und **Xipamid** (Aquaphor®) gehören zur Gruppe der **Thiazide, Furosemid** (Lasix®) und **Torasemid** (Unat®) zu den Schleifendiuretika. **Amilorid** (Arumil®) und **Triamteren** (Jatropur®) sind K$^+$-sparende Diuretika, **Spironolacton** (Aldactone®) und **Eplerenon** (Inspra®) Aldosteronantagonisten. Die Indikation ist bei leichter Erkrankung symptomatisch. Bei guter Nierenfunktion und frühem Stadium sind Thiazide erste Wahl, etwa einmal 10–50 mg pro Tag. Ab einer GFR von < 30 ml/min oder bei Kreatinin von > 2 mg/dl sind Schleifendiuretika indiziert. Bei der Gabe eines K$^+$-sparenden Diuretikums sollte man in frühen Stadien Amilorid oder Triamteren aufgrund geringerer Nebenwirkungen bevorzugen, Spironolacton hingegen bei NYHA III und IV wegen seiner nachgewiesenen Prognoseverbesserung in dieser Patientengruppe.

> Auch Aldosteronantagonisten scheinen bei fortgeschrittener Erkrankung zu einer Mortalitätsreduktion zu führen: 30% in den Stadien NYHA III und IV.

Die Dosierung erfolgt nach Symptomatik. Wegen möglicher reflektorischer Aktivierung des RAAS sollte man anfangs vorsichtig sein. Schleifendiuretika müssen wegen ihrer kurzen Wirkdauer mehrmals täglich verabreicht werden. Die Prognoseverbesserung unter Spironolactontherapie ist für maximal 25 mg pro Tag belegt. Die Gefahr der Hypokaliämie bei Gabe von Thiazid- oder Schleifendiuretika muss beachtet werden. Die parallele Gabe von ACE-Inhibitoren oder Angiotensin$_2$-Rezeptor-Antagonisten wirkt kompensierend, ebenso wie Aldosteronantagonisten. Diese Dreierkombination kann allerdings am anderen Ende zu gefährlicher Hyperkaliämie führen. Spironolacton (nicht Eplerenon) führt in etwa 10% der männlichen Patienten zu Gynäkomastie.

> Bei Patienten mit Herzinsuffizienz und Aldosteronantagonist sollte wöchentlich eine Kaliumkontrolle erfolgen.

Positiv inotrope Substanzen – Digitoxin und Digoxin

Mit Ausnahme der Herzglykoside werden diese Wirkstoffe nur bei akuten Formen der Herzinsuffizienz eingesetzt. Aus dieser Substanzklasse werden heute wiederum beinahe ausschließlich Digitoxin und Digoxin verwendet. Sie wirken über die Hemmung der Na$^+$-K$^+$-ATPase positiv inotrop. Dadurch kommt es zu Frequenzabnahme, Verlängerung der AV-Überleitungszeit sowie einer Verkürzung der absoluten Refraktärzeit. Durch Steigerung der Schlagarbeit und ein größeres Minutenvolumen führen Herzglykoside bei Herzinsuffizienz zu einer symptomatischen Verbesserung, allerdings zu keiner Mortalitätsreduktion. Aufgrund ihrer hohen Toxizität (s. u.) würden Herzglykoside heute wohl keinen Zulassungsprozess mehr überstehen. Auch wenn der Herzglykosidenthusiasmus in den letzten Jahren deutlich nachgelassen hat, können **Digitoxin** (Digimerck®) oder **Digoxin** (Lanicor®) in bestimmten Situationen und unter sorgfältiger Überwachung nach wie vor Berechtigung haben. So kann Digitalis ab NYHA II sowie bei Tachyarrhythmie und Vorhofflimmern indiziert sein. Die Digitalisierung wird z. B. mit 0,5 mg pro Tag begonnen. Der optimale Serumglykosidspiegel liegt bei 0,5–0,8/10–25 ng/ml für Digoxin/Digitoxin. Retrospektive Analysen zeigen, dass ein niedriger Digoxinspiegel einen Überlebensvorteil bietet, während eine Konzentration über 1,2 ng/ml mit signifikanter Übersterblichkeit assoziiert ist. Herzglykoside haben also eine sehr geringe therapeutische Breite. Umso entscheidender ist es, mögliche Wechselwirkungen und Interaktionen zu bedenken. Sehr wichtig ist die Überwachung der Elektrolytwerte, denn:

▸ Hypokaliämie führt zu einem Anstieg der Digitalis-Rezeptorbindung,
▸ bei Hyperkaliämie sinkt diese und
▸ bei Magnesiummangel oder Hyperkalziämie, z. B. bei Niereninsuffizienz, besteht Autonomiegefahr.

In allen Fällen muss die Dosis angepasst werden.

Vergiftungen führen in über 90% zu Rhythmusstörungen. Außerdem kann es zu schweren gastrointestinalen Nebenwirkungen und neurotoxischen Reaktionen kommen. Zur Prävention unerwünschter Wirkungen sollte man bei der Substanzwahl die pharmakokinetischen Eigenschaften von Digoxin versus Digitoxin beachten (▌ Tab. 2).

Differentialtherapie der Herzinsuffizienz

▌ Tabelle 3 fasst die pharmakotherapeutischen Empfehlungen der Deutschen Gesellschaft für Kardiologie bei chronischer Herzinsuffizienz zusammen.

Therapie akuter Herzinsuffizienz

Abschließend wird kurz das Vorgehen in akuten Situationen besprochen, in denen Symptome und Herzversagen innerhalb von Minuten bis Stunden auftreten. Die kausale Therapie sollte hier an erster Stelle stehen.
Sofortmaßnahmen, um ein lebensbedrohliches Lungenödem zu unterbinden, sind:

▶ Oberkörperhochlagerung
▶ Sauerstoffzufuhr (Nasensonde)
▶ Glyceroltrinitratgabe sublingual, dann kontinuierliche Infusion (↓ Vorlast)
▶ Schleifendiuretikumapplikation als Bolus intravenös
▶ Nitroprussidnatriumverabreichung (↓ Nachlast)

Außerdem sollte ein Defibrillator einsatzbereit sein.
Während akut positiv inotrop wirkende Substanzen wie Katecholamine oder Phosphodiesterasehemmstoffe bei plötzlicher Dekompensation hilfreich sein können, sind sie bei chronischer Herzinsuffizienz absolut kontraindiziert.

Pharmakokinetik	Digoxin	Digitoxin
Plasmahalbwertszeit (h)	33 – 36	144 – 192
Tägliche orale Erhaltdosis (mg)	0,15 – 0,3	0,07 – 0,1
Therapeutische Plasmakonzentration (ng/ml)	0,5 – 0,8	10 – 20
Elimination	Renal	Hepatisch

▌ Tab. 2: Pharmakokinetik der Herzglykoside Digoxin und Digitoxin.

	NYHA I	NYHA II	NYHA III	NYHA IV
ACE-Inhibitor	+	+	+	+
AT$_1$-Blocker	–	Bei ACE-Inhibitor-Unverträglichkeit	Bei ACE-Inhibitor-Unverträglichkeit	Bei ACE-Inhibitor-Unverträglichkeit
β-Blocker	Nach MI bei Hypertonie	+	+	+
Diuretikum	Bei Hypertonie	Bei Flüssigkeitsretention	+	+
Aldosteronantagonist	–	Bei persistierender Hypokaliämie	+	+
Glykosid	Bei tachykardem Vorhofflimmern	Bei tachykardem Vorhofflimmern	+	+

▌ Tab. 3: Therapieempfehlungen bei chronischer Herzinsuffizienz.

Zusammenfassung

✖ Herzinsuffizienz ist eine dem peripheren Sauerstoffbedarf nicht adäquate Auswurfleistung, die zu einer Mangelversorgung führt.

✖ Oft ist KHK die zugrunde liegende Ursache. Kompensierte Zustände können durch verschiedene Faktoren entgleisen („FAILURE").

✖ Um eine adäquate Herzleistung aufrechtzuerhalten, kommt es zu verschiedenen Adaptationsmechanismen, die die Symptomatik verschärfen (Circulus vitiosus der Herzinsuffizienz).

✖ Die NYHA unterscheidet vier klinische Stadien der Herzinsuffizienz.

✖ Neben der pharmakologischen Therapie, deren Ziel die Durchbrechung des krankheitsfördernden Teufelskreises ist, sollten auch Allgemeinmaßnahmen beachtet und immer kausal und symptomatisch behandelt werden.

✖ Die großen Säulen der medikamentösen Therapie der Herzinsuffizienz sind heute ACE-Inhibitoren/Angiotensin$_1$-Rezeptor-Antagonisten, β-Blocker, Diuretika sowie in bestimmten Situationen positiv inotrope Substanzen.

✖ Alle Patienten sollten aufgrund der nachgewiesenen Mortalitätsreduktion mit einem ACE-Inhibitor (AT$_1$-Rezeptor-Antagonist bei ACE-Inhibitor-Unverträglichkeit) und spätestens ab NYHA-Stadium II mit einem β-Blocker behandelt werden. Auch niedrige Dosen Spironolacton scheinen bei fortgeschrittener Erkrankung die Sterblichkeit zu senken.

✖ Herzglykoside können ab NYHA II sowie bei Tachyarrhythmie und Vorhofflimmern indiziert sein und müssen aufgrund der sehr engen therapeutischen Breite sorgfältig überwacht werden.

✖ Bei akuter Herzinsuffizienz sind Sofortmaßnahmen zur Vermeidung eines lebensbedrohlichen Lungenödems entscheidend.

Herzrhythmusstörungen I

Definition und Epidemiologie

Arrhythmien (von griech. unregelmäßig) sind **Störungen** der **Erregungsbildung**, der **Fortleitung** oder eine Kombination aus beiden. Sie treten bei Gesunden und Herzkranken auf. Rhythmusstörungen kommen häufig vor und sind oft Todesursache in westlichen Ländern.

Pathophysiologie

Myokardiale (KHK, MI), **hämodynamische** (Volumen- oder Druckbelastung) sowie **extrakardiale Ursachen** (psychovegetative Faktoren, Elektrolytstörungen, Hypoxie, Medikamente – paradoxerweise sogar Arzneimittel zur Therapie von Arrhythmien – oder Genussmittel) können zu Rhythmusstörungen führen. Alle diese Situationen induzieren Impulsentstehung durch falsche Impulsweiterleitung und/oder Autonomie. Bei Letzterer unterscheidet man überschießende Aktivität von Gewebe, das physiologischerweise impulsgebend ist, von eigentlich nicht autonomem Gewebe. Die beiden Mechanismen sind hier entweder ein Block auf dem Weg der Erregung – am häufigsten im AV-Knoten – oder ein sog. Reentry (engl. Wiedereintritt). Modellhaft stellt man sich im zweiten Fall eine kreisende Erregung vor (❚ Abb. 1).

Einteilung und Klinik

Arrhythmien lassen sich einteilen nach:

❚ **Frequenz**
- **Bradykarde** Rhythmusstörungen (Sinusbradykardie, SA- oder AV-Block)
- **Tachykarde** Rhythmusstörungen (Extrasystolen, Vorhof- bzw. Kammertachykardie/-flimmern)

❚ **Anatomischem Ursprung**
- **Supraventrikuläre** Störungen (Entstehung im Sinusknoten, Vorhof oder AV-Knoten)
- **Ventrikuläre** Störungen (Ursprung in der Herzkammer)

Klinisch bleiben Rhythmusstörungen oft unbemerkt, manche Patienten klagen über Herzklopfen oder -stolpern. Außerdem kann es bei vermindertem HZV zu Symptomen wie Schwindel, Synkopen oder Verschlechterung einer bestehenden Herzinsuffizienz kommen. Die Lösung kardialer Thromben führt zu arteriellen Embolien. So variieren Rhythmusstörungen in ihrer Bedeutung von relativ harmlosen Formen (manche supraventrikuläre) bis zu lebensbedrohlichen Formen (etwa Asystolie oder schnelle ventrikuläre Arrhythmie).

Diagnostik

Die wichtigsten diagnostischen Schritte sind **Anamnese, klinische Untersuchung** und **EKG.** Auch wenn Rhythmusstörungen nicht immer Krankheitswert haben, sollte man in folgenden Situationen therapieren:

❚ Objektive Symptome infolge gestörter Hämodynamik
❚ Potentiell maligne Herzrhythmusstörung
❚ Embolisches Ereignis

Therapie

Die Therapie von Rhythmusstörungen hat verschiedene Zielsetzungen, die sich teilweise aus der Behandlungsindikation ergeben:

❚ Frequenzkontrolle
❚ Wiederherstellung eines normalen Rhythmus
❚ Verhinderung eines Rückfalls
❚ Verbesserung hämodynamischer Arrhythmiefolge
❚ Risikoreduktion für das Fortschreiten in schwerere Rhythmusstörung

Wichtigste Maßnahme in der Therapie von Rhythmusstörung ist die **kausale**

Behandlung. Als grobe therapeutische Richtung gilt:

❚ Bradykarde Störungen werden längerfristig meist nicht medikamentös, sondern z. B. durch Schrittmacherimplantation behandelt; Muscarinrezeptor-Antagonisten und β-Adrenozeptor-Agonisten dienen aber oft als medikamentöse Soforthilfe.
❚ Für **tachykarde Arrythmien** gibt es eine Reihe **pharmakologischer Optionen**.

Antiarrhythmika im engeren Sinne

Nach Vaughan Williams werden diese Substanzen nach Wirkungsmechanismus in vier Klassen unterteilt (❚ Tab. 1). Die Prüfungsklassiker der Nebenwirkungen der Antiarrhythmika sind:

❚ **Chinidin:** Hypotonie, Übelkeit (>10%), Fieber, Synkopen
❚ **Lidocain:** Benommenheit, Schwindel, Krämpfe (ZNS-gängig)
❚ **Propranolol:** Bradykardie, Depression, Müdigkeit
❚ **Amiodaron:** Lungenfibrose (1–5%), Störungen des Schilddrüsenstoffwechsels (meist Hyperthyreose), Leberschädigung, Hornhautablagerungen, Hautpigmentierung
❚ **Verapamil:** Bradykardie, Übelkeit und Erbrechen, Obstipation

> Vor und unter Amiodarontherapie sollten Lungen-, Leber- und Schilddrüsenfunktion überprüft werden.

Klasse und Beispielwirkstoffe	Wirkungsmechanismus	Indikation
I. Natriumkanalblocker **A** Chinidin, Ajmalin, Disopyramid **B** Lidocain, Phenytoin **C** Propafenon, Flecainid	Hemmung des raschen Na$^+$-Einstroms ↑ Aktionspotentialdauer ↓ Aktionspotentialdauer ↔ Aktionspotentialdauer	Akute ventrikuläre Arrhythmien, IA und IC auch bei Vorhofflimmern
II. β-Rezeptoren-Blocker Metoprolol	Reduzierung von Sinusknotenautonomie, Sympathikolyse	Supraventrikuläre Tachyarrhythmien, Z. n. Herzinfarkt
III. Kaliumkanalblocker Amiodaron, Sotalol	Repolarisationshemmung ↑ Aktionspotential und Refraktärzeit	Ventrikuläre Arrhythmien, Vorhofflimmern
IV. Kalziumantagonisten Verapamil, Diltiazem	Hemmung des langsamen Ca^{2+}-Einstroms	Supraventrikuläre Tachyarrhythmien

❚ Tab. 1: Einteilung klassischer Antiarrhythmika nach Vaughan Williams.

Antiarrhythmika im weiteren Sinne

Zu dieser Gruppe zählen drei Substanzklassen:

▶ **Digitalis**
▶ **Parasympatholytika**
▶ **Sympathomimetika**

Digitalis

Digitalis wird zur Therapie von **Tachyarrhythmien** bei Vorhofflimmern, Vorhofflattern und bei Herzinsuffizienz verwendet (S. 26–29).

> Herzrhythmusstörungen können auch durch Digitalisunverträglichkeit oder -überdosierung ausgelöst werden!

Parasympatholytika

Parasympathikolyse wirkt positiv chronotrop. **Atropin** (Atropinsulfat®) wird zur Behandlung bedrohlicher **Bradykardien** eingesetzt. Man gibt 0,5–1 mg i. v. Zu den Nebenwirkungen zählen Mundtrockenheit, Akkommodationsstörungen oder Erhöhung des intraokulären Drucks – Engwinkelglaukom ist eine relative Kontraindikation.

Sympathomimetika

β-Sympathomimetika wirken positiv chrono- und inotrop. **Orciprenalin** (Alupent®) kann bei Kontraindikation oder unzureichender Wirkung von Parasympatholytika kurzzeitig zur Therapie schwerer **Bradykardien** eingesetzt werden. Man gibt 0,25 mg i. v. langsam über 5 min. Es besteht die Gefahr ventrikulärer Extrasystolen mit dem Risiko von Kammertachykardie oder -flimmern.

Differentialtherapie

Supraventrikuläre Tachykardien

Die häufigste Ursache supraventrikulärer Tachykardien ist eine kreisende Erregung im **AV-Bereich** (▮ Abb. 1). Klinisch empfinden Patienten oft Atemnot, Brustschmerz, Herzrasen und -stolpern, Angst oder Müdigkeit.

Sinustachykardie

Definitionsgemäß spricht man von einer Sinustachykardie bei **mehr als 100 Herzschlägen/min.** Wenn möglich sollten auslösende Stressoren wie Schmerz, Fieber oder Anämie behandelt werden. Symptomatisch werden **β₁-selektive Blocker** wie **Metoprolol** (Beloc®) oder **Bisoprolol** (Concor®) eingesetzt. β-Blocker wirken durch die Antagonisierung endogener Katecholamine antiarrhythmisch.
Übliche Dosierungen sind ein- bis zweimal 50–100 mg Metoprolol oder 5–10 mg Bisoprolol pro Tag.

Vorhofflattern

Von Vorhofflattern spricht man bei einer **Vorhoffrequenz von 250–350/min** und einem **teilweisen AV-Block,** d. h., nicht jeder Impuls wird vom Vorhof zur Kammer weitergeleitet. Vorhofflattern tritt am häufigsten bei struktureller Herz-

erkrankung auf. Die Therapie sollte sich an Symptomatik und bestehenden Risikofaktoren orientieren. Am wirkungsvollsten ist Kardioversion. Eine adäquate Behandlung kann die Wiederherstellung des Sinusrhythmus (SR), Rhythmuserhalt, Frequenzkontrolle und die Prävention systemischer Embolien umfassen.

Um den **SR wiederherzustellen**, kann man Kardioversion oder Pharmaka einsetzen – typischerweise Antiarrythmika der Klasse IA, IC oder III und nur bei hämodynamisch stabilen Patienten. Bei Kreislaufstabilität ist häufig Überwachung bis zur spontanen Rückkehr in den SR ausreichend. Trotz geringerem Embolierisiko gelten vor Kardioversion die gleichen Vorsichtsmaßnahmen, die im Zusammenhang mit Vorhofflimmern besprochen werden (S. 32).

Zum **Rhythmuserhalt** wird bei Patienten ohne korrigierbare Ursache immer häufiger Radiofrequenzablation eingesetzt.

Zur **Frequenzkontrolle** werden meist ein β-Blocker oder **Kalziumantagonist**, seltener ein Herzglykosid verwendet: Bei dekompensierter Herzinsuffizienz sind β-Blocker kontraindiziert. Ca²⁺-Kanal-Blockade hat negativ chronotrope (frequenzsenkende), negativ dromotrope (die Erregungsüberleitung dämpfende) und negativ inotrope (die Herzschlagstärke vermindernde) Wirkung (S. 18–21). Eingesetzt werden hier **Verapamil** (Veramex®; 5 mg langsam i. v., dann 5–10 mg/h, maximal 100 mg/d) oder **Dilitazem** (Dilzem®; etwa dreimal 60–90 mg/d oral). **Glykoside** haben im Vergleich zu Kalziumantagonisten ein geringeres Hypotonierisiko, allerdings auch eine langsamere Wirkung bei ebenfalls negativ chrono- und dromotropem sowie positiv inotropem Effekt. Eingesetzt werden **Digoxin** (Digacin®, initial dreimal 0,4 mg/24 h i. v.), oder **Digitoxin** (Digimerck®, dreimal 0,1 mg/d).

Patienten mit anhaltendem Vorhofflattern oder anderen Embolierisikofaktoren wie rheumatischer Herzerkrankung oder abgelaufenen Embolien sollten **emboliprophylaktisch** behandelt werden. Hier stehen **Vitamin-K-Antagonisten** und **Cyclooxygenasehemmer** zur Verfügung (S. 32).

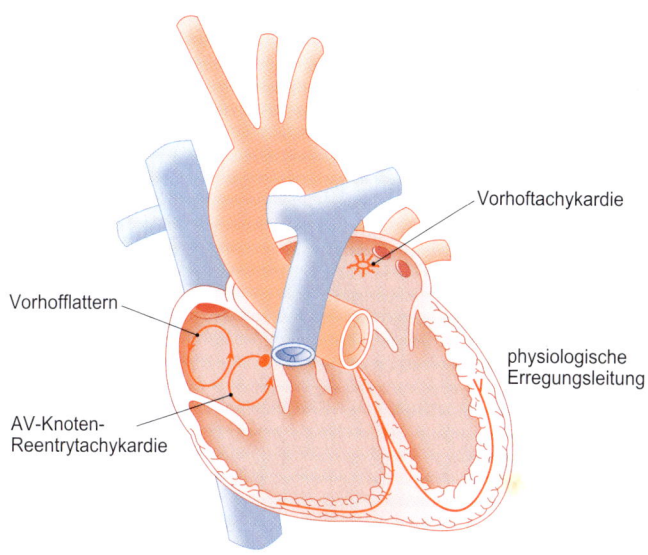

▮ Abb. 1: Supraventrikuläre Arrhythmien.

Herzrhythmusstörungen II

Vorhofflimmern

Bei Vorhofflimmern sind Vorhofimpulse asynchron zur Kammererregung. Die Häufigkeit dieser Rhythmusstörung steigt mit dem Alter. Wie beim Vorhofflattern umfasst die Therapie auch hier folgende Schritte: Rhythmisierung, Frequenzüberwachung, längerfristige Rhythmus- und/oder Frequenzkontrolle und Embolieprophylaxe. Bei akutem Einsetzen sollte nach einem auslösenden Faktor gesucht werden, um möglicherweise kausal behandeln zu können.

Aufgrund der häufig erlebten Symptomatik verbessert die **Wiederherstellung des Sinusrhythmus** die Lebensqualität. Auch hier sind Kardioversion oder pharmakologische Rhythmuskontrolle mögliche Verfahren. Die Kardioversion ist bei klinisch stark beeinträchtigten Patienten erste Wahl. Die pharmakologische Rhythmuskontrolle hingegen ist weniger erfolgversprechend.

Eingesetzt werden können Antiarrhythmika der Klasse IC wie **Propafenon** (Normorytmin®, 0,5–1 mg/kg in 5 min i. v.) oder **Flecainid** (Tambocor®, zweimal 100–200 mg p. o. oder 1 mg/kg langsam i. v.). Beide Wirkstoffe sind mit einem erhöhten Risiko für lebensbedrohliche Arrhythmien verbunden und bei KHK und Herzinsuffizienz kontraindiziert!

> Vor der Gabe von Flecainid muss immer ein β-Blocker gegeben werden, um einer überschießenden Kammererregung vorzubeugen.

Bei Gabe eines Antiarrhythmikums der Klasse III verzögert die Blockade von K^+-Kanälen den repolarisierenden Kaliumausstrom, was zu einer Verlängerung von Aktionspotential und absoluter Refraktärzeit führt. Die verlängerte Unerregbarkeit wiederum kann sowohl kreisende Erregungen als auch Autonomie beenden. **Sotalol** (Darob®) wird in einer Dosis von einmal 20 mg i. v. gegeben.

Frequenzkontrolle ist bei klinisch weniger akuten Patienten der erste Therapieschritt, erst dann sollte – evtl. nach Thromboembolieprophylaxe – Kardioversion erwogen werden. Glykoside werden vor allem bei Patienten mit Herzinsuffizienz verwendet. Frequenzkontrollierend wirken:

▶ $β_1$-selektive Blocker (s. S. 31, Sinustachykardie)
▶ Kalziumantagonisten (s. S. 31, Vorhofflattern)
▶ Digitalisglykoside (s. S. 31, Vorhofflattern)

> Während bei Patienten mit starken Symptomen Rhythmuskontrolle durch Kardioversion der erste Schritt sein sollte, ist in anderen Fällen Frequenzsenkung vorrangig!

Zur **Embolieprophylaxe** muss vor einer Kardioversion sichergestellt sein, dass ein Patient einen INR von mindestens 1,8 in den letzten 3 Wochen hatte oder seit weniger als 48 h Vorhofflimmern zeigt oder Thromben durch transösophageale Echokardiographie ausgeschlossen sind. Im Anschluss sollte für mindestens vier Wochen antikoaguliert werden (Ziel: INR

2–3). Der Vitamin-K-Antagonist **Phenprocoumon** (Marcumar®) ist erste Wahl (etwa 12-9-6 mg an Tag 1-2-3), es sei denn, es besteht ein niedriges Embolierisiko oder eine Kontraindikation. Alternativ wird ASS (Aspirin®) eingesetzt (100–300 mg pro Tag).

Studien zur Rezidivprophylaxe, die **Rhythmus-** und **Frequenzkontrolle** vergleichen, weisen darauf hin, dass Patienten stärker von einer Frequenzkontrolle profitieren. Ausnahmen sind persistierende Symptome, die Nichterreichbarkeit einer angemessenen Frequenz oder der Patientenwunsch. Nach Kardioversion ist medikamentöser Rhythmuserhalt also nicht unbedingt empfehlenswert.

Zur **Frequenzkontrolle** werden $β_1$-**selektive Blocker** (s. S. 31, Sinustachykardie) eingesetzt, **Rhythmuskontrolle** erfolgt bei KHK mit einem Antiarrhythmikum der Klasse III. **Sotalol** (Darob®) ist bei Herzinsuffizienz geeignet (ein- bis zweimal 80–160 mg p. o.). **Amiodaron** (Cordarex®) scheint nach MI die kardiale Mortalität zu reduzieren (fünfmal 200 mg/d an Tag 1–10, dann einmal 200 mg/d). Auch Antiarrhythmika der Klasse IC wie **Propafenon** (Normorytmin®) oder **Flecainid** (Tambocor®) werden eingesetzt – KHK ist wiederum eine Kontraindikation.

Ventrikuläre Tachykardie

> Ventrikuläre Tachykardie ist eine lebensbedrohliche Rhythmusstörung – es muss unverzüglich gehandelt werden!

Kammerflimmern

Kammerflimmern tritt oft bei Patienten mit KHK auf, ist meist letal – das Herz kann bei dieser Rhythmusstörung kein Blut pumpen – und ist die häufigste Todesursache bei Patienten mit akutem MI. Vor dem Behandlungsbeginn mit antiarrhythmischen Arzneimitteln müssen potenzierende Faktoren wie metabolische Störungen korrigiert werden. Manchmal ist dieser Schritt bereits ausreichend. Ziele einer Therapie sind auch hier die Beendigung der akuten Arrhythmie und Prävention eines Rückfalls.

Zur **Akuttherapie** wird **Lidocain** (Xylocain®, initial 50–100 mg i. v., dann 1 g über einen Perfusor) oder **Ajmalin** (Tachmalin®, 25 mg langsam i. v., dann 250 mg über Perfusor) eingesetzt.

Prophylaktisch eignet sich ein Antiarrhythmikum der Klasse III wie **Amiodaron** (Cordarex®, fünfmal 200 mg/d an Tag 1–10, dann einmal 200 mg/d) oder **Sotalol** (Darob®, ein- bis zweimal 80–160 mg täglich oral). Auch $β_1$-**selektiver Blocker** – evtl. in Kombination mit Amiodaron – wie **Metoprolol** (Beloc®, ein- bis zweimal 50–100 mg/d) und gegebenenfalls ein implantierbarer Defibrillator werden eingesetzt.

Klinische Hinweise – Tachykarde Rhythmusstörungen

Um trotz vieler Wirkstoffe und Zahlen nicht aus den Augen zu verlieren, wer von diesem Wissen profitieren kann, gibt ▪ Tabelle 2 einen Überblick über klinische Schlüssel.

Bradykarde Rhythmusstörungen

Bei bradykarden Rhythmusstörungen ist meist (langfristig) ein **Herzschrittmacher** Therapie der Wahl. Medikamentöse Optionen etwa als Sofortmaßnahme sind z. B. das Parasympatholytikum Atropin oder das β-Sympathomimetikum Orciprenalin.

Sinusbradykardie

Von Sinusbradykardie spricht man, wenn die Impulsfrequenz des Sinusknotens **weniger als 60/min** beträgt. Parasympatholytika wie **Atropin** oder **Ipratropium,** das vorteilhafterweise nicht ZNS-gängig ist, können therapeutisch eingesetzt werden. Sympathomimetika wirken ebenfalls positiv chronotrop, können allerdings Extrasystolen hervorrufen.

Prophylaxe von Rhythmusstörungen

Aufgrund hoher Toxizität vieler der vorgestellten Antiarrhythmika hat Prophylaxe höchsten Stellenwert. Dazu gehören:

- Verschreibung eines β-Blockers nach MI (Sekundärprophylaxe)
- Therapie einer bestehenden Linksherzinsuffizienz mit β-Blocker und ACE-Inhibitor
- Regelmäßige Elektrolytkontrollen
- Antianginöse Therapie

Langzeittherapie mit Antiarrhythmika – mit Ausnahme der β-Blocker – reduziert nicht die Mortalität.

Tachyarrhythmietyp	Typisches Manifestationsalter	Kardiale Ursache	Klinische Präsentation
Sinustachykardie	10–30 Jahre	Keine	Zunehmendes Herzrasen
Vorhofflattern/-flimmern	≥ 60 Jahre	Herzerkrankung häufig (Hochdruck, Ischämie, Klappenerkrankung)	Heterogen
Kammertachykardie	≥ 50 Jahre	KHK	Abruptes Herzrasen, Synkope, plötzlicher Herztod

Tab. 2: Differentialdiagnose tachykarder Rhythmusstörungen.

Zusammenfassung

- Arrhythmien sind Störungen der Erregungsbildung und/oder -fortleitung, verursacht durch myokardiale, hämodynamische oder extrakardiale Ursachen.
- Rhythmusstörungen lassen sich nach Frequenz und anatomischem Ursprung einteilen. Sie variieren stark in klinischer Präsentation und Bedeutung.
- Behandlungsindikation besteht bei objektiven Symptomen infolge gestörter Hämodynamik oder bei potentiell malignen Herzrhythmusstörungen.
- Zur Therapie stehen die klassischen Antiarrhythmika, die in vier Gruppen eingeteilt werden und schwere Nebenwirkungen haben, sowie weitere Arzneistoffe und Modalitäten wie Kardioversion zu Verfügung. Immer sollte – wenn möglich – kausal vorgegangen werden.
- Bei Sinustachykardie sollte so der auslösende Stressor behandelt werden. β-Blocker wirken hier symptomatisch.
- Bei Vorhofflattern ist Kardioversion am wirkungsvollsten. Eine adäquate Behandlung kann neben Wiederherstellung des Sinusrhythmus Rhythmuserhalt, Frequenzkontrolle und die Prävention systemischer Embolien umfassen.
- Während bei Vorhofflimmern bei Patienten mit starken Symptomen Kardioversion der erste Schritt sein sollte, ist in anderen Fällen Frequenzsenkung primäres Therapieziel.
- Auch bei Kammerflimmern therapiert man akut und prophylaktisch. Besonders gefährdet sind Patienten mit KHK.
- Da Antiarrhythmika sehr toxisch sind, hat Prophylaxe höchsten Stellenwert. β-Blocker, für die hier als einzige Substanzgruppe eine Mortalitätsreduktion belegt ist, evtl. ACE-Inhibitoren, antianginöse Therapie sowie regelmäßige Elektrolytkontrollen sind sinnvoll.

Asthma bronchiale

Definition
Asthma ist eine chronische, **entzündliche** Erkrankung der Atemwege, charakteristischerweise ausgelöst durch **bronchiale Überreaktion**, die zu **reversibler Atemwegsobstruktion** führt.

Epidemiologie
Es sind etwa 5% der Bevölkerung betroffen. 85% der Patienten erkranken bis zum 40. Lebensjahr. Asthma ist die häufigste chronische Erkrankung im Kindesalter, die Prävalenz ist weltweit steigend.

Pathophysiologie
Durch exogene oder endogene Irritation setzen bronchiale Mastzellen kontraktionsauslösende Mediatoren (Histamin, Prostaglandin, Leukotriene) frei, die zu einer raschen **Bronchokonstriktion** führen **(Sofortreaktion)**. Nach 6–12 h kommt es zur Einwanderung von Eosinophilen, Neutrophilen und Makrophagen, die letztendlich eine **Entzündungsreaktion** und **Übererregbarkeit** gegenüber verschiedenen Stimuli **(Spätreaktion)** vermitteln.

Einteilung und Klinik
Man unterscheidet **allergisches** (exogenes) von **nicht allergischem** (endogenem) Asthma. **Mischformen** sind häufig. Bei der allergischen Form können im Serum erhöhte Konzentrationen des Immunglobulins E (IgE) gemessen werden, das in Wechselwirkung mit spezifischen Allergenen die Mastzelldegranulation auslöst. Zur klassischen **Symptomentrias** zählen ein **pfeifendes Atemgeräusch, Husten** und **Dyspnoe** (Atemnot) mit verlängertem Exspirium (Ausatemphase).

Diagnostik
Die wichtigsten diagnostischen Schritte sind Symptomerfassung und Lungenfunktionstest. Hier wiederum wird die Spirometrie am häufigsten verwendet, die die Einsekundenkapazität FEV_1 und den Atemspitzenstoß – Peak expiratory flow (PEF) – liefert. **Symptome** und **Lungenfunktion** definieren Schweregrad sowie adäquate Therapie (▌ Tab. 1). Auch im Therapieverlauf ist eine Symptombewertung in regelmäßigen Abständen wichtig, um die Therapie an Veränderungen anzupassen. Das Behandlungsziel ist die Symptomfreiheit.

Stufe	Tagsymptome	Nachtsymptome	Lungenfunktion
1 – intermittierend	≤ 2 × pro Woche	≤ 2 × pro Monat	FEV_1 oder PEF ≥ 80% des Sollwerts
2 – leicht persistierend	> 2 × pro Woche und < 1 × pro Tag	> 2 × pro Monat	FEV_1 oder PEF ≥ 80% des Sollwerts
3 – mittel persistierend	täglich	> 1 × pro Woche	FEV_1 oder PEF 60 – 79% des Sollwerts
4 – schwer persistierend	ständig	häufig	FEV_1 oder PEF ≤ 60% des Sollwerts

▌ Tab. 1: Klassifikation des Krankheitsgrads.

Therapie
Eine erfolgreiche Asthmatherapie sollte **präventiv** sein, um Exazerbationen und Notfallkonsultationen zu vermeiden – quantitativ der Großteil der Arztkontakte bei Asthmabeschwerden – sowie Alltagseinschränkungen zu reduzieren und die Lungenfunktion zu optimieren.

Allgemeinmaßnahmen
Neben Pharmakotherapie ist das Meiden von potenzierenden oder auslösenden Faktoren entscheidend. Dazu zählen klassische Allergene, aber auch Stress oder Medikamente wie ASS und β-Blocker. Eine Patientenschulung ist sinnvoll.

Medikamentöse Therapie
Die medikamentöse Behandlung ist meist Hauptsäule in der Asthmatherapie und sollte nach einem vom Erkrankungsgrad abhängigen Stufenschema erfolgen (▌ Tab. 2). Therapieidee ist es, die **Atemwegsentzündung** zu unterdrücken und **Obstruktion** zu vermindern. Um möglichst geringe systemische Nebenwirkungen hervorzurufen, werden Asthmamedikamente inhalativ verabreicht. Allerdings gelangen auf diesem Weg kaum mehr als 30% des Medikaments ins Bronchialsystem, während der Rest verschluckt wird. Deshalb eignen sich besonders Wirkstoffe, die entweder schlecht aus dem Magen resorbiert werden (z. B. Ipratropiumbromid) oder einem hohen First-pass-Effekt unterliegen (z. B. inhalative Glukokortikoide). Häufig teilt man hier eingesetzte Medikamente ein in sog. **Reliever,** die im akuten Anfall eingesetzt werden, und **Controller,** die als Dauermedikation Exazerbationen vorbeugen sollen.

β₂-Adrenozeptor-Agonisten
Sie sind die stärksten Bronchodilatatoren und wirken über einen intrazellulären Anstieg von cAMP, was wiederum die zytosolische Kalziumkonzentration senkt. Kurz wirksame (2 – 4 h) Wirkstoffe sind **Fenoterol** (Berotec®) und **Salbutamol** (Apsomol®). **Formoterol** (Foradil®) und **Salmeterol** (Serevent®) wirken lange (12 h). β₂-Agonisten (kurz wirksame oder Formoterol) sind bei Bedarf zur **Akutbehandlung** in allen Schweregraden zur Inhalation geeignet. Als **Dauertherapie** sollten β₂-Agonisten immer mit inhalativen Glukokortikoiden kombiniert werden, um deren synergistischen Effekt zu nutzen. Orale oder parenterale Applikation ist aufgrund vermehrter Nebenwirkungen nur bei Patienten indiziert, die nicht inhalationsfähig sind (z. B. Status asthmaticus). Zu den unerwünschten Effekten zählen Tremor, Tachykardie, Hypokaliämie oder erhöhte Blutzuckerwerte.

> Jeder Asthmatiker braucht einen β₂-Agonisten zur Bedarfstherapie!

Muscarinrezeptorantagonisten
Anticholinergika wirken ebenfalls bronchial erweiternd und werden nur inhalativ angewendet. Klassische Vertreter sind **Ipratropiumbromid** (Atrovent®) und **Tiotropium** (Spiriva®). Indiziert sind Muscarinrezeptorantagonisten als Bedarfstherapie bei allen Schweregraden in Kombination mit einem β₂-Agonisten, allerdings nicht als erste Wahl. Ältere Menschen zeigen zum Teil guten Therapieerfolg. Zu den Nebenwirkungen zählt Mundtrockenheit.

Theophyllin
Der **Bronchodilatator** Theophyllin (Aerobin®) hemmt kontraktionsvermittelnde Adenosinrezeptoren und Phos-

phodiesterasen und führt – wie β_2-Agonisten – zu einem Anstieg des intrazellulären cAMP-Spiegels. Die Gabe erfolgt oral (etwa bei Stufe 3 und 4) oder intravenös. Problematisch ist die geringe therapeutische Breite: Beim Überschreiten des Zielplasmaspiegels (5 – 15 µg/ml) ist mit Übelkeit, Arrhythmien oder Krampfanfällen zu rechnen. Deshalb sollte Theophyllin nur in Kombination oder nach Ausschöpfen anderer Möglichkeiten gewählt werden.

> Unter Theophyllintherapie ist eine regelmäßige Plasmaspiegelkontrolle wichtig.

Leukotrienrezeptorantagonisten

Montelukast (Singulair®) und **Zafirlukast** (Accolate®) wirken in gleichem Maße bronchospasmolytisch und antientzündlich, also auf Sofort- und Spätreaktion. Sie werden oral vorwiegend ergänzend zu inhalativen Kortikosteroiden eingenommen, wenn diese nicht ausreichen. Der synergistische Effekt beruht darauf, dass Kortison zwar einen großen Teil der asthmatischen Entzündungskaskade hemmt, aber keinen Einfluss auf Leukotriene hat. Besondere Indikationen sind Anstrengungsasthma oder Kälteempfindlichkeit.

Glukokortikoide

Diese Wirkstoffe sind am stärksten antientzündlich, nicht aber bronchodilatatorisch. Außerdem erhöhen sie die Zahl der β-Rezeptoren (Up-Regulation). Um systemische Nebenwirkungen zu minimieren, gibt man Kortikoide wenn möglich inhalativ, systemisch in Stufe 4 (etwa 10 mg Prednisolon pro Tag) oder zur Anfalltherapie (i. v. oder oral). **Budesonid** (Budecort®), **Fluticason** (Atemur®) und **Beclometason** (AeroBec®) werden inhaliert, **Prednisolon** (Solu-Decortin®) und **Methylprednisolon** (Urbason®) oral oder intravenös eingenommen.
Zu den Nebenwirkungen zählen lokal z. B. Heiserkeit. Mit systemischen unerwünschten Effekten ist bei Überschreiten der Cushing-Schwelle zu rechnen (S. 50).

> Glukokortikoide wirken frühestens nach 4 – 6 h und sind keine Bronchodilatatoren. Sie eignen sich also nicht allein zur Akuttherapie, sind systemisch hier aber Standardkomponente.

Mastzelldegranulationshemmer

Cromoglicinsäure (Cromolyn®) und **Nedocromil** (Tilade®) hemmen nach Inhalation die Freisetzung von Histamin und anderen Botenstoffen aus Mastzellen und wirken so antientzündlich. Mit einem Wirkungseintritt ist nach 2 – 6 Wochen zu rechnen. Diese Substanzen können bei Kindern alternativ zu Glukokortikoiden angewandt werden. Bei Erwachsenen spielen sie keine Rolle. Systemische Nebenwirkungen sind nicht zu erwarten.

Neuere Ansätze

Omalizumab (Xolair®) ist ein monoklonaler Anti-IgE-Antikörper, der subkutan appliziert wird. Indikationen sind schweres persistierendes allergisches Asthma, ausgelöst durch ganzjährige Allergene, und unzureichender Therapieerfolg durch Kortikoide und β_2-Agonisten. Nebenwirkungen sind selten.

Stufenschema

▌ Tabelle 2 zeigt das Stufenschema der medikamentösen Asthmatherapie.

> Während bei intermittierendem Asthma eine symptomatische Bedarfstherapie ausreichend ist, ist bei persistierenden Formen – also ab Stufe 2 – immer eine Dauertherapie mit einem Controller indiziert.

Anfalltherapie

Die wichtigsten Schritte zur Therapie eines schweren Anfalls sind:

▸ **Sauerstoff:** titrierend bis zu einer Sättigung von über 90%
▸ **β_2-Agonist:** Nebulizer oder Dosieraerosol
▸ **Glukokortikoid:** Prednison 50 mg oral oder Methylprednison 50 mg i. v.

Zudem können Ipratropium, Magnesium und ein Leukotrienrezeptorantagonist erwogen werden.

Therapie	Stufe 1	2	3	4
β_2-Agonist bei Bedarf inhalativ		+	+	+	+
+ Glukokortikoid inhalativ ± Leukotrienrezeptorantagonist oral		–	+	+	+
+ lang wirksamer β_2-Agonist inhalativ		–	–	+	+
+ Glukokortikoid oral		–	–	–	+

▌ Tab. 2: Stufenschema der medikamentösen Asthmatherapie.

Zusammenfassung

✖ Asthma bronchiale ist eine entzündliche Erkrankung der Atemwege mit bronchialer Überreaktion und reversibler Atemwegsobstruktion. Entsprechend versucht man pharmakotherapeutisch, Entzündung und Bronchospasmus entgegenzuwirken.

✖ Nach Symptomatik und Lungenfunktion unterscheidet man vier Schweregrade, wobei Stufe 1 als intermittierende, Stufen 2 – 4 als persistierende Erkrankung klassifiziert werden.

✖ Die Therapie erfolgt nach Stufenschema, das ab Stufe 2 eine Dauertherapie mit einem Controller vorsieht. Jeder Asthmapatient sollte einen β_2-Agonisten zur Bedarfstherapie erhalten.

✖ Weiter stehen Anticholinergika und Theophyllin, die bronchial erweiternd wirken, Leukotrienrezeptorantagonisten, die zusätzlich antientzündliche Wirkung haben, sowie antientzündlich wirkende Glukokortikoide zur Verfügung.

✖ Zur Therapie eines schweren Anfalls sind Sauerstoff, ein β_2-Agonist und ein Glukokortikoid indiziert.

Chronisch-obstruktive Lungenerkrankung

Definition
Chronisch-obstruktive Lungenerkrankung (Chronic obstructive pulmonary disease, COPD) ist eine chronisch progrediente, **nicht vollständig reversible Atemwegsobstruktion** auf dem Boden einer **chronischen Bronchitis** (chronischer Husten und Schleimproduktion) und/oder eines **Lungenemphysems** (Zerstörung und Erweiterung der Alveolen).

Epidemiologie
COPD ist die vierthäufigste Todesursache in den Industrieländern und die häufigste Erkrankung der Atmungsorgane. Jeder zweite Raucher über 40 hat eine chronische Bronchitis, 90% aller Bronchitiker sind (ehemalige) Raucher.

Risikofaktoren und Pathogenese
Der wichtigste Risikofaktor ist **Rauchen.** Dabei besteht eine Dosis-Wirkungsbeziehung zwischen Verminderung der Lungenfunktion und Ausmaß des Nikotinkonsums. So ist auch zu verstehen, weshalb die Prävalenz mit dem Alter steigt. Außerdem scheinen Umwelt- und genetische Faktoren eine Rolle zu spielen. So können Luftverschmutzung (Bergbau), rezidivierende Atemwegsinfekte oder endogene Faktoren wie α_1-Antitrypsin-Mangel (ein Proteinaseinhibitor) Exazerbationen oder frühes Auftreten fördern.

Im Krankheitsverlauf kommt es zu Zerstörung des Flimmerepithels, zu vermehrter Schleimsekretion und letztendlich zu einer Atrophie der Bronchialschleimhaut. Dadurch folgen bei forciertem Ausatmen ein Kollaps der Bronchien und durch diese **Obstruktion** eine ventilatorische Verteilungsstörung. ▪ Abbildung 1 zeigt die Stufen der Krankheitsentwicklung.

Eine genauere Vorstellung der Emphysementstehung beschreibt ein Ungleichgewicht zwischen Enzymaktivität und Reparaturmechanismen im Alveolarbereich: Eine durch Rauchen bedingte Inflammation führt zur Freisetzung von Proteinasen aus Entzündungszellen, die wiederum extrazelluläre Matrixanteile wie Elastin zerstören. Bei unzureichender Reparatur entsteht ein Emphysem.

> Eine nicht obstruktive Bronchitis ist bei Meiden aller Noxen oft noch reversibel. Mit dem Auftreten einer obstruktiven Erkrankung verschlechtert sich die Prognose, die Lebenserwartung sinkt.

Diagnostik und Klinik
Die wichtigsten diagnostischen Schritte sind Anamnese (Raucher), Erfassung der Klinik und Lungenfunktionstest (Spirometrie). Entsprechend unterscheidet man fünf Schweregrade, die eine adäquate Therapie festlegen (▪ Tab. 1). Klassische Symptome sind **chronischer Husten, Auswurf** und **Atemnot,** anfangs nur unter Belastung.

Therapie
Eine erfolgreiche Therapie sollte **präventiv** und **langfristig** sein, da jede Exazerbation im Krankheitsverlauf die Mortalität erhöht. Dazu ist die Reduktion von Risikofaktoren auch durch Schutzimpfungen (z. B. Influenza) zu empfehlen.

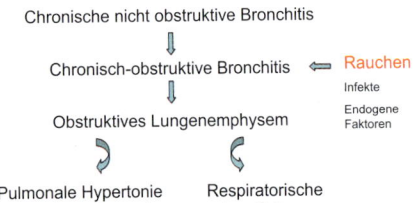

▪ Abb. 1: Entstehung von COPD [nach 7].

Schweregrad	Klinik	Lungenfunktion
0 – Risikogruppe	Husten, Auswurf	$FEV_1 \geq 80\%$ des Sollwerts
I – leicht	Atemnot bei starker körperlicher Belastung	$FEV_1 \geq 80\%$ des Sollwerts
II – mittelgradig	zunehmende Atemnot	FEV_1 51–79% des Sollwerts
III – schwer	zunehmende Atemnot	FEV_1 50–31% des Sollwerts
IV – sehr schwer	respiratorische Insuffizienz, Cor pulmonale	$FEV_1 \leq 30\%$ des Sollwerts

▪ Tab. 1: Klassifikation des Krankheitsgrads.

Allgemeinmaßnahmen
Genauso bedeutend wie die medikamentöse COPD-Therapie ist **Nikotinkarenz.** Eine Patientenschulung und die Rehabilitation etwa zur Verbesserung der Belastungstoleranz sind sinnvoll.

> Das Aufgeben des Rauchens reduziert den Verlust der Lungenfunktion um 50% und ist damit wirksamer als jede andere Option in der COPD-Therapie.

Medikamentöse Therapie
Die medikamentöse Behandlung richtet sich nach dem Erkrankungsgrad (▪ Tab. 2) und ist unterschiedlich in chronischen und akuten Phasen. Allerdings wirkt sie nur symptomatisch. **Bronchodilatatoren** bilden die Grundlage der Pharmakotherapie.

Muscarinrezeptorantagonisten
Anticholinergika wirken bronchial erweiternd. Sie werden nur inhalativ angewendet. Ihre Wirkung ist symptomatisch: Sie führt zu weniger Exazerbationen und zur Verbesserung der Einsekundenkapazität sowie der Lebensqualität. Empfohlen sind Muscarinrezeptorantagonisten als Bedarfsmedikation ab Stadium I bei allen COPD-Patienten. Ab Grad II sind sie als Dauertherapie eine Alternative zu β_2-Agonisten. Eine Kombination mit einem β-Agonisten ist möglicherweise sogar noch wirksamer. **Ipratropiumbromid** (Atrovent®) ist kurz wirksam, **Tiotropium** (Spiriva®) wirkt länger. Es sind nur geringe Nebenwirkungen zu erwarten.

β_2-Adrenozeptor-Antagonisten
β_2-Agonisten senken die Exazerbationshäufigkeit sowie den Abfall der Einsekundenkapazität. Kurz wirksame β_2-Agonisten können bei Bedarf ab Stufe I eingesetzt werden. Zur Dauertherapie eignen sich lang wirksame Agonisten ab Stufe II, evtl. in Kombination mit einem Anticholinergikum. Zu den kurz wirksamen (2–4 h) Wirkstoffen zählen **Fenoterol** (Berotec®), **Salbutamol** (Apsomol®) und **Terbutalin®** (Aerodur®). **Formoterol** (Foradil®) und **Salmeterol** (Serevent®) sind lang wirksam (12 h). Unerwünschte Effekte – die durch inhalative Gabe möglichst gering gehalten werden sollen – sind Tremor, Tachykardie, Hypokaliämie oder erhöhte Blutzuckerwerte.

> Ab Stufe I sollten COPD-Patienten auch pharmakologisch mit einem kurz wirksamen Bronchodilatator als Bedarfsmedikation therapiert werden.

Theophyllin
Der Bronchodilatator Theophyllin (Aerobin®) spielt in der Therapie von COPD nur eine untergeordnete Rolle und ist als Reservetherapeutikum zu verstehen. Begründet ist dies durch die geringe therapeutische Breite dieses Wirkstoffs (S. 35).

Glukokortikoide

Diese Wirkstoffe sind antientzündlich, nicht aber bronchodilatatorisch. Außerdem erhöhen sie die Zahl der β-Rezeptoren (Up-Regulation). Um systemische Nebenwirkungen so gering wie möglich zu halten, gibt man Kortikoide wenn möglich inhalativ. Ein Therapieversuch kann bei häufigen Exazerbationen erwogen werden. Empfohlen werden inhalative Kortikoide bei einer $FEV_1 < 50\%$, also ab Schweregrad III. Eine systemische Dauertherapie ist bei COPD nicht empfohlen, allerdings zur Therapie von Exazerbationen indiziert. Wie Bronchodilatatoren reduzieren auch Glukokortikoide Erkrankungsspitzen sowie den Abfall der Einsekundenkapazität. **Budesonid** (Pulmicort®) wird inhalativ gegeben, **Prednisolon** (Solu-Decortin®) und **Methylprednisolon** (Urbason®) oral oder intravenös. Zu den lokalen Nebenwirkungen zählen Heiserkeit oder Candidabesiedlung des Mund- und Rachenraums, systemisch kann es z. B. zu einer Verminderung der Knochendichte kommen.

> Glukokortikoide alleine wirken nicht mortalitätssenkend, scheinen aber zusammen mit einem lang wirksamen β₂-Agonisten die Sterblichkeit zu reduzieren und sollten deshalb immer in Kombination gegeben werden.

Antibiotika

Antibiotikatherapie ist in Phasen von Erkrankungsspitzen zu erwägen. Mögliche Wirkstoffe sind in Abhängigkeit von den Risikofaktoren und der Lungenfunktionseinschränkung z. B. ein Aminopenicillin (z. B. Amoxicillin, Amoxihexal®), Makrolid (Clarithromycin, Klacid®) oder ein Tetracyclin (Doxycyclin, Antodox®), bei Verdacht einer Pseudomonasinfektion etwa ein Carbapenem (Meropenem, Meronem®).

Sauerstoff

Therapie mit Sauerstoff sollte bei einem art. pO_2 von wiederholt < 50 mmHg erfolgen, um einem Cor pulmonale, einem druckbelasteten rechten Herz infolge von Drucksteigerung im Lungenkreislauf, vorzubeugen und die Sterblichkeit zu senken.

> Bei Therapiewahl in chronischer Phase sollten immer K(**C**)ortikosteroide, **O**xygen (Sauerstoff), **P**rävention, **D**ilatatoren überdacht werden – als Mnemonic leicht zu merken: **COPD**.

Stufenschema

Tabelle 2 zeigt das Stufenschema der COPD-Therapie.

> Während bei leichter COPD (Stufe I) medikamentös eine symptomatische Bedarfstherapie ausreichend ist, ist ab mittelschweren Formen – also ab Stufe II – immer eine Dauertherapie mit mindestens einem lang wirksamen Bronchodilatator indiziert.

Anfalltherapie

Hier eine mögliche Anleitung, um eine COPD-Exazerbation adäquat zu behandeln:

▶ **Ipratropium:** Nebulizer alle 1 – 2 h 0,5 mg – erste Wahl!
▶ **Kurz wirksamer β₂-Agonist:** Nebulizer alle 1 – 2 h 2,5 – 5 mg erfolgversprechend bei reversibler Komponente der Bronchokonstriktion
▶ **Glukokortikoid:** Prednis(ol)on 30 – 60 mg oral oder i. v. über mehrere Tage
▶ **Antibiotikum:** entsprechend Risikofaktoren und Lungenfunktion
▶ **Sauerstoff:**
Ziel: art. Sättigung von 90 – 93 %
▶ **Positive Druckbeatmung:** bei (mittel)-schwerer Atemnot mit Atemfrequenz > 25 Atemzüge/min (CPAP-Maske)
▶ **Endotracheale Intubation:** bei respiratorischer Ermüdung, hämodynamischer Instabilität oder kognitiven Veränderungen

Es besteht keine Evidenz für die Wirkung von schleimlösenden Substanzen in der akuten COPD-Therapie.

Therapie	Stufe 0	I	II	III	IV
Meiden von Risikofaktoren	+	+	+	+	+
+ bei Bedarf kurz wirksames Anticholinergikum und/oder β₂-Agonist	–	+	+	+	+
+ Dauertherapie mit β₂-Agonist und/oder Anticholinergikum	–	–	+	+	+
+ Glukokortikoid inhalativ	–	–	–	+	+
+ O₂-Langzeittherapie	–	–	–	–	+

Tab. 2: Stufenschema der COPD-Therapie

Zusammenfassung

✖ COPD ist eine chronisch progrediente, nicht vollständig reversible Atemwegsobstruktion auf dem Boden einer chronischen Bronchitis und/oder eines Lungenemphysems. Der wichtigste Risikofaktor ist Rauchen.

✖ Nach Symptomatik – klassisch sind chronischer Husten, Auswurf und Atemnot – und Lungenfunktion unterscheidet man fünf Schweregrade, die eine an diesem Stufenschema orientierte Therapie erfordern.

✖ Therapeutisch wichtigster Schritt ist die Nikotinkarenz. Alle pharmakologischen Optionen wirken nur symptomatisch.

✖ Zur Verfügung stehende Substanzklassen sind Bronchodilatatoren wie Anticholinergika, β₂-Agonisten und Theophyllin als Ersatzpräparat. Auch Glukokortikoide und Antibiotika können in bestimmten Situationen indiziert sein.

Ulkuserkrankung

Definition
Unter einem Ulkus – einem Geschwür – versteht man eine **Schleimhautschädigung** im Bereich des Magens (Magenulkus) oder Zwölffingerdarms (Duodenalulkus). Dabei erreicht die Läsion definitionsgemäß mindestens die **Submukosa.**

Epidemiologie
Die Lebenszeitprävalenz, an einem Magen- oder Duodenalulkus zu erkranken, beträgt etwa 10%, wobei die Erkrankungshäufigkeit in den letzten Jahren – wohl zumindest zum Teil aufgrund des Rückgangs der *Helicobacter-pylori*-Infektionen – gesunken ist.

Ätiologie und Pathogenese
Ein Ulkus entsteht durch „Selbstverdauung" der Schleimhaut, wenn das Gleichgewicht zwischen aggressiver Salzsäure, die in den Beleg- bzw. Parietalzellen des Magens produziert wird, sowie Pepsin, dem wichtigsten Verdauungsenzym im Magensaft, und schützendem Schleim gestört ist. Deshalb spricht man auch vom „peptischen Ulkus". Verschiedene Faktoren können zur Entstehung beitragen: In 90% der Duodenal- und 70% der Magenulzera kann *Helicobacter pylori* (H. p.) nachgewiesen werden, ein Bakterium, das eine Schleimhautschädigung fördern kann. Etwa 30% der Bevölkerung sind mit diesem Erreger infiziert, allerdings entwickeln nur ca. 5% eine Erkrankung, so dass ein asymptomatischer Erregernachweis keine Therapieindikation darstellt. Ebenfalls eine wichtige Rolle spielen **nichtsteroidale Antiphlogistika** (NSAID) und **Aspirin.** Zudem können Stress, Rauchen oder maligne Erkrankungen die Ulkusentstehung fördern.

> Häufigste Ulkusursachen sind *Helicobacter-pylori*-Infektion oder eine Therapie mit NSAID. Durch ein NSAID steigt das Risiko um den Faktor 4, weitere Risikofaktoren wirken potenzierend.

Klinik
Typisch ist ein **Schmerz** im Bereich des **Epigastriums** (Oberbauch). Während bei Duodenalulzera Essen Erleichterung schafft, verschlimmert es bei einem Magenulkus häufig die Symptomatik. Allerdings werden bis zu 10% der durch NSAID bedingten Ulkusfälle erst bei einer Komplikation wie Blutung oder Perforation diagnostiziert.

Diagnostik
Sehr wichtig sind eine gute Anamnese sowie körperliche Untersuchung. Nichtinvasive diagnostische Möglichkeiten zum Nachweis einer H.p.-Infektion sind Serologie, Urease-Atemtest oder ein Antigennachweis im Stuhl. Zur Therapiekontrolle erfolgt ein Erregertest 4–6 Wochen nach Behandlungsende. Um das Ulkus zu beurteilen, eignet sich eine Ösophagogastroduodenoskopie (EGD). So werden Urease-Test und EGD oder eine Biopsie mit histologischer Untersuchung empfohlen.

> Jedes Magenulkus muss bis zur Abheilung aufgrund der Gefahr einer malignen Entartung endoskopisch kontrolliert werden.

Therapie

Therapieprinzipien
Entsprechend der Ätiologie sind die Therapieansätze Verminderung schädigender Säure, Schleimhautprotektion sowie Eradikation (Beseitigung) von H. p. Therapieziele sind Schmerzlinderung, Ausheilung der Schleimhautläsion und die Verhinderung von Ulkusrezidiven.

Allgemeinmaßnahmen
Neben der Pharmakotherapie sind Veränderungen des Lebensstils therapeutisch. Dazu zählt das Meiden von Nikotin. Die Wirkung von Alkohol ist weniger gesichert. Auch Stressreduktion wirkt positiv.

Medikamentöse Therapie

Zur Pharmakotherapie eines Ulkus stehen Medikamente zur Verfügung, die die Säureproduktion hemmen oder auf andere Weise schleimhautprotektiv wirken. Kann H. p. nachgewiesen werden, ist die Therapie der Wahl eine sog. **Tripeltherapie** aus zwei Antibiotika und einem Protonenpumpenhemmer zur Eradikation des Erregers. In manchen Fällen – etwa bei durch NSAID (mit)bedingten Erkrankungen – ist der Verzicht auf derartige Pharmaka therapeutisch.

Hemmstoffe der Säureproduktion
Protonenpumpenhemmer
Protonenpumpeninhibitoren (PPI) hemmen die H^+-K^+-ATPase (Protonenpumpe, HWZ 2–3 d) der Belegzellen des Magens irreversibel, die eine wichtige Rolle bei der Produktion des Magensafts spielt. Diese Substanzklasse kann die Magensäureproduktion am stärksten hemmen. PPI sind **Prodrugs:** Nach Resorption aus dem Dünndarm gelangen sie in die Parietalzellen und werden erst dort im sauren Milieu durch Protonierung in die aktive Wirkform umgewandelt. Sie sind Mittel der ersten Wahl zur Therapie von Ulzera. Eingesetzt werden **Omeprazol** (Antra®), **Lansoprazol** (Lanzor®), **Esomeprazol** (Nexium®) oder **Pantoprazol** (Pantozol®). Zu den unerwünschten Effekten zählen gastrointestinale Beschwerden wie Durchfall, Kopfschmerzen oder Schwindel.

> Da die Wirkung von PPI von der Aktivierung im sauren Milieu abhängig ist, sollten sie vor oder während des Essens eingenommen werden, wenn eine maximale Aktivierung der Belegzellen zu erwarten ist.

H_2-Antagonisten
H_2-Antagonisten wirken als kompetitive Histamin-Inhibitoren an den H_2-Rezeptoren der Parietalzellen. Dadurch reduzieren sie die basale Säuresekretion um etwa 90%, die stimulierte Sekretion um die Hälfte. Sie sind – nach den PPI – Mittel der zweiten Wahl zur Therapie von Ulkuserkrankungen. Am häufigsten verwendet wird **Ranitidin** (Ranitic®), das ein günstigeres Nebenwirkungsprofil hat als seine Vorgängersubstanzen. In weniger als 1% treten Schwindel, Kopfschmerz, Durchfall oder Verstopfung auf.

> Sowohl Protonenpumpeninhibitoren als auch neuere H_2-Antagonisten sind Substanzen mit sehr geringen Nebenwirkungen.

Wirkstoffe zur Säureneutralisation
Antazida
Antazida wie Magnesium- plus Aluminiumhydroxid (Maaloxan®) sind basische Salze, die Magensäure neutralisieren. Vor dem Verständnis der zentralen Rolle von Histamin als Parietalzellstimulator bei der Magensäureproduktion waren sie wichtigste Säule der Ulkustherapie. Die Einnahme sollte zwischen den Mahlzeiten erfolgen. Bei Sodbrennen oder anderen leichten Refluxbeschwerden wirken Antazida schnell schmerzlindernd, in der Therapie von Ulkuserkrankungen sind sie allerdings PPI und H_2-Antagonisten deutlich unterlegen.

Schleimhautprotektoren

Misoprostol

Misoprostol (Cytotec®) ist ein stabiles Prostaglandinanalogon, das – wie durch die Magenschleimhaut freigesetzte Prostaglandine – die Bikarbonat- und Schleimsekretion stimuliert, die Schleimhautdurchblutung fördert und die Magensäuresekretion reduziert. Durch Hemmung der physiologischen Prostaglandinsynthese unterbinden NSAID diese Mechanismen, und deshalb wird Misoprostol zur Prophylaxe von durch NSAID ausgelöste Ulkuserkrankungen eingesetzt. Bedeutende Nebenwirkungen wie krampfartiger Bauchschmerz, Diarrhö oder Gebärmutterkrämpfe bis hin zu Wehenauslösung in der Schwangerschaft schränken den therapeutischen Einsatz erheblich ein.

Sucralfat

Sucralfat (Duracralfat®) vernetzt sich nach oraler Einnahme im Magensaft, und es kommt zu einer Art Pastenbildung. An freiliegenden Schleimhautstellen haftet diese Paste und fängt Protonen ab, schützt aber gleichzeitig auch vor anderen Verdauungsstoffen. So können Schleimhautdefekte schneller abheilen. Die Einnahme sollte auf nüchternen Magen erfolgen. Sucralfat eignet sich z.B. zur Prophylaxe von Stressulkuserkrankungen. Die Nebenwirkungen sind gering, gelegentlich tritt Obstipation auf.

Eradikation von *Helicobacter pylori*

Bei Helicobacternachweis ist eine 7-tägige Tripeltherapie zur vollständigen Beseitigung des Erregers indiziert, die in 80–90% erfolgreich ist. Vorteile dieser Kombinationsbehandlung sind eine schnelle symptomatische Verbesserung durch PPI, eine bessere Wirksamkeit von Clarithromycin und Amoxicillin durch das neutrale Milieu des Magens sowie eine verzögerte Resistenzentwicklung. Erste Therapiewahl ist die sog. **französische Tripeltherapie** (❚ Tab. 1). Wirkstoffkombinationen wie ZacPac® (Clarithromycin + Amoxicillin + Pantoprazol) erleichtern die Verordnung. Bei Erfolglosigkeit wird das **italienische Schema** eingesetzt. Eine Reserveoption stellt die zehntägige **Quadrupeltherapie** dar, die allerdings auch mehrere Nebenwirkungen verursacht.

Therapie von durch NSAID bedingte Ulkuserkrankungen

Wenn möglich sollte hier der Auslöser, das NSAID, abgesetzt werden. Mittel der ersten Wahl ist ein **PPI**, der – selbst unter Fortführung einer NSAID-Therapie – in etwa 75% der Fälle zu einer Ausheilung nach 4–8 Wochen führt. H_2-Antagonisten sind auch hier schwächer wirksam. Kann langfristig nicht auf eine Therapie mit NSAID verzichtet werden, sollte eine prophylaktische Behandlung mit einem PPI oder mit Misoprostol erfolgen.

> H_2-Antagonisten sind nicht prophylaktisch gegen durch NSAID bedingte Ulzera wirksam.

Wirkstoff	Präparatbeispiel	Dosis/d oral
Französische Tripeltherapie		
Makrolid	Clarithromycin (Klacid®)	2 × 500 mg
Aminopenicillin	Amoxicillin (Amoxypen®)	2 × 1 g
Protonenpumpeninhibitor	Omeprazol (Antra®)	2 × 20 mg
Italienische Tripeltherapie		
Makrolid	Clarithromycin (Klacid®)	2 × 250 mg
Nitroimidazol	Metronidazol (Clont®)	2 × 400 mg
Protonenpumpeninhibitor	Omeprazol (Antra®)	2 × 20 mg
Quadrupeltherapie		
Protonenpumpeninhibitor	Pantoprazol (Pantozol®)	2 × 40 mg
Basisches Bismutnitrat	Bismut-Nitrat-Oxid (Angass®)	4 × 150 mg
Tetrazyklin	Tetracyclin (Tefilin®)	4 × 500 mg
Nitroimidazol	Metronidazol (Clont®)	4 × 500 mg

❚ Tab. 1: *Helicobacter-pylori*-Eradikation.

Zusammenfassung

✖ Ein Ulkus ist eine Schleimhautschädigung, die definitionsgemäß mindestens die Submukosa erreicht. Ursächlich ist ein Überschuss aggressiver Salzsäure, aber auch *Helicobacter pylori* und NSAID können zur Ulkusentstehung beitragen.

✖ Klinisch typisch ist ein Schmerz im Bereich des Oberbauchs. Diagnostisch werden Urease-Test und EGD oder eine Biopsie mit histologischer Untersuchung empfohlen.

✖ Therapieansätze sind die Verminderung schädigender Säure, Schleimhautprotektion sowie Beseitigung von H.p. bei Erregernachweis. Neben der Pharmakotherapie sollten parallel auch Allgemeinmaßnahmen beachtet werden.

✖ Zur Hemmung der Säureproduktion sind Protonenpumpeninhibitoren erste Wahl, H_2-Antagonisten eine Alternative. Antazida neutralisieren Magensäure. Schleimhautprotektiv wirken Prostaglandinanaloga und Sucralfat.

✖ Bei H.p.-Nachweis sollte eine sog. Tripeltherapie aus zwei Antibiotika und einem PPI zur Beseitigung des Erregers durchgeführt werden.

Chronisch-entzündliche Darmerkrankungen

Definition

Morbus Crohn (MC) und **Colitis ulcerosa** (CU) sind chronisch-entzündliche Darmerkrankungen unklarer Ursache. Erstere ist eine transmurale Entzündung des Gastrointestinaltrakts mit typischen „Skip lesions" (Wechsel zwischen gesunden und erkrankten Darmabschnitten), während bei Colitis ulcerosa nur die Kolonschleimhaut entzündet ist. Bei 5–10% der Patienten mit chronischer Darmentzündung ist keine klare Unterscheidung möglich.

Epidemiologie

Die Prävalenz beträgt 1:1000 bzw. 1:3000 bei CU bzw. MC. Beide Erkrankungen manifestieren sich häufig um das 20. Lebensjahr, MC hat noch einen zweiten Gipfel im Alter von 50–70 Jahren.

Pathologie
Colitis ulcerosa

In 95% der Fälle ist das **Rektum** betroffen, von dem die Erkrankung **kontinuierlich** nach proximal fortschreitet. So ist bei der Hälfte der Patienten auch das Sigmoid betroffen. 20% haben eine Entzündung des gesamten Darms. Nur die **oberen Schleimhautschichten** sind betroffen, es finden sich **Pseudopolypen,** und mikroskopisch sind **Kryptenabszesse** (Leukozytenansammlung in den Krypten) typisch.

Morbus Crohn

Von Mund bis Anus kann jeder Abschnitt des Gastrointestinaltrakts betroffen sein, 50% der Patienten haben eine **Ileokolitis.** Typisch sind **diskontinuierliche,** pflastersteinartige Schleimhautveränderungen, tiefe Fissuren, eine **transmurale Entzündung** und **Granulome** ohne Verkäsung mit mehrkernigen Riesenzellen.

> Bei Colitis ulcerosa findet man eine kontinuierliche Entzündung, während Morbus Crohn mit einer diskontinuierlichen Inflammation einhergeht.

Klinik

CU manifestiert sich typischerweise akut mit **blutigen Durchfällen,** Krämpfen im Unterbauch aufgrund einer fulminanten Entzündung. **MC** ist häufig schleichender, Patienten klagen über **Bauchschmerz** und unblutige Diarrhö. Bei beiden Erkrankungen – allerdings häufiger bei MC – kommt es auch zu Manifestationen außerhalb des Darms wie Erythema nodosum (eine akute Entzündung des Unterhautfettgewebes), Augenbeteiligung oder Gelenkentzündung. Gewichtsabnahme ist häufig.

Diagnostik

Neben Anamnese und körperlicher Untersuchung sind eine Röntgendarstellung des Abdomens sowie eine Rekto- bzw. Koloskopie mit Schleimhautbiopsien zur histologischen Untersuchung sinnvoll (∎ Tab. 1). Auch im Labor ist in der Regel eine Entzündung nachweisbar.

Therapie

Da die Ätiologie chronisch-entzündlicher Darmerkrankungen weitgehend unklar ist, beschränkt sich die Therapie auf eine **unspezifische Entzündungshemmung** sowie die Vermeidung bekannter Risikofaktoren.

Allgemeinmaßnahmen

Morbus-Crohn-Patienten sollte unbedingt **Nikotinkarenz** nahegelegt werden. Auch nichtsteroidale Antiphlogistika sollen vermieden werden. Eine ballaststoffarme Ernährung kann bei beiden Erkrankungen die Durchfälle reduzieren.

Medikamentöse Therapie

Zur Suppression des Entzündungsprozesses werden vor allem **Aminosalicylate, Glukokortikoide** und **Immunsuppressiva** eingesetzt. Wichtige Variablen bei der Wahl einer adäquaten medikamentösen Therapie sind Krankheitsstadium, Lokalisation und Ausdehnung der Inflammation sowie der Schweregrad und etwa die Frage nach Manifestationen außerhalb des Darms.

Aminosalicylate

Mesalazin (5-Aminosalicylsäure, 5-ASA, Pentasa®) ist die antientzündlich wirksame Komponente der Aminosalicylate. Ihre Wirkung ist nicht vollständig verstanden, scheint aber wohl die Synthese von Prostaglandinen, Leukotrienen und entzündungsfördernden Zytokinen zu unterbinden sowie freie Radikale abzufangen. In **Sulfasalazin** (Azulfidine®) ist Mesalazin mit Sulfapyridin verbunden, das die frühe Resorption verhindert, allerdings auch für Nebenwirkungen verantwortlich ist. Die Spaltung erfolgt durch Darmbakterien. **Olsalazin** (Dipentum®) enthält zwei 5-ASA-Moleküle, die ebenfalls erst im Kolon aktiviert werden. Die Wirkstoffe existieren in verschiedenen Darreichungsformen. Die Auswahl sollte in Abhängigkeit von der Entzündungslokalisation erfolgen. Bei CU ist 5-ASA Mittel der ersten Wahl bei leichten Schüben sowie zur Rezidivprophylaxe, in Kombination mit Glukokortikoiden bei schwerem Verlauf. Bei MC ist 5-ASA nur in leichten Schüben indiziert und kein remissionserhaltender Effekt belegt – Ausnahme ist eine postoperative Situation. Zu den Nebenwirkungen zählen Übelkeit, Bauch-, Kopfschmerzen oder Veränderungen des Blutbildes.

> Bei längerer Aminosalicylattherapie sollte Folsäure supplementiert werden (1 mg/d), da deren Resorption beeinträchtigt werden kann.

Glukokortikoide

Auch Glukokortikoide wirken antientzündlich. Mittel der ersten Wahl ist **Prednisolon** (Decortin® H), eine Alternative ist **Budesonid** (Entocort®), das allerdings einem starken First-pass-Effekt unterliegt. Die Applikation von Glukokortikoiden kann oral, parenteral oder topisch erfolgen. Im akuten Schub chronisch-entzündlicher Darmerkrankungen ist eine Hochdosistherapie indiziert, sobald die Therapie anspricht, sollte die Dosis unter die Cushing-Schwelle (S. 50) reduziert werden.

> Bei Darmerkrankungen spielt die Entzündungslokalisation eine wichtige Rolle bei der Wahl der Darreichungsform. Geeignet sind z. B.:
>
> ▶ **Pankolitis:** orale/parenterale Gabe
> ▶ **Linksseitige Kolitis:** Klysmen
> ▶ **Proktitis:** Zäpfchen

	Colitis ulcerosa	Morbus Crohn
Lokalisation und Ausbreitung	Kontinuierlich vom Rektum nach proximal	Diskontinuierlich, bevorzugt terminales Ileum
Histologiebefund	Oberflächliche Entzündung mit Kryptenabszessen	Transmurale Entzündung, Granulome
Klinik	Blutige Durchfälle, Tenesmen	Bauchschmerz, Fisteln, oft extraintestinale Symptome
Röntgen	Pseudopolypen, „Fahrradschlauch" (Haustrenschwund)	Fissuren, „Pflastersteinrelief", Stenosen, Wandverdickung
Endoskopie	Diffuse Ulzerationen und Rötung, Kontaktblutung	Scharfe, aphthenartige Ulzerationen, Fisteln, Stenosen

∎ Tab. 1: Differentialdiagnose Colitis ulcerosa versus Morbus Crohn.

Immunsuppressiva

Azathioprin (Imurek®) ist die unwirksame Vorstufe von 6-Mercaptopurin und wirkt in aktiver Form als Antimetabolit. Als falsches Purinanalogon greift es in die Nukleinsäure- und Proteinsynthese ein. Die Wirkung tritt nach 6–8 Wochen ein. **Ciclosporin** (Cicloral®) hemmt das Enzym Calcineurin und inhibiert dadurch die Bildung sowie die Freisetzung von Interleukin-2 sowie die durch diesen Botenstoff vermittelte Aktivierung von ruhenden T-Lymphozyten. Wirksam wird Ciclosporin innerhalb 1 Woche. Bei CU ist Azathioprin eine Therapieoption bei chronisch aktiver oder therapierefraktärer Erkrankung, Ciclosporin bei steroidrefraktärem, fulminantem Verlauf. Bei MC ist Azathioprin ebenfalls bei chronisch aktivem oder therapierefraktärem Verlauf indiziert. Zu den Nebenwirkungen dieser Immunsuppressiva zählen Blutbildveränderungen sowie opportunistische Infektionen, Ciclosporin ist nierenschädigend.

> Besonders unter Azathioprintherapie sollten aufgrund der Agranulozytosegefahr regelmäßig Blutbildkontrollen erfolgen.

Neuere Therapieansätze

Infliximab (Remicade®) wirkt ebenfalls immunsuppressiv. Dieser monoklonale Anti-Tumor-Nekrose-Faktor-Antikörper bindet den menschlichen Tumor-Nekrose-Faktor-α (TNF-α), dessen physiologische Wirkungen die Induktion entzündungsfördernder Zytokine, die Förderung der Wanderung weißer Blutzellen sowie die Aktivierung von Akute-Phase-Proteinen einschließen. Allerdings spricht nur ein Teil der Patienten auf diese Substanz an. Infliximab kann bei steroidrefraktärem oder -abhängigem **Morbus Crohn** sowie bei Patienten mit Fistelbildung angewendet werden. Bei Colitis ulcerosa ist dieser Wirkstoff nicht indiziert. Nebenwirkungen sind Infektionen, etwa die Reaktivierung von Tuberkulose, Kopfschmerz oder gastrointestinale Beschwerden.

Antibiotika

Antibiotika spielen in der Therapie von chronisch-entzündlichen Darmerkrankungen nur eine untergeordnete Rolle. **Metronidazol** (Clont®) beispielsweise kann bei MC in einem akuten Schub mit zusätzlicher Fistelbildung die Therapie ergänzen. Auch zu Therapiebeginn kann vor Einführung eines Glukokortikoids ein antibiotischer Behandlungsversuch erfolgen.

Therapieanleitung

❚ Tabelle 2 fasst die stadiengerechte Therapie zusammen.

Prognose

80 % der Patienten mit Colitis ulcerosa erleben intermittierende Krankheitsschübe, 10–15 % haben eine kontinuierlich aktive Erkrankung, und bei 5–10 % ist der Beginn so schlimm, dass eine notfallmäßige Darmresektion nötig ist; im Krankheitsverlauf wird etwa ein Viertel der Patienten operiert. Bei Morbus-Crohn-Kranken wird hingegen in 75 % der Fälle eine Operation nötig. Beide Erkrankungen scheinen die Lebenserwartung allerdings nicht zu verkürzen.

Erkrankungsstadium	Pharmaka	Dosis/d
Colitis ulcerosa		
Akuter Schub	Mesalazin (M.); kein Ansprechen: + Glukokortikoid (G.)	M.: 3 × 1 g p.o. bzw. 1 g rektal G.: 40 mg für 6 Wochen, dann ↓ Dosis
Therapierefraktäre CU	Azathioprin	2 – 2,5 mg/kg KG
Rezidivprophylaxe	Mesalazin	3 × 500 mg p.o.
Morbus Crohn		
Akuter Schub	Glukokortikoid, evtl. + Mesalazin;	G.: 60 mg für 6 Wochen, dann ↓ Dosis; M.: 3 × 1 g p.o
+ Fistel	Metronidazol	3 × 400 mg p.o.
Chronisch aktiver oder therapierefraktärer MC	Azathioprin	2 – 2,5 mg/kg KG
Therapierefraktärer MC + Fistel	Infliximab	einmalig 5 mg/kg KG i.v.; Wiederholung nach (2 – 6–dann) je 8 Wochen

❚ Tab. 2: Pharmakotherapie chronisch-entzündlicher Darmerkrankungen.

Zusammenfassung

✖ Morbus Crohn (MC) und Colitis ulcerosa (KU) sind chronisch-entzündliche Darmerkrankungen unklarer Ursache. Bei Letzterer schreitet eine oberflächliche Entzündung vom Rektum kontinuierlich nach proximal fort. Bei MC kann jeder Abschnitt des Gastrointestinaltrakts diskontinuierlich von einer transmuralen Entzündung erfasst werden.

✖ Klinisch typisch sind für CU blutige Durchfälle, für MC Bauchschmerz und oft auch Symptome außerhalb des Magen-Darm-Trakts. Diagnostisch sind Anamnese, Untersuchung, Bildgebung, Histologie sowie Laborwerte sinnvoll.

✖ Die pharmakologische Therapie beschränkt sich weitgehend auf eine unspezifische Entzündungshemmung. Zur Verfügung stehen Aminosalicylate, Glukokortikoide und Immunsuppressiva. Wichtige Parameter bei der Therapieplanung sind Lokalisation und Krankheitsstadium.

✖ Während Aminosalicylate bei CU Mittel der Wahl bei leichten Schüben sowie zur Rezidivprophylaxe sind, ist bei MC kein remissionserhaltender Effekt durch Aminosalicylate belegt.

✖ Glukokortikoide sind bei entzündlichen Darmerkrankungen besonders in einem akuten Schub bzw. bei unzureichender Aminosalicylatwirkung indiziert.

✖ Immunsuppressiva werden vor allem bei therapierefraktärer Erkrankung eingesetzt.

Diabetes mellitus I

Definition
Von Diabetes mellitus (DM) spricht man bei einer der folgenden Situationen:

- **Nüchternblutzucker > 126 mg/dl**
- **Zweimal zufällige Blutzuckermessung > 200 mg/dl**
- **Oraler Glukosetoleranztest** (75 g) mit **> 200 mg/dl nach 2 h**

Von Prädiabetes spricht man bei Nüchternblutzucker zwischen 100 und 125 bzw. einen Glukosetoleranztest mit 140–199 mg/dl nach 2 h.

Epidemiologie
Diabetes mellitus bildet zusammen mit Bluthochdruck und Fettstoffwechselstörungen das metabolische Syndrom – ein Hauptrisikofaktor für koronare Herzkrankheit. In Deutschland sind etwa 5 Millionen Menschen betroffen, insgesamt 5 % in den westlichen Ländern. Obgleich die Prävalenz von Typ 2 in den vergangenen Jahren stetig gestiegen ist und mit über 85 % der DM-Patienten deutlich überwiegt, sind dennoch zwei Drittel aller neuen Diagnosen bis zum 19. Lebensjahr Typ-1-Patienten. Erkrankungsspitzen sind hier zwischen 4. und 6. Lebensjahr sowie in der frühen Pubertät. Typ-2-Erkrankungen treten meist nach dem 40. Lebensjahr auf. Aufgrund steigender Risikofaktoren sinkt das Erkrankungsalter allerdings tendenziell.

Einteilung, Pathophysiologie und Risikofaktoren
Die wichtigste Unterscheidung ist die der ätiologisch verschiedenen Typ-1- und Typ-2-Erkrankungen: Während **Typ 1** auf einer **autoimmunen Zerstörung** der **Inselzellen** des Pankreas beruht und zu einem **absoluten Insulinmangel** führt, kommt es bei **Typ 2** aufgrund von **Insulinresistenz** nur zu einer **relativen Insulininsuffizienz**. Typ 1 manifestiert sich in der Regel in Kindheit oder Jugendalter und wird deshalb auch manchmal als Jugenddiabetes bezeichnet. Das Erkrankungsrisiko steigt mit einer positiven Familienanamnese. Die Entstehung von Typ-2-DM erklärt man durch eine längerfristig erhöhte Blutglukosekonzentration, die

zu vermehrter Insulinsekretion und letztendlich zu einer „Erschöpfung" des Pankreas führt. Größter Risikofaktor der auch als „Wohlstandsdiabetes" bezeichneten Erkrankung ist Adipositas – über 80 % der Typ-2-Diabetiker sind übergewichtig. Außerdem können familiäre Belastung oder andere genetische Faktoren begünstigend wirken.
Zu den seltenen Diabetesformen zählt Mature-onset diabetes of the young (MODY), ein Gendefekt, der autosomal-dominant vererbt wird. Außerdem kann DM sekundär, z. B. durch Pankreaserkrankungen, entstehen.

Klinik
Zu den klassischen klinischen Symptomen zählen **Polyurie** (erhöhte Harnausscheidung), **Polydipsie** (gesteigerter Durst), **Polyphagie** (gesteigerte Nahrungsaufnahme) mit unerklärtem Gewichtsverlust sowie Mattigkeit. Besonders Typ-2-Patienten können allerdings auch asymptomatisch sein, und ihre Krankheit kann erst bei einer Screeninguntersuchung entdeckt werden.

> Diabetes mellitus kann asymptomatisch sein!

Diagnostik
Eine gute Anamnese ist wegweisend und ein Test auf Zucker im Urin hilfreich (die Nierenschwelle beträgt etwa 180 mg/dl), wenn auch nicht diagnostisch. Bei klinischem Verdacht wird eine **Nüchternblutzuckermessung** empfohlen. Bei negativem Ergebnis ist ein **oraler Glukosetoleranztest** sinnvoll, da zu Erkrankungsbeginn der Nüchternblutzucker noch normal sein kann. Als diagnostisch gelten eine der unter Definition genannten Bedingungen sowie eine Hyperglykämiesymptomatik in Kombination mit einem Blutzucker (BZ) von über 200 mg/dl. Ist einmal die Diagnose gestellt, sollten regelmäßig auch mögliche Komplikationen untersucht werden.

Komplikationen
Erhöhte Blutzuckerwerte können verschiedene Organe durch Gefäßwandverletzung (Mikro- und Makroangiopathie)

schädigen, die Komplikationen sind deshalb vielfältig. Zu den häufigsten Problemen zählen:

- Retinopathie
- Nierenleiden
- Neuropathie
- Arteriosklerose
- Infektionen

Um Komplikationen so gering wie möglich zu halten, sollten neben BZ regelmäßig noch weitere Parameter überprüft und dem Risikofaktor DM angepasste Zielwerte angestrebt werden:

- Blutdruck < 130/80 mmHg – Antihypertensiva der Wahl: ACE-Inhibitoren/AT_1-Rezeptor-Antagonisten
- LDL < 100, TG < 150, HDL > 40 – alle Diabetiker scheinen von Statinen zu profitieren
- Nierenfunktionstest
- Jährliche Retinauntersuchung

Therapie

Zielwerte

Ein gut eingestellter BZ sollte **nüchtern** zwischen **90** und **120 mg/dl** liegen, **postprandial** (nach dem Essen) im Bereich von **130–160 mg/dl**.
Um längerfristig Therapieerfolg sowie Compliance zu überprüfen, eignet sich eine Messung des glykosilierten Hämoglobinanteils (Hämoglobin, an das Glukose gebunden ist), des sog. **HbA_{1c}** in Abständen von 3–6 Monaten. Ab einem Wert **unter 7 %** sinkt das mikro- und makrovaskuläre Komplikationsrisiko.

Allgemeinmaßnahmen

Eine Veränderung des Lebensstils – besonders **Ernährungs- und Bewegungstherapie** – kann schleichend beginnenden Typ-2-DM zumindest am Anfang der Erkrankung oft kompensieren. Deshalb sollte nicht pharmakologische Therapie zuerst im Vordergrund stehen. Auch im Erkrankungsverlauf gilt: Bewegung senkt den Insulin- und Pharmakabedarf. Da bei Typ-1-Patienten ein absoluter Insulinmangel vorliegt, ist immer eine Substitution nötig, Allgemeinmaßnahmen sind aber dennoch bedeutend. Eine Schulung ist bei neuer Diabeteserkrankung immer sinnvoll. Dabei sollte den Patienten z. B. die Blutzuckerkontrolle im Alltag beigebracht werden.

Präparat	Handelsname	Wirkungseintritt (h)	Wirkungsdauer (h)
Insuline			
Normalinsulin	Insuman® Rapid	0,5	4 – 6 (kurz)
NPH-Insulin	Insuman® Basal	1 – 2	8 – 12 (intermediär)
Insulinanaloga			
Insulin Lispro	Humalog®	0,25	2 – 3 (kurz)
Insulin Aspartat	NovoRapid®	0,25	2 – 3 (kurz)
Insulin Glulisin	Apidra®	0,25	2 – 3 (kurz)
Insulin Detemir	Levemir®	1 – 2	20 (lang)
Insulin Glargin	Lantus®	2	20 – 40 (lang)
Inhalierbares Insulin	Exubera®	0,25	6 – 7 (kurz)

Tab. 1: Kinetik wichtiger Insuline und Insulinanaloga.

> Besonders Patienten mit beginnender Insulinresistenz sollte die Bedeutung von Ernährungs- und Bewegungstherapie am besten in einer Schulung deutlich vermittelt werden.

Medikamentöse Therapie

Typ-1-Diabetiker werden immer mit **Insulin** therapiert, für Typ-2-Patienten stehen auch sog. orale **Antidiabetika** zur Verfügung. Hier unterscheidet man **insulinotrope** Substanzen, die Insulinfreisetzung fördern, von **nicht insulinotropen**.

Insuline und Insulinanaloga

Die verschiedenen Präparate unterscheiden sich vor allem in ihrer Kinetik, d. h. in der Zeit, die bis zum Wirkungseintritt vergeht und die in der Praxis für den Diabetiker einen Spritz-Ess-Abstand bedeutet, sowie in der Wirkungsdauer (Tab. 1). **Normalinsulin** (humanes Insulin) liegt bevorzugt in Hexameren vor. Da das Kapillarendothel nach subkutaner Applikation erst nach Dissoziation in Monomere passiert werden kann, kommt es zu einer verzögerten Wirkung. Diese Hexamerassoziation zu senken, ist die Idee hinter der Herstellung schneller wirksamer gentechnisch synthetisierter Analoga wie **Lispro** oder **Aspartat**. Um die Wirkungsdauer von Insulin zu verlängern, kann man durch Zugabe von basischem Protamin eine Suspension aus einheitlich aufgebauten Kristallen herstellen. Nach subkutaner Injektion kommt es erst langsam zur Kristalllösung und so zu einem verzögerten Wirkungseintritt des sog. **NPH-Verzögerungsinsulins** (neutrales Protamin-Insulin Hagedorn). Noch stärker verzögert wirkt eine **Insulin-Zn-Suspension**. Diese kristallinen Verzögerungsinsuline haben jedoch Nachteile wie inhomogenes Wirkungsprofil oder Resorptionsschwankungen, die ihren

Einsatz deutlich einschränken. Die lang wirksamen Analoga Insulin **Detemir** und **Glargin** binden nach Applikation im Subkutangewebe, im Blut oder in Zielstrukturen an Fettsäure bzw. Albumin und wirken aufgrund langsamer Freisetzung lange und gleichmäßig ohne große Nebenwirkungen. Seit 2006 zugelassen ist das kurz wirksame, **inhalierbare Insulin** Exubera®, das alternativ zu Lispro oder Aspartat eingesetzt werden kann. Die Datenlage ist allerdings noch unzureichend.

Therapieschemata

Man sollte zwei Formen der Insulintherapie kennen: die konventionelle und die (erweiterte) intensivierte konventionelle Therapie. Die **konventionelle Insulintherapie** beinhaltet ein starres Schema der Insulinsubstitution und eignet sich deshalb nur für Patienten mit regelmäßiger Lebensführung, besonders festen Essenszeiten und -mengen. Diese Therapieform wird beinahe nur noch bei älteren Typ-2-Diabetikern eingesetzt. Dabei wird morgens und abends vor den Mahlzeiten je ein Kombinationspräparat injiziert, etwa eine Mischung aus 70% NPH- und 30% Normalinsulin. Die Morgendosis sollte ungefähr ⅔, die Abenddosis ⅓ des Tagesbedarfs decken. Da die Patienten selbst keine Therapieanpassung vornehmen, ist nur eine einmal wöchentliche BZ-Kontrolle nötig. Allerdings ist die Einstellung deshalb oft nicht optimal, und das feste Regime kann aufgrund der geringen Flexibilität als Verminderung der Lebensqualität empfunden werden.
Heute meist eingesetzt wird die (erwei-

terte) intensivierte konventionelle Insulintherapie. Sie ist Standard für alle Typ-1-Diabetiker sowie für Schwangere unter Insulintherapie, rückt aber auch bei insulinbedürftigen Typ-2-Diabetikern immer mehr in den Vordergrund. Der basale Insulinbedarf wird hier durch 2 – 3 Injektionen NPH-Insulin, ein- bis zweimal Detemir oder eine Gabe von Insulin Glargin gedeckt. Bei Gesunden gilt als Richtwert etwa 1 U/h. Zusätzlich nehmen die Patienten bei der **einfach intensivierten Therapie** zu den drei Hauptmahlzeiten Normalinsulin und kontrollieren täglich den Nüchternblutzucker. Bereits diese Therapieform zeigt verminderte Komplikationen wie Augen-, Nieren- oder Nervenleiden. Allerdings ist auch hier ein strenger Tagesrhythmus vorgegeben. Diesen Nachteil löst der aktuelle Goldstandard, die **erweiterte intensivierte** oder **Basis-Bolus-Therapie**: Hier erfolgen eine Blutzuckerkontrolle bei jeder Mahlzeit sowie eine angepasste Gabe von schnell wirksamen Insulinanaloga (Lispro, Aspart, Glulisin), auch als **Sprinterinsuline** bezeichnet. So hat der Patient völlige Freiheit bezüglich seiner Essenszeiten, -mengen und -auswahl. Allerdings ist für diese Therapieform eine spezielle Schulung erforderlich.

> Jedem Typ-1-Diabetiker sowie jungen insulinbedürftigen Typ-2-Diabetikern sollte eine erweiterte intensivierte Insulintherapie (Basis-Bolus-Therapie) mit begleitender Schulung angeboten werden.

Diabetes mellitus II

Nebenwirkungen

Der wichtigste unerwünschte Effekt in der Insulintherapie ist die **Hypoglykämie.** Zu niedriger Blutzucker tritt vor allem unter intensivierter konventioneller Insulintherapie auf. Ein erhöhtes Risiko besteht z. B. bei:

▶ Sehr unregelmäßigen Mahlzeiten
▶ Starker körperlicher Belastung
▶ Alkoholgenuss – Ethanol hemmt die Glukoneogenese
▶ β-Blockern – hemmen die adrenalininduzierte Glukosefreisetzung

Deshalb sollte jeder Patient unter Insulintherapie immer schnell wirkende Kohlenhydrate (z. B. Traubenzucker) bei sich haben, die bei den ersten Hypoglykämiezeichen sofort zur Verfügung stehen. Weitere Nebenwirkungen der Insulintherapie sind Gewichtszunahme oder Lipidhypertrophie des subkutanen Fettgewebes – regelmäßiger Wechsel der Einstichstelle senkt das Risiko.

Orale Antidiabetika

Während nicht insulinotrope Substanzen bei allen Typ-2-Diabetikern eingesetzt werden können, ist die Gabe von Wirkstoffen, die die Freisetzung von Insulin fördern, nur dann sinnvoll, wenn noch ausreichende Restfunktion der β-Zellen des Pankreas besteht.

α-Glukosidase-Hemmstoffe

Acarbose (Glucobay®) und **Miglitol** (Diastabol®) hemmen das Enzym α-Glukosidase, das im Darmepithel Glukose aus Disacchariden freisetzt. Dadurch wird der Abbau von Zuckern verlangsamt, der postprandiale Anstieg der Blutglukose reduziert und das HbA_{1c} um 0,5–0,8% gesenkt. Eingesetzt wird dieser Wirkstoff bei normal- oder übergewichtigen Typ-2-Diabetikern (gewichtsreduzierende Wirkung), wenn Ernährungs- und Bewegungstherapie nicht ausreichend sind. Die Dosierung erfolgt einschleichend, üblich sind dreimal 50–100 mg pro Tag. Eine sehr häufige Nebenwirkung sind gastrointestinale Beschwerden, verursacht durch den mikrobiellen Abbau nicht resorbierter Kohlenhydrate. Hypoglykämie tritt nicht auf.

Aufgrund der häufigen gastrointestinalen Nebenwirkungen ist die Compliance bei α-Glukosidase-Hemmstoffen häufig schlecht.

Biguanide

Metformin (Glucophage®) ist die einzige zugelassene Substanz dieser Wirkstoffgruppe. Sie fördert die zelluläre Glukoseaufnahme, hemmt die Glukoneogenese in der Leber und erhöht den Glukosetransport in Muskel- und Fettgewebe, vermindert allgemein die Insulinresistenz und wirkt deshalb nur, wenn Insulin vorhanden ist. Der HbA_{1c}-Wert sinkt um etwa 1,5%. Neben diesen BZ-Effekten beeinflusst der Wirkstoff auch Blutfettwerte positiv. Metformin ist Mittel der ersten Wahl bei Typ-2-Diabetikern, die mit Bewegungs- und Ernährungstherapie nicht ausreichend behandelt sind. Auch hier sollte die Therapie schleichend mit etwa 0,5 g begonnen werden, die maximale Dosis liegt bei 2,5 g pro Tag. Zu den Nebenwirkungen zählen Übelkeit, Durchfall sowie selten Laktatazidose. Da Metformin unverändert renal ausgeschieden wird, ist das Risiko einer Laktatazidose bei Niereninsuffizienz erheblich erhöht und die Gabe von Metformin deshalb kontraindiziert.

Metformin ist erste Wahl zum Beginn einer pharmakologischen Therapie bei Typ-2-Diabetikern.

Thiazolidindione

Rosiglitazon (Avandia®) und **Pioglitazon** (Actos®) werden auch als **Glitazone** oder **Insulinsensitizer** bezeichnet. Sie binden an den nukleären Peroxisomen-Proliferator-aktivierten Rezeptor (PPARγ), der als Transkriptionsfaktor u. a. die Expression des insulinabhängigen Glukosetransporters Glut-4 steigert, der dann zur Glukoseaufnahme in Fett- und Muskelzellen führt. Erst nach etwa 2 Monaten tritt die volle Wirkung ein, das HbA_{1c} sinkt um 0,5–1,4%, und auch der Fettstoffwechsel wird positiv beeinflusst. Zugelassen sind Thiazolidindione bei Typ-2-Diabetikern nur in Kombination mit Metformin oder bei Unverträglichkeit mit Sulfonylharnstoffen (s. u.). Rosiglitazon wird in einer Dosis von 4–8 g pro Tag gegeben. Bei Pioglitazon beträgt die maximale Tagesdosis 30 mg. Zu den Nebenwirkungen zählen Gewichtszunahme, Ödembildung und Leberschädigung – fortgeschrittene Herzinsuffizienz (NYHA III und IV) sowie Lebererkrankungen sind eine Kontraindikation.

Thiazolidindione sind nur als Kombinationstherapie zugelassen.

Sulfonylharnstoffe

Sulfonylharnstoffe wirken insulinotrop, d. h., sie fördern die Insulinfreisetzung aus pankreatischen β-Zellen. Sie binden an deren Sulfonylharnstoffrezeptor (SUR-1) und schließen so ATP-abhängige Kaliumkanäle. Dadurch kommt es zu Depolarisation der Zellmembran, zur Öffnung spannungsabhängiger Kalziumkanäle, zum Kalziumeinstrom und zur Insulinsekretion. Das HbA_{1c} sinkt um etwa 1,5%. Eingesetzt werden Substanzen der zweiten und dritten Generation. **Glimepirid** (Amaryl®, dritte Generation) ist Mittel der ersten Wahl, aber auch **Glibenclamid** (Glibenhexal®, zweite Generation) findet sich trotz häufigerer Nebenwirkungen noch im klinischen Alltag. Indiziert sind Sulfonylharnstoffe als primäre Monotherapie bei normalgewichtigen Typ-2-Diabetikern, die nach Bewegungs- und Ernährungstherapie immer noch erhöhte Blutzuckerwerte und eine Kontraindikation für Metformin haben. Zudem können Sulfonylharnstoffe in Kombinationstherapie gegeben werden. Der Therapiebeginn sollte einschleichend sein. Glibenclamid wird in einer Dosis von 1,75–7 mg morgens (insgesamt max. 10 mg pro Tag), Glimepirid in einer Dosis von 1–4 mg morgens (max. 6 mg pro Tag) gegeben. Da Sulfonylharnstoffe die Insulinsekretion unabhängig vom Blutglukosespiegel stimulieren, sind zum Teil schwere, protrahierte Hypoglykämien (zweite > dritte Generation) die wichtigste Nebenwirkung. Außerdem kann es zu Gewichtszunahme kommen.

Bei Patienten über 65 Jahren sind Sulfonylharnstoffe der zweiten Generation aufgrund der hohen Hypoglykämiegefahr kontraindiziert.

Glinide

Repaglinid (NovoNorm®) und **Nateglinid** (Starlix®) haben den gleichen Wirkmechanismus wie Sulfonylharnstoffe, unterscheiden sich aber in ihrer Struktur. Das HbA_{1c} kann ebenfalls um etwa 1,5% gesenkt werden. Eingesetzt werden können Glinide bei Typ-2-Patienten, deren Blutzucker durch Diät oder medikamentöse Monotherapie nicht ausreichend kontrolliert ist. Da die Wirkung sehr schnell eintritt, kann die Einnahme direkt vor dem Essen erfolgen. Üblich sind etwa dreimal 4 mg (max. 16 mg pro Tag) Repaglinid oder dreimal 60–120 mg Nateglinid. Auch Glinide können zu Hypoglykämie und Gewichtszunahme führen, allerdings ist Unterzucker seltener als bei Sulfonylharnstoffen.

Glinide entsprechen in Einsatz und Wirkung dem Basis-Bolus-Prinzip, das beim Typ-1-Diabetiker angewandt wird.

Differential- und Kombinationstherapie

■ Tabelle 2 liefert einen Überblick über die Eigenschaften der verschiedenen Antidiabetika.
Die Wahl eines Medikaments sollte – wie schon erwähnt – immer auf den Patienten mit seinen Lebensgewohnheiten und Risikofaktoren abgestimmt sein. Werden im Therapieverlauf zwei Präparate kombiniert, eignet sich die parallele Gabe eines insulinotropen Wirkstoffs und einer Substanz ohne diesen Effekt. In Kombination mit Insulin ist Metformin oder ein Sulfonylharnstoff sinnvoll.

Stufenplan der Therapie von Typ-2-Diabetes

■ Abbildung 1 zeigt das praktische Vorgehen in der Behandlung von Typ-2-Diabetes. Sobald der Zielwert (HbA_{1c} < 6,5%) erreicht ist, wird die aktuelle Therapiestufe fortgeführt und das HbA_{1c} regelmäßig kontrolliert.

	α-Glukosidase-Hemmer	Biguanide	Thiazolidindione	Sulfonylharnstoffe	Glinide
Insulinotrop	−	−	−	+	+
Hypoglykämie	−	−	−	+	+
Körpergewicht	↓	↓	↑	↑	↑
GI-UW	+	+	−	−	−
Ödembildung	−	−	+	−	−

■ Tab. 2: Eigenschaften oraler Antidiabetika.

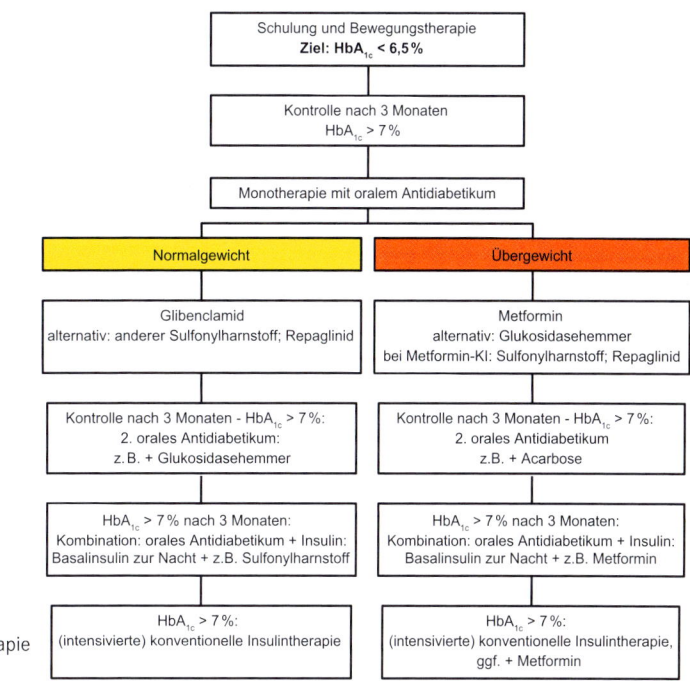

■ Abb. 1: Stufentherapie von Typ-2-Diabetes.

Zusammenfassung

✖ Von Diabetes mellitus spricht man bei Nüchternblutzucker > 126 mg/dl, bei zweimaliger zufälliger Blutzuckermessung mit > 200 mg/dl oder einem oralen Glukosetoleranztest mit > 200 mg/dl nach 2 h.

✖ Man unterscheidet Diabetes Typ 2 mit relativer Insulininsuffizienz von Typ-1-Diabetes, bei dem ein absoluter Insulinmangel vorliegt.

✖ Klassische klinische Symptome sind Polyurie, Polydipsie und Polyphagie.

✖ Erste Therapie sollte bei Typ-2-Diabetes Bewegungs- und Ernährungstherapie sein, bei Typ-1-Erkrankung ist immer ein Insulinersatz erforderlich.

✖ Zur medikamentösen Therapie stehen Insuline und Aanaloga sowie orale Antidiabetika zur Verfügung. Erstere unterscheiden sich vor allem in ihrer Kinetik, orale Antidiabetika kann man in insulinotrope und nicht insulinotrope unterteilen.

✖ Bei der Insulinersatztherapie unterscheidet man die konventionelle und die (erweiterte) intensivierte konventionelle Therapie, die heute Standard in der Behandlung von Typ-1-Diabetikern ist.

✖ Die medikamentöse Therapie von Typ-2-Diabetikern beginnt meist mit einem Antidiabetikum und kann im Verlauf durch ein zweites und/oder Insulin ergänzt werden.

Störungen des Schilddrüsenstoffwechsels I

Definition
Von einer Störung des Schilddrüsenstoffwechsels spricht man bei einer veränderten endokrinen Funktion der Schilddrüse. Die Ursache kann theoretisch bei jedem Schritt des durch Hypothalamus und Hypophyse gesteuerten Systems liegen (▮ Abb. 1).

Epidemiologie
Störungen des Schilddrüsenstoffwechsels sind häufig. Die euthyreote Struma – auch „Kropf" genannt, was allerdings keine Information über die Stoffwechsellage beinhaltet – ist die häufigste endokrinologische Erkrankung überhaupt.

Physiologie der Schilddrüsenhormonsynthese
Die Schilddrüse bildet die jodhaltigen Hormone T_3 und T_4. Jodid wird über aktiven Transport in die Schilddrüsenzelle aufgenommen und durch eine Peroxidase zu Jod oxidiert (**Jodination**). Durch die Jodierung von Tyrosinresten des Proteins Thyreoglobulin entstehen Mono- (MIT) und Dijodtyrosin (DIT, **Jodierung** ▮ Abb. 2). Durch erneute Peroxidaseaktivität kommt es zur **Koppelung** von einem MIT und einem DIT bzw. von zwei DIT zu Trijodthyronin (T_3) und Tetrajodthyronin (T_4). T_3 und T_4 werden in Thyreoglobulin im Kolloid der Schilddrüsenfollikel gespeichert (**Speicherung**). Nach TSH-Stimulation werden T_3 und T_4 durch Proteolyse aus Thyreoglobulin freigesetzt und ins Blut abgegeben.

Einteilung und Pathophysiologie
Man unterscheidet Funktionsstörungen mit normalen, erhöhten oder erniedrigten Schilddrüsenhormonwerten.
Bei der **euthyreoten Struma** kommt es zu einer Vergrößerung der Schilddrüse bei gleichzeitig normaler Hormonproduktion. Ursache ist Jodmangel. Um diesen Zusammenhang zu verstehen, eine kurze Erinnerung an Hormonregulation und -synthese: Jod ist ein essentieller Bestandteil – bei Mangel können T_3 und T_4 nicht ausreichend gebildet werden. Die physiologisch „richtige" Regulation ist eine erhöhte TSH-Sekretion und eine starke Stimulation des Schilddrüsengewebes als Anpassung an die relative Unterversorgung. So wird das wenige verfügbare Jod so intensiv verwertet, dass eine Hypothyreose ausbleibt. Zudem setzt jodarmes Schilddrüsengewebe Wachstumsfaktoren frei, sodass es letztendlich zu einer Schilddrüsenhypertrophie (Zellvergrößerung) und -hyperplasie (Vermehrung der Zellzahl) kommt.
Eine **Hyperthyreose** (Schilddrüsenüberfunktion) kann entstehen durch:

▸ Morbus Basedow – eine Autoimmunerkrankung, bei der TSH-Rezeptoren durch Autoantikörper überstimuliert werden
▸ Autonome Knoten – Schilddrüsengewebe, das unabhängig von der TSH-Regulation Jod aufnimmt und Hormon produziert
▸ Entzündungen des Schilddrüsengewe- bes – erhöhte Hormonfreisetzung durch Zellschädigung
▸ Andere seltenere Ursachen

In allen Fällen kann es zu erhöhten Schilddrüsenhormonwerten kommen.
Hypothyreose (Schilddrüsenunterfunktion) hat in über 90% der Fälle primäre, also schilddrüsenbedingte Ursachen. Dabei unterscheidet man Erkrankungen mit und ohne mögliche Kropfbildung. Zu Ersteren zählt Hashimoto-Thyreoiditis, eine Autoimmunerkrankung. Zur zweiten Gruppe gehört z. B. eine vorangegangene Operation oder Strahlentherapie.

> Der Begriff Struma („Kropf") ist nur eine phänotypische Beschreibung und kann mit normaler Über- oder Unterfunktion der Schilddrüse einhergehen.

Klinik
Schilddrüsenhormone sind für Wachstum und Reifung verantwortlich, regulieren Stoffwechsel und Grundumsatz und sind essentiell für Funktionen des ZNS sowie die Herzaktivität. Wenn man sich an diese Grundlagen erinnert, sind die klinischen Manifestationen bei Schilddrüsenüber- oder -unterfunktion leicht ableitbar:
Bei **Hyperthyreose** kommt es zu Gewichtsabnahme ($\uparrow$ Grundumsatz), Tachykardie, Unruhe sowie Wärmeintoleranz.
Hypothyreose führt zu Gewichtszunahme, Bradykardie, Antriebslosigkeit, Konzentrationsschwäche oder Kälteintoleranz, bei Schilddrüsenunterfunktion während der Schwangerschaft zu mentaler Retardierung des Kindes (Kretinismus).
Solange eine **Euthyreose** (griech. gute Schilddrüsenfunktion) aufrechterhalten werden kann, kommt es – neben der möglichen Kropfbildung (▮ Abb. 3) – zu keiner weiteren klinischen Symptomatik.

Diagnostik
Bei anamnestischem Verdacht ist eine Untersuchung der Schilddrüsenfunktionswerte im Blut indiziert. Der **TSH-Wert** (Norm 0,5 – 5 mU/l) ist der emp-

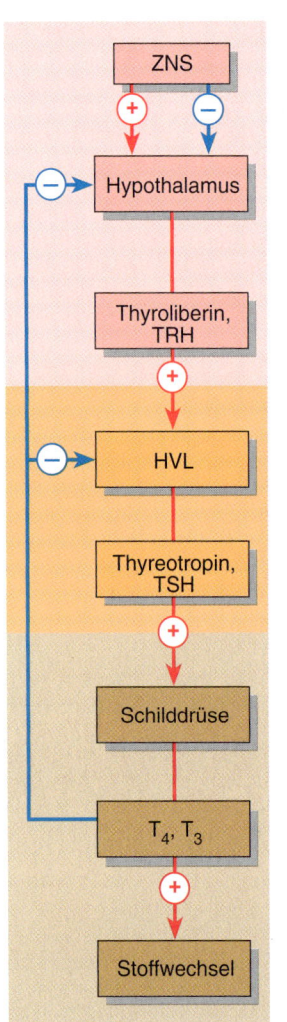

▮ Abb. 1: Regulation des Schilddrüsenhormonsystems. [5]

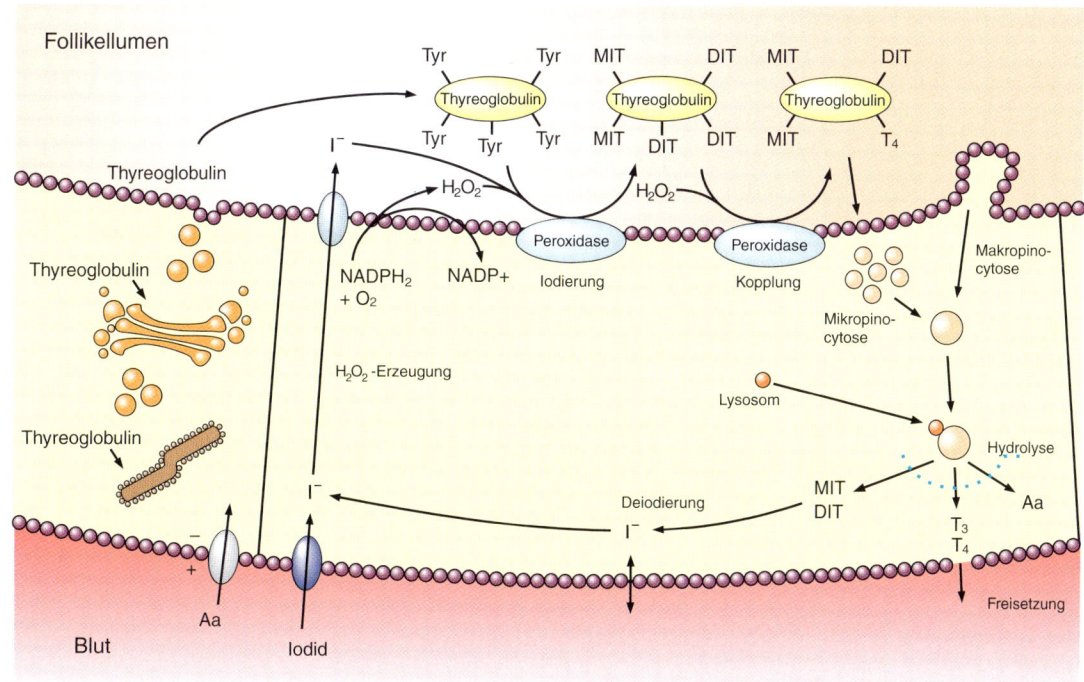

findlichste Indikator bei Störungen; bei leichter Überfunktion ist er bereits reduziert, bei Unterfunktion erhöht, während T_3 und T_4 noch im Normbereich liegen können. Der TSH-Wert sollte deshalb an erster Stelle bestimmt werden. In einem zweiten Schritt ist die Messung des **freien T_4**-Spiegels (Norm 0,6 – 1,8 ng/dl) sinnvoll, etwa um den Erkrankungsgrad zu erfassen oder zwischen primären und sekundären Ursachen der Funktionsstörung zu differenzieren. Bei der weiteren ätiologischen Untersuchung hyperthyreotischer Zustände kann eine sonographische und szintigraphische Schilddrüsendiagnostik weiterhelfen.

In der Schwangerschaft sind Screeninguntersuchungen auch bei Patientinnen ohne Symptome sinnvoll, da hier der Hormonbedarf steigt und gleichzeitig Mangelzustände irreversible Auswirkungen haben können. Auch wenige Tage nach der Geburt werden Schilddrüsenparameter routinemäßig bestimmt.

> Diagnostische Leitgröße und erster Schritt in der Schilddrüsenfunktionsdiagnostik sollte der TSH-Spiegel im Blut sein.

Medikamentöse Therapie

Jodsalze

Kaliumjodid (Jodid®) wird zur **Jodmangelprophylaxe** eingesetzt. Der **Jodbedarf** für ausreichende Schilddrüsenhormonsynthese beträgt **200 µg/d**, das als Kaliumjodid in jodiertem Speisesalz enthalten ist. Die durchschnittliche Jodzufuhr mit der Nahrung liegt in Deutschland allerdings unter 100 µg/d. Während Schwangerschaft und Stillzeit ist der Bedarf beinahe verdoppelt und eine zusätzliche prophylaktische Einnahme von Kaliumjodid (200 µg/d) sinnvoll. Weitere Indikationen zur Jodidgabe sind eine **Strumatherapie** im Kindes- und Jugendalter sowie bei jungen Erwachsenen nach Ausschluss einer relevanten Schilddrüsenautonomie. In hohen Dosen wirkt Jodid als **Thyreostatikum** (S. 48).

Ab Dosen von über 300 µg pro Tag kann es zu jodinduzierten Hyperthyreosen kommen. Nach langer hoher Stimulation kann Schilddrüsengewebe von TSH-Reizen unabhängig werden (Bildung von „autonomem Gewebe") und erhöhtes Jodangebot zu unregulierter Hormonsynthese und -freisetzung führen.

> Funktionelle Autonomie der Schilddrüse ist eine Kontraindikation der Jodidtherapie – hier besteht Gefahr, eine jodinduzierte Hyperthyreose auszulösen. Deshalb müssen Knoten vor Therapiebeginn eindeutig diagnostiziert sein.

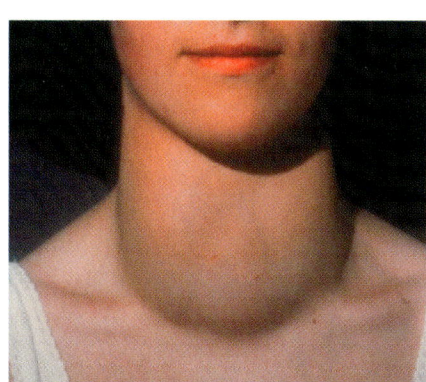

■ Abb. 3: Struma. [12]

Störungen des Schilddrüsenstoffwechsels II

Therapeutische Anwendung von Schilddrüsenhormonen

Thyroxin (T_4, Levothyroxin, L-Thyroxin®) ist Mittel der Wahl, alternativ steht T_3 (Liothyronon) oder eine Kombination (Novothyral®) zur Verfügung, die z. B. bei Dejodasemangel sinnvoll ist. Obwohl T_3 eine weitaus höhere Affinität zu Rezeptoren des Zielgewebes hat, wird T_4 therapeutisch bevorzugt, da sich aufgrund des langsameren Abbaus (Plasmaeliminations-HWZ 7 Tage versus 1,5 Tage bei T_3) ein gleichmäßigerer Blutspiegel einstellen kann. Indikationen können alle Formen der **Schilddrüsenunterfunktion** sein, **Suppressionsbehandlung** nach operativer und Strahlenbehandlung von Malignomen, **Rezidivprophylaxe** nach Strumaresektion oder Behandlung von Depression (Thyroxin verstärkt die Wirkung trizyklischer Antidepressiva). Die Einnahme sollte etwa 30 – 60 min vor dem Frühstück erfolgen, da gleichzeitige Nahrungsaufnahme die Resorption vermindert. Unerwünschte Wirkungen sind Symptome der Schilddrüsenüberfunktion.

Thyreostatika

Thyreostatika sind Wirkstoffe, die die Schilddrüsenfunktion hemmen; man unterscheidet Substanzen mit folgenden Wirkungsmechanismen:

▶ Hemmung des Jodidtransports in die Schilddrüse bzw. Hemmung der Hormonsynthese
▶ Hemmung der Schilddrüsenhormonfreisetzung
▶ Zerstörung des Schilddrüsengewebes durch ionisierende Strahlen

Hemmung des Jodidtransports

Natriumperchlorat (Irenat®) ist ein kompetitiver Hemmstoff des Jodidtransports in die Schilddrüse. Er wird vor allem zur Prophylaxe und Therapie von **jodinduzierter Hyperthyreose** – etwa durch Kontrastmittelgabe – eingesetzt. Nach oraler Gabe tritt die Wirkung schnell ein, hält aber nur wenige Stunden an, so dass mehrere tägliche Gaben nötig sind. Zu den Nebenwirkungen zählen Magen-Darm-Beschwerden oder allergische Reaktionen.

Hemmung der Hormonsynthese

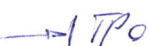 TPO

Thionamide sind Thioharnstoffderivate und hemmen die Schilddrüsenperoxidase kompetitiv. Dadurch kommt es zu einer Hemmung der Jodidoxidation zu Jod sowie zur Unterbindung der Kopplungsreaktion von MIT und DIT zu T_3 und T_4. Die thyreostatische Wirkung tritt nach 1 – 4 Wochen ein. **Propylthiouracil** (Propycil®) hemmt zusätzlich peripher das Enzym Dejodase. Als weitere Substanzen stehen **Thiamazol** (**Methimazol,** Favistan®) und **Carbimazol** (Neo-Thyreostat®) – das nach Resorption in seine Wirkform Thiamazol umgewandelt wird – zur Verfügung. Indikationen sind Morbus Basedow oder andere Zustände mit **Schilddrüsenüberfunktion.** Die Therapie wird mit hoher Dosis begonnen und dann auf eine niedrigere Erhaltungsdosis reduziert; die Therapiedauer beträgt 12 – 18 Monate. Zu den unerwünschten Wirkungen zählen allergische Reaktionen sowie Knochenmarkdepression bis Agranulozytose (< 0,5 %).

> Thioharnstoffe sind plazentagängig – Schwangerschaft ist allerdings nur eine relative Kontraindikation, und bei klarer Indikation sollte Propylthiouracil in geringstmöglicher Dosis gegeben werden.

Hemmung der Hormonfreisetzung

Jodid wirkt in hohen Dosen (> 5 mg/d) schnell (innerhalb von 24 h) und kurz (max. 10 – 15 Tage) thyreostatisch. Es unterbindet die Freisetzung des Schilddrüsenhormons, außerdem kommt es kurzfristig zu einer Hemmung der Jodorganifizierung; die genauen Wirkmechanismen sind allerdings unklar. Angewendet wird eine Hochdosis-Jodtherapie zur **Operationsvorbereitung**, z. B. bei Patienten mit schwer kontrollierbarem Morbus Basedow („Plumme-

rung": neben der hormonellen Funktion werden auch Volumen und Durchblutung der Schilddrüse vermindert) sowie zur Therapie **nicht jodinduzierter thyreotoxischer Krisen.** Zu den Nebenwirkungen zählen Haut- und Schleimhautreizung („Jodismus") oder selten allergische Reaktionen.

Zerstörung von Schilddrüsengewebe

Zur Radiojodtherapie wird ^{131}Jod (HWZ: 8 Tage) eingesetzt. Wenige Minuten nach oraler Einnahme kommt es zur Jodanreicherung im Schilddrüsengewebe oder in jodaufnehmenden Metastasen. Das radioaktive Isotop sendet zu 90 % β-Strahlung aus, deren Reichweite nur etwa 1 mm beträgt. Deshalb kann so relativ selektiv unter Schonung gesunden Gewebes therapiert werden. Indikationen sind die primäre Therapie bei **Schilddrüsenautonomie,** eine Zweitmaßnahme (neben OP) bei **Schilddrüsenüberfunktion** und erfolgloser medikamentöser Therapie sowie die Diagnose und Therapie jodspeichernder **Metastasen** nach Schilddrüsenentfernung. Mögliche Nebenwirkungen sind eine lokale Entzündung oder vorübergehende Symptome einer Hyperthyreose.

Therapie von speziellen Funktionsstörungen

Euthyreote Struma

■ Tabelle 1 fasst die Therapievorschläge bei euthyreoter Struma zusammen. Ziel der Jodidtherapie ist bei Kindern und Jugendlichen eine vollständige Strumarückbildung, bei Erwachsenen unter 40 Jahren wird eine Volumenreduktion um 30 % angestrebt; eine sonographische Kontrolle sollte nach einem halben und einem Jahr erfolgen. Zur Rezidivprophylaxe werden – entsprechend der prophylaktischen Be-

Wirkstoffe	Dosierung	Indikation
Kaliumjodid (Jodid®)	100 – 200 µg/d	Kinder und Jugendliche
oder **Levothyroxin** (L-Thyroxin®)	Initial: 1 × 25 – 100 µg/d Erhaltungsdosis: 1,5 – 2 µg/kg/d	▶ > 40. LJ ▶ unzureichende Jodid-Tx nach 1 a ▶ Nachweis von Schilddrüsenantikörpern
oder Jodid® + L-Thyroxin®	100 – 200 µg/d Jodid + 75 – 100 µg/d L-Thyroxin®	Erwachsene bis 40. LJ

■ Tab. 1: Strumatherapie.

handlung (s. o.) – täglich 100–200 µg Kaliumjodid oral verordnet.

Hyperthyreose

▪ Tabelle 2 gibt die Differentialtherapie bei verschiedenen Formen der Hyperthyreose wieder.

Bei der Therapie von Morbus Basedow mit Carbimazol ist nach 2–8 Wochen meist eine Euthyreose erreicht, nach 12–18 Monate kann ein Auslassversuch der medikamentösen Therapie erfolgen.

Zur **symptomatischen Therapie** von Hyperthyreose sind **β-Blocker** wie Propranolol erste Wahl. Neben ihrer negativen chrono- und inotropen Wirkung haben sie positive Effekte auf verschiedenste Gewebe, da es bei Schilddrüsenüberfunktion zu einer Zunahme adrenerger β-Rezeptoren kommt; so können sie beispielsweise Hitzeintoleranz oder Tremor mindern. Außerdem hemmen β-Antagonisten durch Enzymblockade die Konversion von T_4 zu T_3.

Hypothyreose

Zur Therapie chronischer Schilddrüsenunterfunktion ist die Substitution mit **Levothyroxin** (L-Thyroxin®) indiziert. Initial werden 25 µg pro Tag oral gegeben, dann sollte eine Steigerung um 25 µg alle 1–3 Wochen erfolgen bis zu einer Erhaltungsdosis von etwa 1,8 µg/kg bei Erwachsenen.

Thyreotoxische Krise

Die thyreotoxische Krise oder Thyreotoxikose ist eine krisenhafte Verschlimmerung einer Schilddrüsenüberfunktion, die aufgrund ihrer Symptomatik – von Tachykardie bis Koma – akut lebensbedrohlich ist; die Letalität liegt bei bis zu 50%. Auslöser kann z. B. die Gabe von großen Jodmengen im Röntgenkontrastmittel sein. Auch verschiedene Medikamente sind jodhaltig und können ebenso wie Infektionen potenzierend wirken.

> Das Antiarrhythmikum Amiodaron ist ein klassisches Beispiel für jodhaltige Arzneistoffe (37% Jodgehalt!) und kann zu Störungen der Schilddrüsenfunktion wie hyperthyreoten Zuständen führen.

Zu den wichtigsten Akutmaßnahmen zählen:

▶ Thyreostatikum: **Thiamazol** 40–80 mg i. v. alle 8 h
▶ β-Rezeptor-Antagonist: **Propranolol** 40 mg i. v. über 6 h
▶ Glukokortikoid: **Hydrokortison** 100 mg als Bolus, dann 250 mg über 24 h i. v.

Zusätzlich kann **Jodid** in hoher Dosierung bei nicht jodinduzierter Thyreotoxikose die Freisetzung von Schilddrüsenhormonen unterbinden. Sind große Jodmengen die Ursache der Krise, sind **Lithiumsalze** eine Alternative. Außerdem kann Kaliensubstitution (Glukose 20–50%), Volumen- und Elektrolytsubstitution (0,9% NaCl), Sedation (Benzodizepin) oder eine Notfallschilddrüsenresektion bei hämodynamischem Schock mit Multiorganversagen nötig werden.

> Die Therapie einer thyreotoxischen Krise sollte immer auf einer Intensivstation erfolgen.

Wirkstoffe	Dosierung	Indikation
Carbimazol (Neo-Thyreostat®)	Initial: 10–20 mg/d Erhaltungsdosis: 10 mg/d	**M. Basedow**
oder **Propylthiouracil** (Propycil®)	Initial: 150–400 mg/d (2 Dosen) Erhaltungsdosis: 50–150 mg/d	**M. Basedow**
Thiamazol (Favistan®)	Initial: 1–2 × 20 mg/d Erhaltungsdosis: 5–20 mg/d	**Funktionelle Autonomie**

▪ Tab. 2: Therapie von Schilddrüsenüberfunktion.

Zusammenfassung

✱ Störungen der endokrinen Schilddrüsenfunktion sind häufig. Man unterscheidet euthyreote, hyper- und hypothyreote Zustände.

✱ Schritte der Hormonsynthese sind Jodidoxidation, Jodierung von Tyrosin zu Mono- und Dijodthyronin, Kopplung zu T_3 und T_4 und Speicherung als Thyreoglobulin. Freisetzung erfolgt nach Stimulation durch hypophysäres TSH.

✱ Schilddrüsenhormone beeinflussen Wachstum und Stoffwechsel. Entsprechend sind klassische Symptomen bei Überfunktion Gewichtsabnahme oder Hitzeintoleranz, bei Unterfunktion Antriebslosigkeit oder Kälteempfindlichkeit. Bei passender Klinik sollte eine TSH-Bestimmung erster Schritt sein.

✱ Zur medikamentösen Therapie stehen Kaliumjodid prophylaktisch oder zur Therapie euthyreoter Struma, Schilddrüsenhormone bei Unterfunktion oder Thyreostatika zur Suppression von Hormonproduktion, -freisetzung oder zur Zerstörung von Schilddrüsengewebe zur Verfügung.

✱ Natriumperchlorat hemmt den Jodidtransport in die Schilddrüse. Thionamide unterbinden die Hormonsynthese durch Enzymhemmung. Jodid verhindert in hohen Dosen Hormonfreisetzung. [131]Jod zerstört Schilddrüsengewebe.

Nebennierenrindenhormonstörungen

Definition
Unter Störungen der endokrinen Nebennierenrindenfunktion versteht man eine vermehrte oder verminderte Hormonsynthese der dort gebildeten Steroidhormone. Die Ursache kann entweder primär sein, also in der Nebennierenrinde (NNR) selbst liegen, oder sekundäre Folge von Über- oder Unterstimulation des Drüsengewebes sein.

Epidemiologie
Primäre Nebenniereninsuffizienz hat in Westeuropa eine Prävalenz von etwa 5 : 100 000. Sekundäre Formen sind wesentlich häufiger. Die weitaus häufigste Ursache von Hyperkortisolismus ist eine andauernde, hochdosierte Glukokortikoidtherapie („iatrogenes Cushing-Syndrom").

Physiologie der Nebennierenrindenhormone
Die Nebennierenrinde produziert drei wichtige Klassen von Steroidhormonen: **Mineralokortikoide** (Zona glomerulosa), **Glukokortikoide** (Zona fasciculata) und **Androgene** (Zona reticularis). Die normale endokrine Funktion ist folglich wichtig zur Regulation des Blutdrucks und Elektrolythaushalts (Mineralkortikoide: **Aldosteron**), des Metabolismus und Immunsystems (Glukokortikoide: **Kortisol**) sowie sekundärer Geschlechtsmerkmale bei Frauen (Androgene: **Dihydroepiandrosteron**).

Das **a**dreno**c**orti**c**o**t**rope **H**ormon (**ACTH**) des Hypophysenvorderlappens stimuliert die Synthese und Sekretion der Glukokortikoide sowie adrenaler Androgene. ACTH wird wiederum durch das **C**ortico**t**ropin-**r**eleasing **H**ormon (**CRH**) des Hypothalamus reguliert, das der Steuerung übergeordneter Zentren unterliegt. Zwischen Hypothalamus-Hypophysen-Achse und Glukokortikoidkonzentration besteht eine negative Rückkopplung.

Die basale Kortisolsekretion folgt einer starken zirkadianen Rhythmik: Das Produktionsmaximum liegt zwischen 6 und 8 Uhr, das Minimum um Mitternacht. Zudem führt Stress (Operationen, schwere körperliche Arbeit, psychischer Stress) zu einer starken ACTH- und Kortisolsekretion, die den Rückkopplungsmechanismus überspielt, also nicht von negativer Rückkopplung unterbunden wird.

Die Aldosteronsekretion wird hauptsächlich durch Angiotensin$_2$ (das durch ACE-Wirkung aus Angiotensin$_1$ entsteht) und durch die extrazelluläre Kaliumkonzentration reguliert. ACTH kann zwar akut die Mineralokortikoidsynthese stimulieren, spielt aber nur eine untergeordnete Rolle. Selbst bei kontinuierlich erhöhten ACTH-Werten pendelt sich die Aldosteronkonzentration im Normbereich ein („ACTH-Escape").

Einteilung und Pathophysiologie
Man unterscheidet NNR-Überfunktion und NNR-Insuffizienz. Hier werden nur die Situationen besprochen, in denen ein Pharmakologe gefordert ist: Eine Hormonersatztherapie bei unzureichender Synthese von Steroidhormonen und auch das iatrogene Cushing-Syndrom (Hyperkortisolismus) sind pharmakologisch relevant.

Nebenniereninsuffizienz kann primär oder sekundär sein. Ursachen einer **primären** Störung – die man auch als **Morbus Addison** bezeichnet – sind vielfältig:

- Autoimmunprozess – häufigste Ursache!
- Infektion: z. B. Tuberkulose oder CMV
- Vaskuläre Störung: etwa Blutung oder Thrombose
- Metastatische Erkrankung (etwa 10% des Drüsengewebes reichen für eine normale Funktion aus)
- Ablagerungserkrankung: Amyloidose, Sarkoidose, Hämochromatose
- Medikamente: Ketoconazol, Etomidat, Rifampicin

Sekundäre Ursache ist eine Störung der **hypophysären ACTH-Sekretion,** die wiederum durch jede Form primärer oder sekundärer Hypophyseninsuffizienz bedingt sein kann. Dabei bleiben allerdings die Aldosteronsynthese und -funktion erhalten, da hier die Steuerung hauptsächlich durch das Renin-Angiotensin-System erfolgt. Auch durch Glukokortikoidtherapie – also iatrogen – kann eine NNR-Insuffizienz ab 2-wöchiger Behandlung mit „ACTH-suppressiver Dosis" entstehen.

> Die „suppressive" Steroiddosis, die zu adrenaler Insuffizienz führt, ist sehr variabel. Bereits Dosen > 5 mg/d können suppressiv wirken.

Eine isolierte Störung der Kortisolsynthese findet sich beim autosomal-rezessiv erblichen **adrenogenitalen Syndrom** (AGS). In 90% ist ein Defekt der 21-Hydroxylase Ursache. Aus Hormonvorstufen werden nach ACTH-Stimulation vermehrt Androgene gebildet. Die Glukokortikoid- und Mineralkortikoidsynthese ist nicht möglich. Die physiologische Regulation ist eine weiter erhöhte ACTH-Produktion und NNR-Hyperplasie, die zu ständiger Androgenüberproduktion führt.

Das exogene **Cushing-Syndrom** ist die häufigste Form eines Hyperkortisolismus und entsteht iatrogen durch Glukokortikoidtherapie. Bei hoher Zufuhr wird – entsprechend einer endogenen Überproduktion – das Hypothalamus-Hypophysen-System durch Rückkopplung gedämpft, die inneren Nebennierenrindenanteile atrophieren. Als obere Schwellendosis für eine Dauertherapie mit Glukokortikoiden, die sog. Cushing-Schwellendosis, gelten deshalb 7,5 mg Prednisolonäquivalent pro Tag. Die physiologische Kortisolsekretion liegt zum Vergleich bei 20 – 30 mg täglich.

Klinik
Patienten mit **NNR-Insuffizienz** klagen über Schwäche, Ermüdbarkeit und Anorexie. Auch orthostatische Hypotonie ist häufig. Primäre Ursachen führen zudem zu Hyperpigmentation (das charakteristische körperliche Symptom; reaktive Erhöhung der ACTH-Sekretion führt über parallele Freisetzung von melanozytenstimulierendem Hormon [MSH] aus dem gemeinsamen Vorläuferprotein Proopiomelanocortin [POMC] zur Aktivierung von Melanozyten) und Hyperkaliämie. Typisch für das **AGS** sind Virilisierung sowie – je nach Grad der Aldosteroninsuffizienz – Elektrolytstörungen („Salzverlustsyndrom"). Beim **Cushing-Syndrom** beobachtet man Glukoseintoleranz bzw. Diabetes mellitus, Bluthochdruck, Vollmondgesicht, Stammfettsucht und Stiernacken, Osteoporose sowie Depression.

> Die vier Leitsymptome der manifesten primären Nebennierenrindeninsuffizienz (< 10% Restfunktion), die bei > 90% der Patienten auftreten, sind: Schwäche und rasche Ermüdbarkeit, Hautpigmentierung, Gewichtsverlust und niedriger arterieller Blutdruck.

Diagnostik
Bei klinischem Verdacht und konformer Anamnese – unbedingt sollten Medikamente erfragt werden – stehen verschiedene Blutuntersuchungen der endokrinen Funktion zur Verfügung. Ein frühmorgens gemessenes **Serumkortisol** von < 3 µg/dl (Norm 6 – 25 µg/dl) ist nahezu diagnostisch für eine NNR-Insuffizienz, ein Wert > 18 µg/dl ist in der Regel ein Gegenbeweis. Zur Diagnostik wird hier häufig ein **ACTH-Test** durchgeführt; dabei wird der Kortisolanstieg durch 0,25 mg ACTH nach 1 Stunde geprüft. Normal ist eine Erhöhung um ≥ 7 µg/dl bzw. ein absoluter Kortisolwert von ≥ 18 µg/dl. Die Mes-

sung des **Plasma-ACTH** erlaubt eine Differenzierung zwischen primärer (ACTH erhöht) und sekundärer (ACTH erniedrigt bis normal) NNR-Insuffizienz. Zur weiteren ätiologischen Untersuchung eignet sich die Suche nach **Autoantikörpern** (bis zu 80% positiv) oder bildgebende Diagnostik von Nebenniere oder Hypophyse. Zum Nachweis eines **AGS** misst man akkumulierte **Hormonvorstufen** (17α-Hydroxyprogesteron). Bei heterozygoten Allelträgern erfolgt ein Anstieg erst nach ACTH-Stimulation. Bei klinischem Verdacht eines **Hyperkortisolismus** kann ein niedrigdosierter **Dexamethason-Hemmtest** durchgeführt werden: Nach Einnahme von 2 mg Dexamethason um Mitternacht kommt es bei Erkrankung nur zu unzureichender Kortisolsuppression und der Serumwert am Morgen ist erhöht. Außerdem kann im **24-h-Urin** oder im **Speichel** eine erhöhte Kortisolkonzentration nachgewiesen werden. Zur ursächlichen Klärung eines Hyperkortisolismus eignen sich CRH-Test (ACTH-Bestimmung vor und nach CRH-Gabe) sowie hoch dosierter Dexamethasontest; auch hier ist Bildgebung ergänzend.

Therapie

Substitutionstherapie

Zur Therapie von NNR-Insuffizienz und AGS ist **Kortisol** als natürliches Glukokortikoid Mittel der Wahl. Die Dosis sollte der physiologischen endogenen Produktion entsprechen, unter Stresssituationen ist eine Anpassung erforderlich. Für leichte Infektionen z. B. kann die 3 × 3-Regel als Leitlinie gelten: 3-fache Kortisoldosis für 3 Tage. Um dem körpereigenen Sekretionsmechanismus so nahe wie möglich zu kommen, erfolgen drei tägliche Gaben mit der höchsten Dosis am Morgen.

Morbus Addison

Bei primärer NNR-Unterfunktion ist zudem eine Mineralkortikoidgabe erforderlich. Die Dosis sollte nach etwa 2 Wochen anhand des Plasmareninspiegels, des Blutdrucks, der Kaliumkontrolle sowie des Befindens des Patienten überprüft werden. Kontrollierte Therapiestudien zeigen verbesserte Lebensqualität besonders bei Frauen durch Gabe von Androgenvorstufe (Tab. 1). Die Behandlung muss in einem Notfallausweis erfasst werden. Außerdem sollten Patienten eine Schulung erhalten.

> Die Dosen der Kortikoidhormone zur adäquaten Ersatztherapie differieren intra- und interindividuell und müssen eng überwacht werden.

Adrenogenitales Syndrom

Die Glukokortikoiddosis bei AGS muss höher als bei Morbus Addison sein (15 – 20 mg/m²),

um gleichzeitig die ACTH- und damit Androgensekretion zu unterbinden. Eine abendliche Gabe kann besonders effektiv die morgendliche ACTH-Spitze hemmen. Bei Formen mit Salzverlust ist auch eine Mineralkortikoidsubstitution erforderlich (50 – 100 μg/d). Die Virilisierung von Patientinnen kann mit Antiandrogenen behandelt werden.

Exogenes Cushing-Syndrom

Glukokortikoide sind bekanntlich Bestandteil verschiedenster Therapien, allerdings kann eine langfristige hohe Gabe zu bedeutenden Nebenwirkungen führen. Das iatrogene Cushing-Syndrom entsteht durch Dosen, die oberhalb der endogenen Kortisolsekretion liegen. Therapie ist hier eine Reduzierung der Behandlung, die allerdings sehr langsam erfolgen muss: Bei symptomatischen Patienten ist aufgrund der physiologischen Regulation (anfänglich) mit einer Nebenniereninsuffizienz zu rechnen.

Wirkstoff	Handelsname	Dosierung
Hydrokortison	Hydrocortison®	10 – 12 mg/m²; z. B. 15 – 5 – 5 mg
Fludrokortison	Astonin H®	50 – 200 μg/d morgens
Dehydroepiandrosteron	DHEA®	25 – 50 mg/d

 Tab. 1: Substitutionstherapie bei Morbus Addison.

Zusammenfassung

✶ Die Nebennierenrinde produziert drei Steroidhormonklassen: Mineralkortikoide, Glukokortikoide und Androgene, deren Steuerung über Hypothalamus (CRH) und Hypophysenvorderlappen (ACTH) erfolgt. Aldosteron wird hauptsächlich vom Renin-Angiotensin-System reguliert.

✶ Formen der Nebennierenrindeninsuffizienz oder überschießender endokriner Wirkung können primär oder sekundär sein. Ein Hormonmangel kann durch pharmakologische Ersatztherapie behandelt werden.

✶ Bei Morbus Addison (primäre NNR-Insuffizienz) müssen Gluko- und Mineralkortikoide ersetzt werden. Außerdem scheint besonders bei Frauen die Gabe von Androgenvorstufen sinnvoll.

✶ Das adrenogenitale Syndrom (erblicher Enzymdefekt) erfordert ebenfalls Kortisol- und – je nach Grad des Aldosteronmangels – auch Mineralkortikoidersatz.

✶ Durch längere Glukokortikoidtherapie über der endogenen Produktion kommt es zu schweren Nebenwirkungen wie Cushing-Syndrom und Nebennierenrindeninsuffizienz.

Osteoporose

Definition
Osteoporose ist eine systemische Skelett-erkrankung, die durch eine **Reduzierung** der **Knochenmasse** und die Zerstörung der Knochenmikroarchitektur charakterisiert ist, was zu einem erhöhten Frakturrisiko prädis-poniert. Sobald eine osteoporotisch bedingte **Fraktur** auftritt, spricht man von **manifester** Osteoporose.

Epidemiologie
Osteoporose ist die häufigste Knochenerkran-kung im höheren Lebensalter. Über 25% aller Deutschen über dem 50. Lebensjahr sind betroffen. 80% aller Erkrankten sind post-menopausale Frauen. Ab dem 70. Lebensjahr steigt die „senile Osteoporose" stetig in bei-den Geschlechtern.

Einteilung, Ätiologie und Risikofaktoren
Man unterscheidet ätiologisch **primäre** (95%) und **sekundäre** (5%) Osteoporose. Zur Ersteren, bei der keine osteoporoseför-dernde Grunderkrankung vorliegt, zählen:

▶ Postmenopausale Osteoporose
= Typ-I-Osteoporose
▶ Senile Osteoporose
= Typ-II-Osteoporose
▶ Idiopathische Osteoporose junger Men-schen (selten)

Sekundäre Ursachen können endokrin (Hyper-kortisolismus, Hypogonadismus), iatrogen (Langzeittherapie mit Kortikosteroiden), durch mangelhafte Zufuhr von Kalzium oder Vitamin D sowie durch Immobilisation ent-stehen.
Nicht beeinflussbar sind die Risikofaktoren **Alter** (Knochenmasse sinkt mit Alter), **Geschlecht** (Frauen haben eine niedrigere Knochenmasse, die in der Menopause weiter sinkt) und genetische Prädisposition. Körper-liche **Inaktivität** oder **Mangelernährung** sollten unbedingt in die Therapieüberlegun-gen eingebunden werden.

Pathogenese
Verminderte Knochenmasse kann durch **erhöhte Resorption** oder **verminderte Bil-dung** von Knochengewebe entstehen. Auch niedrige Ausgangsmasse spielt eine Rolle. Zu einem Verlust kommt es altersbedingt sowie postmenopausal. In diesem Zusammenhang sind **endokrine Wirkungen** zentral: Ver-schiedene Hormone haben Einfluss auf den Knochenstoffwechsel und die damit eng ver-bundene Kalziumhomöostase: **Parathormon** (PTH) wird physiologischerweise bei ernied-rigter Kalziumkonzentration ausgeschüttet, führt zu erhöhter Phosphatausscheidung

und zur Synthese von **Calcitriol** (wirksames Vitamin D_3), das für adäquate Kalziumresorp-tion essentiell ist (▮ Abb. 1). **Estrogen** inhi-biert die Knochenresorption, indem es die Aktivität von Osteoklasten – Knochensub-stanz abbauende Zellen – hemmt. **Gluko-kortikoide** beeinträchtigen die Osteoblasten-aktivität. Das sind die für den Aufbau von Knochensubstanz verantwortlichen Zellen. Auch **Schilddrüsenhormone** können durch Stimulation der Knochenresorption Osteo-poroseentwicklung fördern.

> Meist ist Osteoporose durch einen multifaktoriell gesteigerten Knochen-metabolismus mit negativer Massen-bilanz bedingt.

Klinik
Zu den klassischen klinischen Symptomen zählen **Knochenschmerzen** (besonders im Rücken) und **Frakturen** (z. B. von Wirbelkör-pern oder des Schenkelhals) ohne adäquates Trauma (Spontanfrakturen). Durch die Sinte-rung von Wirbelkörpern kommt es zu Rund-rückenbildung und Abnahme der Körper-größe, was zu tannenbaumartigen Hautfalten am Rücken führen kann („Tannenbaum-phänomen").

Diagnostik
Die Diagnose wird anhand von **Klinik** und **Knochendichtemessung** gestellt: Durch die **D**ual-**X**-ray-**A**bsorptiometrie (**DXA**) wird die Flächendichte des Knochenmineralgehalts (in g/cm^2) gemessen. Dadurch lässt sich der T-Score bestimmen, der angibt, wie weit (in Standardabweichung) eine Knochendichte von der junger gesunder Erwachsener ab-weicht. Nach WHO liegt eine manifeste Osteo-porose bei einem Wert $\leq -2,5$ vor. Zwischen $-1,0$ und $-2,5$ spricht man von Osteopenie als Vorstadium. Die Messung erfolgt vorzugswei-se an Wirbelsäule und/oder Schenkelhals. Radiologische Zeichen wie „Fischwirbel", „Rahmenstruktur" von Wirbeln oder „Keil-wirbel" (v. a. BWS) sowie „Plattenwirbel" (v. a. LWS) finden sich meist erst im Spätstadium.

> Die Diagnose der primären Osteoporose ist eine Ausschlussdiagnose.

Therapie

Allgemeinmaßnahmen
Eine Veränderung des Lebensstils, die beson-ders in **Ernährungs-** und **Bewegungs-therapie** sowie **Nikotinkarenz** besteht, sollte Grundlage jeder Behandlung sein.

Außerdem sollten Risikofaktoren wie die Knochenmasse reduzierende Medikamente wie Glukokortikoide identifiziert und ausge-schaltet werden.

> Eine optimale Ernährung zur Prävention und Behandlung von Osteoporose sollte Vitamin D und Kalzium enthalten sowie kalorisch ausreichend sein.

Medikamentöse Therapie
Eine medikamentöse Therapie sollte bei **ma-nifester Osteoporose** mit einem T-Score von < -2 Standardabweichungen oder bei einem Risiko von $\geq 30\%$, in den nächsten 10 Jahren eine Wirbelkörper- oder Femur-fraktur zu erleiden, begonnen werden. Die medikamentöse Therapiedauer dieser chroni-schen Erkrankung sollte 3–5 Jahre betragen. Vitamin D und Kalzium sind auch zur Primär-prävention indiziert.

Vitamin D und Kalzium
Adäquate Vitamin-D- und Kalziumzufuhr ist notwendig, um eine ausreichende Versorgung des Knochens mit Kalzium sicherzustellen. Die Gabe ist Mittel der Wahl zur **Primärprä-vention** und **Basistherapie.** Zur Verfügung stehen **Vitamin D_3/Colecalciferol** (Viganto-letten®) und Calcium-Sandoz®-Brausetablet-ten; optimal ist eine Kalziumzufuhr mit der normalen Diät. Die übermäßige Einnahme von Vitamin D führt zu Hyperkalzämie, die sich als Verstopfung, Schwäche oder Depres-sion manifestieren kann.

Biphosphonate
Biphosphonate zählen wie Estrogene und selektive Estrogenrezeptor-Modulatoren (SERMs) zu den **Antiresorptiva** in der Osteo-porosetherapie. Sie hemmen Osteoklasten und damit den Knochenabbau. Die Knochen-neubildung wird nicht beeinträchtigt, und es kommt zu einem Zugewinn an Knochen-masse. **Etidronat** (Didronel®), **Alendronat** (Fosamax®) sowie **Risedronat** (Actonel®) sen-ken die Frakturrate um bis zu 50%. Indikatio-nen sind manifeste postmenopausale oder glukokortikoidinduzierte Osteoporose. Die Einnahme erfolgt oral täglich oder in größeren Zeitintervallen, vorzugsweise nüchtern und aufrecht mit viel Wasser. Biphosphonate sind allgemein gut verträglich. Da diese Wirkstoffe starke Säuren sind, kann es zu Schleimhaut-schädigung und gastrointestinalen Beschwer-den kommen.

Selektive Estrogenrezeptor-Modulatoren
Raloxifen (Evista®) führt durch alternative Aktivierung von Estrogenrezeptoren zur Akti-vitätssteigerung des osteoanabolen Faktors in

Osteoblasten, wirkt antiresorptiv an Knochen, verursacht aber – im Gegensatz zu Estrogenen – keine Proliferation des Brustepithels. Dadurch kommt es zu einem Anstieg der Knochendichte sowie einer verminderten vertebralen Frakturrate. Außerdem sinkt das Brustkrebsrisiko. Raloxifen ist zur Prophylaxe und Therapie der postmenopausalen Osteoporose zugelassen und eine Alternative bei Unverträglichkeit oder Kontraindikation für Biphosphonate. Die Einnahme erfolgt täglich oral. Bekannte Nebenwirkungen sind Ödeme und Gerinnungsstörungen.

> Neben der Basistherapie mit Kalzium und Vitamin D sind Biphosphonate und alternativ SERMs die Medikamente der ersten Wahl in der Osteoporosetherapie.

Hormonersatztherapie
Estrogene (und Gestagene) sind in der Osteoporosetherapie eine Option bei Biphosphonat-Kontraindikation oder gleichzeitig bestehenden klimakterischen Beschwerden. Sie führen zu einer Reduktion der Frakturrate. Da sie allerdings das Brustkrebsrisiko sowie kardiovaskuläre Komplikationen erhöhen, ist ihr Einsatz stark eingeschränkt.

> Der antiresorptive Effekt ist für Biphosphonate am höchsten, gefolgt von Hormonersatzpräparaten und SERMs.

Strontiumranelat
Strontiumranelat (Protelos®) wirkt wie Teriparatid **osteoanabol.** Es hemmt übermäßigen Knochenabbau und stimuliert Osteoblasten. Es kann bei postmenopausaler Osteoporose erwogen werden.

Teriparatid
Teriparatid ist die rekombinante Form eines **Parathormon**-Fragments. Durch intermittierend gering erhöhte Plasmakonzentration steigt der Neuaufbau von Knochensubstanz. Forsteo® kann bei manifester Osteoporose indiziert sein.

Calcitonin
Durch **Osteoklastenhemmung** wirkt Calcitonin (Calsynar®) antiresorptiv und hat zusätzlich analgetischen Effekt. Osteoporotisch

bedingte Knochenschmerzen sind eine mögliche Indikation. Calcitonin gilt allerdings als Reservemedikament in der Osteoporosetherapie. Menschliches oder aus dem Lachs gewonnenes Calcitonin kann subkutan oder als Nasenspray angewendet werden, wobei Letzteres eine stärkere Wirkung hat (beliebte Prüfungsfrage!).

Therapieschema
■ Tabelle 1 zeigt ein Therapieschema für postmenopausale Patientinnen, den Großteil der Osteoporosekranken.

Wirkstoff	Handelsname	Dosierung	Anmerkung
Kalzium	Calcium-Sandoz®	1500 mg/d oral	Erste Wahl: diätetische Kalziumzufuhr
Vitamin D₃ Colecalciferol	Vigantoletten®	800 IE/d oral	Bei Hospitalisierung und/oder wenig Mobilität und > 65. LJ
Alendronat	Fosamax®	10 mg/d oral	30 min vor Frühstück

■ Tab. 1: Osteoporosetherapie in der Menopause.

Zusammenfassung
✖ Osteoporose ist eine systemische Skeletterkrankung mit Reduzierung der Knochenmasse, Zerstörung der Knochenmikroarchitektur und erhöhtem Frakturrisiko. Sie hat meist primäre Ursachen und ist Ergebnis eines multifaktoriell gesteigerten Knochenmetabolismus mit negativer Massenbilanz.

✖ Klassische klinische Symptome sind Knochenschmerzen und Frakturen. Zur Diagnosestellung und weiteren Behandlungsplanung sollte zudem die Knochendichte gemessen werden.

✖ Ernährungstherapie (Vitamin-D- und calciumhaltig sowie kalorisch ausreichend) und Bewegungstherapie sowie Nikotinkarenz müssen Grundlage jeder Behandlung sein.

✖ Medikamentöse Therapie ist bei manifester Osteoporose mit einem T-Score von < –2 Standardabweichungen oder bei einem Risiko von ≥ 30%, in den nächsten 10 Jahren eine Wirbelkörper- oder Femurfraktur zu erleiden, indiziert.

✖ Neben den Basistherapeutika Kalzium und Vitamin D sind Biphosphonate erste Wahl, bei Kontraindikation oder Unverträglichkeit SERMs eine Alternative. Für alle weiteren Substanzen ist die Wirkung weniger gesichert.

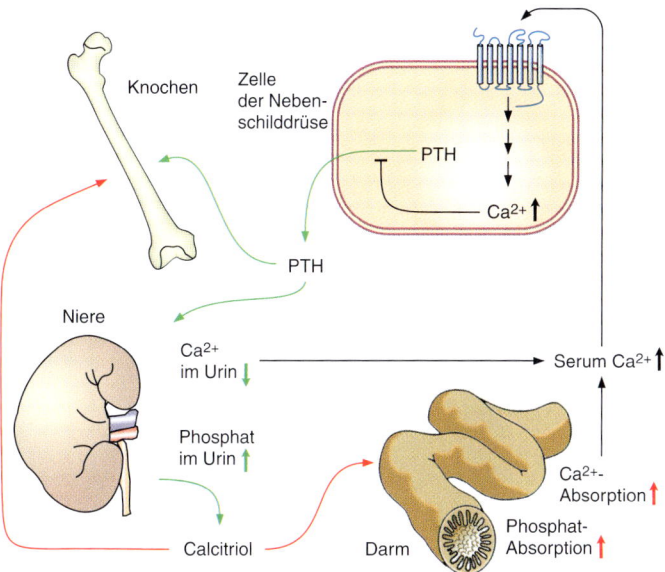

■ Abb. 1: Parathormon und Calcitriol im Kalziumstoffwechsel. [2]

Hyperlipoproteinämie I

Definition

Von Hyperlipoproteinämie oder Hyperlipidämie spricht man bei erhöhter Plasmalipidkonzentration. Dabei unterscheidet man **Hypertriglyzeridämie** (Triglyzeride > 200 mg/dl), **Hypercholesterinämie** (Gesamtcholesterin > 200 mg/dl) und **kombinierte Hyperlipidämien** (erhöhte Cholesterin- und Triglyzeridwerte), die am häufigsten sind.

Epidemiologie

Über 50% der westlichen Bevölkerung über dem 40. Lebensjahr haben Cholesterinwerte über 200 mg/dl. Lipidstoffwechselerkrankungen treten häufig in Kombination mit anderen Störungen wie etwa dem metabolischen Syndrom auf, das durch Adipositas, Störung des Glukosestoffwechsels und Bluthochdruck ergänzt wird und einen entscheidenden Risikofaktor für KHK darstellt.

(Patho-)Physiologie

Nach Resorption gelangen Lipide aus den Darmepithelzellen vor allem in Form von triglyzeridreichen Chylomikronen (s. u.) in die Lymphe und von dort in die Blutbahn. Mittels Abbau durch die endotheliale **Lipoproteinlipase** werden in verschiedenen Geweben Fettsäuren freigesetzt. Die Restpartikel speisen die Leber mit aus der Nahrung stammendem Cholesterin. Cholesterin ist essentiell für die Synthese von Gallensäuren, Hormonen sowie Zellmembranen. Endogen wird 1 g pro Tag hergestellt; über die Nahrung werden etwa 0,5 g aufgenommen, allerdings nur ein Anteil resorbiert. Die Leber deckt den Cholesterinbedarf überwiegend also selbst durch Biosynthese. Die Regulation erfolgt auf Stufe der **HMG-CoA-Reduktase** (katalysiert den Schritt HMG-CoA → Mevalonsäure), die den Ansatzpunkt der wichtigsten pharmakologischen Wirkstoffklasse in der Therapie von erhöhten Cholesterinwerten darstellt.

Da Triglyzeride und Cholesterin wasserunlöslich sind, werden sie umhüllt von Lipoproteinen im Blut transportiert. Nach ihrer Zusammensetzung unterscheidet man:

▶ **Chylomikronen**, die im Darm entstehen und zu 90% Triglyzeride enthalten, die sie zu Leber und extrahepatischem Gewebe transportieren
▶ **VLDL** (**v**ery **l**ow **d**ensity **l**ipoprotein)
▶ **LDL** (**l**ow **d**ensity **l**ipoprotein)
▶ **HDL** (**h**igh **d**ensity **l**ipoprotein)

VLDL ist Transporter für endogene Triglyzeride. Diese Partikel entstehen in der Leber und transportieren – ähnlich den Chylomikronen – Fettsäuren im Blut zu peripheren Geweben. LDL ist Transportmolekül für Cholesterin von der Leber zu peripheren Zellen. HDL kann zelluläres Cholesterin aufnehmen und bringt Cholesterin aus der Peripherie zur Leber.

Das **Arteriosklerose-** und damit **kardiovaskuläre Risiko** erhöht sich mit hohen LDL-, VLDL- und/oder **Triglyzeridwerten** sowie **niedrigem HDL**, das gefäßprotektive Wirkung hat. Hohe Triglyzeridwerte besonders in Verbindung mit Chylomikronen (Transporter exogener Triglyzeride) begünstigen Pankreatitisentstehung.

> Chylomikronen und VLDL transportieren überwiegend Triglyzeride, LDL und HDL vor allem Cholesterin.

Einteilung und Klinik

Man unterscheidet **primäre** von **sekundärer Hyperlipidämie,** die weitaus häufiger ist. Sekundäre Erkrankungen treten im Zusammenhang mit unterschiedlichen Grunderkrankungen wie Diabetes mellitus, Leber-, Nierenerkankungen oder Hypothyreose auf und bessern sich bei deren Behandlung. Primäre Formen beruhen auf vererbten Gendefekten. Die Ausprägung kann aber durch Umweltfaktoren (etwa Arzneimittel) oder Lebensgewohnheiten (z. B. Fehlernährung) beeinflusst werden. Das klassische Beispiel ist die familiäre Hypercholesterinämie, die auf einem Defekt des LDL-Rezeptors beruht. Häufigste primäre Hyperlipidämie ist allerdings die polygene Hypercholesterinämie.

Klinisch manifestieren sich in der Regel erst (arteriosklerotische) Folgeerscheinungen wie KHK, Herz-, Hirninfarkt oder Pankreatitis, Xanthome (plaqueartige Fettablagerungen, ▮ Abb. 1), ein

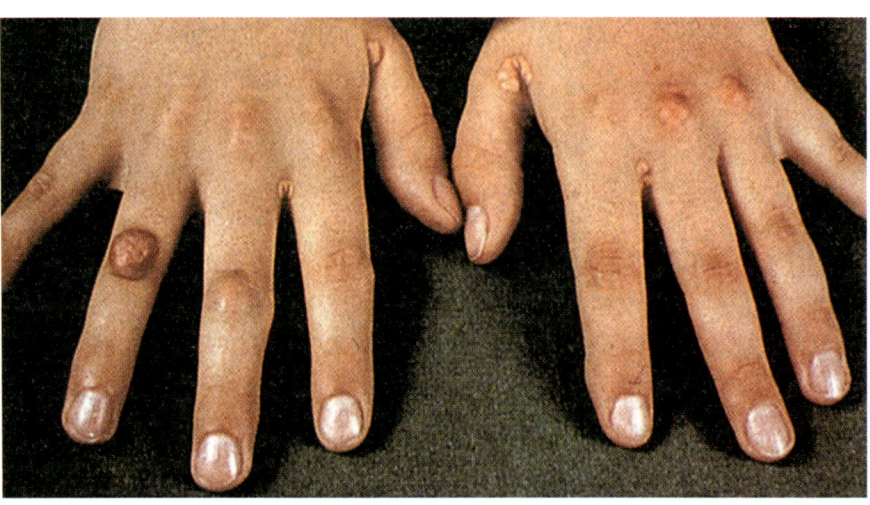

▮ Abb. 1: Xanthome. [12]

Arcus corneae (weißer oder grauer Ring am Kornearand) oder eine Fettleber.

> Fettstoffwechselstörungen sind meist lange Zeit symptomlos.

Diagnostik

Zur Diagnostik werden im ersten Schritt **Gesamtcholesterin** (Norm ≤ 200 mg/dl) und **Triglyzeride** (Norm ≤ 200 mg/dl) im Nüchternserum bestimmt. Zur besseren Risikoabschätzung und adäquaten Behandlung erfolgt eine Bestimmung der LDL- und HDL-Anteile. Außerdem ist es wichtig, zwischen primären – hier stehen bei Verdacht genetische Spezialanalysen zur Verfügung – und sekundären Hyperlipidämien zu unterscheiden. In diesem Zusammenhang sollte man das Arteriosklerose- bzw. KHK-Risikoprofil ermitteln (siehe Zielwerte) und bei Bedarf die Therapie von Grunderkrankungen verfolgen.
Es gibt verschiedene Screeningempfehlungen; sinnvoll erscheint, Männer ab dem 35. und Frauen ab dem 45. Lebensjahr routinemäßig zu untersuchen. Bestehen kardiovaskuläre Risikofaktoren, ist die Bestimmung eines Gesamtcholesterinwerts und des HDL-Anteils schon im jungen Erwachsenenalter indiziert.

Therapie

Zielwerte

Die Zielwerte richten sich nach dem individuellen Risikoprofil. ▌Tabelle 1 gibt eine Übersicht.
Folglich sollte für **HDL** ein Zielwert von ≥ **40 mg/dl** angestrebt werden, **Triglyzeride** sollten im Allgemeinen **unter 200 mg/dl**, bei einem Risikofaktor unter **150 mg/dl** liegen.

Allgemeinmaßnahmen

Alle Patienten mit erhöhtem LDL sollten ihren Lebensstil überprüfen und modifizieren. Dazu gehören eine Verminderung (gesättigter) Fette in der **Ernährung, Bewegung** und **Gewichtsreduktion**. Besonders bei Fällen mit sekundärer Hyperlipidämie ohne KHK(-Risikoäquivalent) sollte – bei

gleichzeitiger Kontrolle der Grunderkrankung – zunächst eine ausschließlich nichtpharmakologische Therapie versucht werden. Außerdem sollten zusätzliche Risikofaktoren (s. o.) möglichst beseitigt werden.

Medikamentöse Therapie

Die Ansätze der pharmakologischen Optionen sind vielfältig; dazu zählen:

▶ Hemmung der Cholesterinbiosynthese
▶ Beeinflussung des Lipoproteinstoffwechsels auf transkriptioneller Ebene
▶ Verminderung der Lipoproteinsynthese
▶ Hemmung der Cholesterinresorption
▶ Unterbindung der Gallensäurerückresorption

Statine

Statine sind die stärksten Medikamente zur **Senkung** von **LDL** (20 – 60%) und die am häufigsten eingesetzte Wirkstoffklasse in der Behandlung von erhöhten Cholesterinwerten; außerdem reduzieren sie Triglyzeride (10%). Ihre Wirkung beruht auf der kompetitiven Hemmung der **HMG-CoA-Reduktase**, des Schrittmacherenzyms der Cholesterinsynthese. **Atorvastatin** (Sortis®), **Simvastatin** (Zocor®) oder **Pravastatin** (Liprevil®) induzieren so einen intrazellulären Cholesterinmangel, was zu einer Steigerung der Expression von LDL-Rezeptoren und einer erhöhten Cholesterinaufnahme aus dem Plasma führt. Außerdem sind neben den beschriebenen noch weitere, etwa gefäßprotektive Wirkungen bekannt – Statine vermindern die Gesamtmortalität!
Eine Indikation besteht bei primärer diätresistenter Hypercholesterinämie, aber auch bei sekundärer, durch Lebensstilmodifikation und Behandlung der Grunderkrankung nicht kontrollierbarer Cholesterinerhöhung kann ein Statin gewählt werden.
Allgemein werden HMG-CoA-Reduktase-Inhibitoren gut vertragen. Kopfschmerzen und Magen-Darm-Beschwerden können auftreten. Noch seltener werden Muskelschmerz, Rhabdomyolyse und konsekutiver Nierenschaden als gefährlicher unerwünschter Effekt beschrieben – in Kombination mit Fibraten (s. u.) steigt das Risiko. Bei dosisabhängigen Nebenwirkungen oder bei schwerer Hyperlipidämie ist die Kombination mit einem Cholesterinresorptionshemmer oder/und einem Anionenaustauschharz empfohlen.

> Statine werden durch CYP-Isoenzyme abgebaut – Interaktionen mit anderen Wirkstoffen sind zu beachten! Ausnahme und beliebte Prüfungsfrage: Pravastatin wird CYP-unabhängig metabolisiert.

Risikogruppe	LDL-Zielwert [mg/dl]
KHK + KHK-Risikoäquivalent*	< 100
≥ 2 RF** für KHK	< 130
≤ 1 RF für KHK	< 160

▌Tab. 1: Zielwerte cholesterinsenkender Therapie
* KHK-Risikoäquivalente umfassen Diabetes mellitus, symptomatische Karotiserkrankung, periphere arterielle Erkrankung sowie ein abdominelles Aneurysma der Aorta;
** zu den klassischen Risikofaktoren zählen Nikotinkonsum, Bluthochdruck, eine positive Familienanamnese für frühe KHK (Männer ≥ 45 J., Frauen ≥ 55 J.) sowie ein HDL < 40 mg/dl.

Hyperlipoproteinämie II

Fibrate

Haupteffekte der Fibrate sind **Triglyzeridsenkung** (> 30%) und HDL-Erhöhung. Über die Beeinflussung von nukleären **Transkriptionsfaktoren** (PPAR-α, zur Erinnerung: Thiazolidindione in der Diabetes-mellitus-Therapie wirken über PPAR-γ) wirken sie auf den Stoffwechsel mehrerer Lipoproteine. So kommt es etwa zu einer verminderten Konzentration zirkulierender VLDL und einer Aktivitätssteigerung der Lipoproteinlipase, was zu einer verbesserten Verwertung von VLDL führt. Außerdem führt ein unklarer Mechanismus zur Verminderung von Gesamt- und LDL-Cholesterin (10–20%).

Indikationen für **Etofibrat** (Lipo-Merz®), **Bezafibrat** (Cedur®), **Fenofibrat** (Lipanthyl®) oder **Gemfibrozil** (Gevilon®) sind nach Lebensstilmodifikation fortbestehende Hypercholesterinämie und Hypertriglyzeridämie.

Zu den unerwünschten Wirkungen zählen gastrointestinale Beschwerden; Haarausfall, allergische Reaktionen und Impotenz sind selten. Bei gleichzeitiger Gabe von Statinen besteht ein erhöhtes Risiko für Muskelschädigung.

> Fibrate und Statine sollten aufgrund des erhöhten muskelschädigenden Risikos nicht kombiniert werden.

Nikotinsäure(derivate)

Durch rezeptorvermittelte **Hemmung** der für die Lipolyse entscheidenden **Triglyzeridlipase** kommt es zu verminderter Konzentration freier Fettsäuren und reduzierter Lipoproteinbildung – besonders VLDL-Bildung – in der Leber. VLDL sinkt um etwa 25%, **HDL steigt** so stark wie durch keinen anderen Wirkstoff (bis 35%).

Nikotinylalkohol (Radecol®) – der in der Leber zu Nikotinsäure, der wirksamen Substanz, oxidiert wird – kann bei Patienten mit Hypercholesterinämie oder gemischter Hyperlipidämie indiziert sein. Allerdings gelten Nikotinsäure(derivate) als Reservesubstanzen bei sonst schwer einstellbarer Lipidstoffwechselstörung. Der Einsatz wird nämlich oft durch signifikante Nebenwirkungen wie starke Hautausschläge (Flush), Sodbrennen bis hin zu Augenproblemen beschränkt.

Ezetimib

Ezetimib **hemmt** die **intestinale Resorption** von **Cholesterin** aus Nahrung und Galle selektiv, das heißt, die Aufnahme von Triglyzeriden, Fettsäuren und Vitaminen ist unbeeinflusst. Obwohl es zu einem Anstieg der intrazellulären Cholesterin-Neusynthese kommt, sinken Gesamt- und LDL-Cholesterin (bis 20%) im Plasma. In Kombination mit einem Statin potenziert sich der LDL-senkende Effekt.

Ezetrol® ist eine gute Option für Patienten, die keine hohe Statindosis tolerieren oder mit einer Monotherapie nicht ausreichend behandelt sind. Bei Statin-Kontraindikation oder -Unverträglichkeit kann Ezetimib als Einzelsubstanz gewählt werden.

Ezetimib ist gut verträglich; die häufigsten Nebenwirkungen sind Bauchschmerzen und Durchfall.

Colestyramin und Colestipol

Colestyramin (Quantalan®) und Colestipol (Colestid®) sind **basische Anionenaustauschharze**, die nicht resorbiert werden. Im Dünndarm binden sie **Gallensäuren** und **unterbrechen** so die **Rückresorption** im Rahmen des enterohepatischen Kreislaufs. Es kommt zu erhöhter Ausscheidung und gesteigerter Neubildung von Gallensäuren in der Leber, was vermehrte Cholesterinaufnahme aus dem Plasma voraussetzt. Messbar ist eine LDL-Reduktion dosisabhängig um bis zu 30%.

Indikationen sind mäßig bis mild erhöhte LDL-Werte für eine Monotherapie, in Kombination mit Statinen oder Fibraten kann starke Hypercholesterinämie behandelt werden.

Häufige Nebenwirkungen wie Verstopfung oder Völlegefühl verringern die Compliance und beschränken den Einsatz. Da auch fettlösliche Vitamine vermindert resorbiert werden, müssen sie bei hoher Dosis parenteral substituiert werden.

> Arzneimittel mit Säuregruppen (z. B. ASS, Cumarine, Digitalis) werden ebenfalls von Austauschharzen gebunden und müssen deshalb in zeitlichem Abstand (3 – 4 h) eingenommen werden.

Pharmakologische Superlative in der Therapie erhöhter Blutfettwerte

■ Tabelle 2 fasst Prüfungsklassiker zusammen.

Stärkste(r) ...	Wirkstoffklasse	Mechanismus	Maximum
LDL-Senkung	Statine	Cholesterin-Biosynthesehemmung	60%
HDL-Anstieg	Nikotinsäure	Triglyzeridlipase-Hemmung	35%
Triglyzeridsenkung	Fibrate	Wirkung auf Transkriptionsfaktoren	> 30%

■ Tab. 2: Superlative der medikamentösen Hyperlipidämietherapie.

Therapieschema

▌ Tabelle 3 zeigt eine mögliche Therapie bei Hypercholesterinämie nach Lebensstilmodifikation. Die Behandlung wird meist mit einem Präparat begonnen und bei unzureichendem Erfolg durch ein zweites, wenn nötig drittes ergänzt.

Therapieüberwachung

Zu Therapiebeginn sollte alle 6 Wochen eine LDL-Kontrolle erfolgen, bis der Zielwert erreicht ist. Im Anschluss scheint ein Intervall von 6 – 12 Monaten sinnvoll, abhängig von der erwarteten individuellen Compliance in Bezug auf Lebensstilmodifikation und Medikamenteneinnahme.

> Eine konsequente Kontrolle und Therapie der Blutfettwerte senken das KHK-Risiko um bis zu 40%, die Gesamtmortalität um 30%.

Substanz	Handelsname	Dosierung
1. Simvastatin	Zocor®	5 – 40 mg/d p. o. abends
2. Colestyramin	Quantalan®	4 – 32 g/d p. o. in 2 Dosen, einschleichend ↑
3. Nikotinylalkohol Reserve!	Radecol®	150 – 1500 mg/d p. o., wöchentlich ↑

▌ Tab. 3: Pharmakologische Hypercholesterinämie – Therapie.

Zusammenfassung

✖ Bei erhöhten Plasmalipidkonzentrationen spricht man von Hyperlipoproteinämie bzw. Hyperlipidämie. Man unterscheidet Hypertriglyzeridämie, Hypercholesterinämie und kombinierte Hyperlipidämien.

✖ Lipidstoffwechselstörungen sind in westlichen Industrieländern häufig und treten oft in Kombination mit anderen metabolischen Erkrankungen auf.

✖ Das Arteriosklerose- und damit kardiovaskuläre Risiko steigt mit hohen LDL-, VLDL- und/oder Triglyzeridwerten sowie niedrigem HDL, das gefäßprotektive Wirkung hat.

✖ Sekundäre Hyperlipidämien überwiegen; klinisch manifestieren sich meist erst (arteriosklerotische) Folgeerscheinungen wie KHK, Herz-, Hirninfarkt oder Pankreatitis, Xanthome, Arcus corneae oder eine Fettleber.

✖ Je nach Risikoprofil liegen die LDL-Zielwerte zwischen < 160 und < 100 mg/dl. HDL sollte bei ≥ 40 mg/dl liegen, Triglyzeride bei < 200 mg/dl, bei einem Risikofaktor bei < 150 mg/dl.

✖ Erste Empfehlung (bei sekundären Erkrankungen) sollten immer Bewegungs- und Ernährungstherapie sowie Gewichtsreduktion sein; Grunderkrankungen müssen kontrolliert, Risikofaktoren ausgeschaltet werden.

✖ Zur medikamentösen Therapie stehen Pharmaka zur Verfügung, die an verschiedenen Stellen des Lipidstoffwechsels eingreifen.

✖ Statine hemmen das Schrittmacherenzym der Cholesterinsynthese und sind meist erste Wahl. Fibrate beeinflussen Transkriptionsfaktoren, Nikotinsäure(derivate) unterbinden die Lipolyse durch Hemmung der Triglyzeridlipase. Ezetimib reduziert die intestinale Cholesterinresorption und Colestyramin sowie Colestipol den enterohepatischen Kreislauf durch Gallensäurebindung.

✖ Die medikamentöse Therapie beginnt meist mit einem Wirkstoff, etwa Statin, das bei Bedarf – KI/Unverträglichkeit für/von hohen Dosen oder ungenügendes Therapieergebnis – mit Ezetimib oder Colestyramin kombiniert werden kann. Fibrate und Statine sollten nicht parallel gegeben werden.

Hyperurikämie und Gicht

Definition
Gicht ist eine **Störung** des **Harnsäurestoffwechsels** mit **positiver Harnsäurebilanz** und Erhöhung der Serum-Harnsäure-Konzentration (> 6,4 mg/dl, Hyperurikämie).

Epidemiologie
In „Wohlstandsländern" haben bis zu 30% der männlichen Bevölkerung erhöhte Harnsäurewerte. Frauen sind seltener und meist erst in der Menopause betroffen (Östrogene haben urikosurische Wirkung). In Kombination mit dem metabolischen Syndrom tritt Gicht gehäuft auf.

(Patho-)Physiologie
Der Harnsäuregesamtgehalt des Körpers beträgt bei Gesunden etwa 1 g, bei Stoffwechselstörung kann er auf das über 30fache ansteigen. Harnsäure ist das Abbauprodukt von Purinbasen, die endogen im Zellstoffwechsel (etwa 350 mg/d) sowie durch exogene Zufuhr purinreicher Nahrung anfallen. Unter physiologischen Bedingungen halten sich Bildung und Ausscheidung – 2/3 über die Nieren, 1/3 über den Darm – die Waage. Kommt es jedoch zu einer positiven Bilanz, d. h., es wird mehr Harnsäure gebildet als ausgeschieden, erhöht sich der Serumspiegel – bei **über 6,4 mg/dl** kommt es zu **Hyperurikämie.** Dieser Wert entspricht der Löslichkeit von Harnsäure in Plasmawasser bei 37 °C und einem pH-Wert von 7,4.
Ein **akuter Gichtanfall** tritt nach rascher Änderung des Harnsäurespiegels auf. Auslösend kann ein purinreiches Festessen (etwa Innereien) mit hohem Alkoholkonsum sein oder der Beginn einer harnsäuresenkenden Therapie. In übersättigter Gelenkflüssigkeit (Synovia) kommt es zur Ausfällung von Kristallen, die von neutrophilen Granulozyten und Makrophagen aufgenommen werden. Durch Freisetzung von Mediatoren induzieren diese Abwehrzellen eine Entzündung der inneren Gelenkkapselschicht (Synovitis). Im Krankheitsverlauf lagern sich Harnsäurekristalle an verschiedenen Körperstellen ab und erklären den klinischen Verlauf; so kommt es zu **chronischer Gelenkentzündung** („Arthritis urica"), die zu Gelenkzerstörung und Deformationen führt. Auch **Nierensteine** sind typisch.

Einteilung und Klinik
Man unterscheidet **primäre** und **sekundäre Hyperurikämie** und **Gicht.** Bei Ersterer führt in über 90% der Fälle eine meist polygen vererbte **Störung** der **tubulären Harnsäuresekretion** zu verminderter renaler Ausscheidung und folglich einer Harnsäureretention. Sekundären Erkrankungen liegt entweder eine **vermehrte Harnsäurebildung** – vermehrter Zellumsatz bei Leukämien, Chemo- oder Strahlentherapie – oder eine **verminderte Ausscheidung** über die Nieren zugrunde. Hier können Nierenerkrankungen, Ketoazidosen durch Fasten oder Diabetes mellitus sowie Pharmaka, z. B. Saluretika (Diuretika, die renale Ausscheidung von Wasser und Salzen fördern), ursächlich sein. Ebenfalls wichtig ist die Unterscheidung zwischen **akutem** und **chronischem Krankheitsstadium**, die auch therapeutisch differieren. Klinisch manifestiert sich ein **akuter Anfall** mit plötzlich auftretenden starken Schmerzen in einem Gelenk, in 60% ist das Großzehengrundgelenk betroffen (Podagra). Typisch sind Rötung, Schwellung und Überwärmung – also eine klassische **Entzündung**, die sich auch in allgemeinen Inflammationszeichen wie Fieber, Leukozytose (vermehrte weiße Blutkörperchen) und erhöhter Blutsenkung zeigt. Erhöhte Harnsäurewerte sind bei einem Gichtanfall nicht obligat.
Chronische Gicht ist heute dank Therapiemöglichkeiten selten. Es finden sich Ablagerungen in Knochen und Weichteilen („Tophi") sowie **Nierenschädigung** durch Harnsäurekristalle.

Diagnostik
Zur Diagnostik sind **(Familien-)Anamnese, Klinik** und **Labor** hilfreich. Der Nachweis eines erhöhten Harnsäurewerts ist richtungweisend, keinesfalls aber diagnostisch. Trotz Gichtanfall kann er etwa durch Arzneimittelwirkung (z. B. Kortison, NSAID) normal oder aber bei klinisch Gesunden erhöht sein. Es muss also immer das Gesamtbild beurteilt werden. In unklaren Situationen spricht ein schneller Therapieeffekt nach Colchicingabe für Gicht.

Therapie

Allgemeinmaßnahmen
Nichtpharmakologische Maßnahmen in der Prävention und Therapie von Hyperurikämie und Gicht betreffen in erster Linie die **Ernährung.** Purinreiche Kost wie Innereien, Fleisch oder Meeresfrüchte sollten selten auf dem Speiseplan stehen, Alkohol sollte vermieden werden. Dennoch muss ausreichend (≥ 2 l/d) getrunken werden, um Nierenablagerungen vorzubeugen. Auch eine **Normalisierung** des **Körpergewichts** ist hilfreich. Allerdings sollte die Gewichtsreduktion langsam erfolgen. Bei einem akuten Anfall wirkten Ruhigstellung und Kühlung (z. B. Alkoholumschlag) des betroffenen Gelenks schmerzlindernd.

Medikamentöse Therapie
Bei der medikamentösen Therapie unterscheidet man zwei Situationen:

▶ Behandlung eines **akuten** Gichtanfalls
▶ **Chronische** Senkung erhöhter Harnsäure

Im Zentrum der pharmakologischen Dauertherapie stehen zwei Wirkstoffgruppen:

▶ **Urikostatika**, die Harnsäurebildung unterbinden
▶ **Urikosurika**, die Harnsäureausscheidung fördern

Nichtsteroidale Antiphlogistika
Indometacin (Indo-Phlogont®) oder **Diclofenac** (Voltaren®) wirken durch die Hemmung der Cyclooxygenase **entzündungs-**, **schmerz-** und **fiebersenkend**. NSAID sind **erste Wahl** in der **Gichtanfalltherapie**. Selektive COX-2-Inhibitoren sind besonders bei tagelang anhaltenden Anfällen eine Alternative (weniger gastroduodenale Nebenwirkungen), allerdings müssen Kontraindikationen sorgfältig beachtet werden. Diese Wirkstoffklasse wird auf den Seiten 80–83 besprochen.

Colchicin
Colchicin ist das Gift der Herbstzeitlose. Es bindet an Mikrotubuli und beeinträchtigt deren Funktion, arretiert z. B. die Mitose **(Spindelgift)** und vermindert in der Gichttherapie die Aktivität von Leukozyten. Die Phagozytose von Uratkristallen durch weiße Blutkörperchen wird reduziert, und es kommt zu einer verminderten Freisetzung von Entzündungsmediatoren. Colchicum-Dispert® ist klassisches Mittel zur Akuttherapie eines Gichtanfalls. Allerdings schränken geringe therapeutische Breite sowie Nebenwirkungen den Einsatz ein. Es gilt als **Reservemittel** für Patienten, die eine Kontraindikation für NSAID haben oder in der Vergangenheit bereits erfolgreich mit Colchicin therapiert worden sind. Häufige unerwünschte Effekte nach oraler Einnahme sind Durchfall (Darmepithelschädigung) und Übelkeit.

Glukokortikoide

Glukokortikoide sind ebenfalls eine Option der **Akuttherapie** von Gicht. Sie wirken **entzündungshemmend** und können hier intraartikulär oder systemisch verabreicht werden. Sind nur ein oder zwei Gelenke betroffen, ist direkte Applikation eine vernünftige Alternative bei NSAID-Kontraindikation. Der systemischen Gabe ist ein NSAID oder Colchicin vorzuziehen. Ausführliche Informationen zu Glukokortikoiden finden sich auf Seite 50.

> Ziel der medikamentösen Therapie eines Gichtanfalls ist die schnelle und sichere Beendigung von Schmerz und Funktionseinschränkung. Nichtsteroidale Antiphlogistika sind erste Wahl.

Allopurinol

Allopurinol (Zyloric®) unterbindet bis zu 60% der **Harnsäurebildung** – ist also ein **Urikostatikum** – indem es die **Xanthinoxidase** hemmt. Dieses Enzym katalysiert die Schritte Hypoxanthin → Xanthin und Xanthin → Harnsäure. Es ist meist **Mittel der Wahl** zur **Intervalltherapie** erhöhter Harnsäurewerte. Der Einsatz kann bei allen Formen von Hyperurikämie erfolgen. Meist wird Allopurinol gut vertragen, selten treten allergische Reaktionen auf. Zu Therapiebeginn besteht die Gefahr, einen Gichtanfall auszulösen – hier wirkt die parallele Colchicingabe präventiv.

> **Beliebte Prüfungsfrage:** Die Xanthinoxidase oxidiert auch Azathioprin zu 6-Mercaptopurin und weiter zu 6-Mercaptoharnsäure. Unter Allopurinol kommt es zu vermindertem Abbau → Zunahme der Nebenwirkungen – besonders von Knochenmarkdepression → Dosisreduktion ist nötig.

Probenecid und Benzbromaron

Diese Arzneimittel fördern die renale **Harnsäureausscheidung**, sind also **Urikosurika.** Ihre Wirkung beruht auf einer dosisabhängigen Hemmung der **tubulären Rückresorption** durch Blockade eines Harnsäure-Anionen-Austauschers im proximalen Tubulus. Probenecid (Probenecid Weimer®) oder Benzbromaron (Narcaricin®) sind **zweite Wahl** in der **Dauertherapie** erhöhter Harnsäurewerte. Aufgrund des Wirkmechanismus ist verständlich, dass der Einsatz nur bei ausreichender Nierenfunktion (Kreatininclearance > 25 ml/min) sinnvoll und erfolgreich ist. Die Dosierung sollte – ebenso wie bei Allopurinoltherapie – einschleichend mit ausreichender Flüssigkeitszufuhr erfolgen, da es bei Therapiebeginn zu vermehrter

Harnsäureausscheidung und konsekutiver Gefahr von Kristallausfällung in den Nierentubuli kommt. Zu den unerwünschten Wirkungen zählen Störungen des Magen-Darm-Trakts sowie zahlreiche Wechselwirkungen mit anderen, ebenfalls tubulär passierenden Medikamenten. Probenecid kann in niedriger Dosierung die tubuläre Harnsäuresekretion blockieren und zur sog. paradoxen Harnsäureretention führen. Kontraindikationen für Urikosurika sind Harnwegssteine oder erhöhte Harnsäurewerte aufgrund von Überproduktion.

> Allopurinol ist erste, Benzbromaron zweite Wahl in der Dauertherapie von Hyperurikämie und Gicht.

Harnalkalisierung

Je saurer der Urin, umso stärker ist die Rückresorption von Harnsäure. Deshalb kann es hilfreich sein, den Urin-pH etwa bei Beginn einer Intervalltherapie z. B. mit Natriumzitrat auf 6,5 – 7 einzustellen.

Rasburicase

Diese gentechnisch hergestellte **Uratoxidase** (Fasturtec®) katalysiert die Umwandlung von Harnsäure zu besser löslichem Allantoin. Sie kann (präventiv) Patienten unter Chemotherapie als Infusion gegeben werden. Unerwünschte Wirkungen sind Fieber oder Erbrechen.

Therapieschema

■ Tabelle 1 zeigt eine mögliche Therapieanleitung.

Indikation	Substanz	Handelsname	Dosierung
Gichtanfall Erste Wahl	Indometacin	Indo-Phlogont®	3 × 50 mg/d p. o.
Gichtanfall Zweite Wahl	Colchicin	Colchicum-Dispert®	1 mg/h für 4 h, dann 0,5 mg/2h p. o., max. 8 mg/d
Intervalltherapie Erste Wahl	Allopurinol	Zyloric®	100 – 300 mg/d p. o., ↓ bei Niereninsuffizienz
Intervalltherapie Zweite Wahl	Benzbromaron	Narcaricin®	50 – 100 mg/d p. o.

■ Tab. 1: Therapie von Hyperurikämie.

Zusammenfassung

✖ Gicht ist eine Störung des Harnsäurestoffwechsels mit Erhöhung der Serum-Harnsäure-Konzentration (> 6,4 mg/dl, Hyperurikämie).

✖ Zu einem Gichtanfall kommt es durch Ausfällung von Kristallen in Gelenkflüssigkeit, die eine Entzündungsreaktion auslösen; im Krankheitsverlauf lagern sich Harnsäurekristalle an verschiedenen Stellen des Körpers ab und erklären die typische Klinik.

✖ In der Therapie unterscheidet man akute und chronische Behandlung (Intervalltherapie), die immer auch Allgemeinmaßnahmen umfassen sollte.

✖ Nichtsteroidale Antiphlogistika sind Standard der medikamentösen Gichtanfalltherapie, Colchicin oder Glukokortikoide eine Alternative bei Kontraindikation.

✖ Das Urikostatikum Allopurinol ist erste, Urikosurika wie Benzbromaron zweite Wahl in der Dauertherapie von Hyperurikämie und Gicht.

Affektive Störungen

Definition
Affektive Störungen sind Erkrankungen, die vor allem durch **Verän-derungen** der **Gestimmtheit**, des **Antriebs** und der **Denk- und Ge-fühlsinhalte** gekennzeichnet sind.

Epidemiologie
Etwa 8 von 1000 Menschen sind wegen affektiver Störungen in ärzt-licher Behandlung; Unipolare Depressionen überwiegen mit $2/3$ und sollen deshalb auch hier im Zentrum stehen.

Einteilung und Ätiologie
Man unterscheidet **uni-** und **bipolare** affektive Störungen: unipolare Depressionen (65% der Erkrankten), unipolare Manien (etwa 5%) und bipolare Erkrankungen, bei denen depressive und manische Phasen im Wechsel auftreten.
Der Begriff Depression bezeichnet eine breite Spanne von Stimmungs-minderung mit unterschiedlicher Ätiologie. Häufig ist die Entstehung **multifaktoriell** bedingt, etwa durch **Umwelteinflüsse** oder **gene-tische** Disposition (Vulnerabilitätskonzept). Der Beginn einzelner Episoden kann durch belastende Ereignisse oder Situationen ausgelöst werden. Auch therapeutisch wichtig ist die Unterscheidung verschie-dener Formen wie endogene, reaktive, saisonale, organische oder Wo-chenbettdepression.

Klinik
Das klinische Bild einer Depression ist interindividuell sehr unter-schiedlich und von Lustlosigkeit bis Suizidgedanken graduell schwan-kend. Typisch sind eine **melancholische Grundstimmung, Müdig-keit, Konzentrationsschwäche, Appetitverlust** und **Leidens-druck.** Häufig werden psychische Probleme auf körperliches Leiden projiziert, und Patienten haben somatische Beschwerden.

Diagnostik
Eine Anamnese, körperliche (neurologische) Untersuchung sowie La-boruntersuchungen, ein EEG und individuelle Zusatzuntersuchungen, um sekundäre medizinische Ursachen auszuschließen, sind sinnvoll.

Therapie

Therapieprinzipien
Zu Therapiebeginn und im Verlauf ist es entscheidend, die depressive Erkrankung so genau wie möglich zu klassifizieren – dabei muss auch Bipolarität geprüft werden –, um dann die geeignete Therapie-modalität zu wählen. So kann eine reaktive Depression (parallel zu medikamentöser Therapie) kausal – etwa in einer **Psychotherapie** – behandelt werden. Auch Schlafentzug, Licht- oder Elektrokrampf-therapie bei schweren, medikamentös nicht kontrollierbaren Formen sind Optionen. Sobald Selbst- oder Fremdgefährdung besteht, muss jede Behandlung stationär erfolgen.

Medikamentöse Therapie
Eine Schwierigkeit der medikamentösen Depressionsbehandlung ist die Beurteilung der Wirksamkeit. Es gibt kein Tieranalogon zu mensch-licher Depression. Zudem hat die Erkrankung selbst meist fluktuieren-den Verlauf mit Phasen der Besserung, und auch psychische Fakto-ren führen zu Krankheitslinderung. So ist nach Schätzungen nur ein Drittel der Therapieerfolge auf molekulare Arzneimitteleffekte zurück-zuführen, die gleiche Anzahl auf Plazebowirkung und psychische Betreuung.

Antidepressiva
Die Idee hinter der Wirkung von Antidepressiva ist die Vorstellung, dass ein Mangel an zentralen Monoaminen ursächlich an der Stim-mungsveränderung beteiligt ist **(Monoaminmangelhypothese)**. Durch Arzneimittelgabe sollen Noradrenalin- und Serotoninspiegel und infolge davon die Neurotransmission im Gehirn korrigiert werden. Man unterscheidet sechs Wirkstoffklassen, die alle stimmungsauf-hellend wirken, allerdings den Antrieb unterschiedlich verändern. Hauptindikation sind depressive Störungen unterschiedlicher Ätio-logie und Intensität. Aber auch bei chronischen Schmerzzuständen, Zwangs- oder Angststörungen werden Antidepressiva eingesetzt. Die Wirkung aller Antidepressiva tritt erst mit einer Latenz von meh-reren Wochen ein. Nebenwirkungen zeigen sich allerdings sofort. Diese Beobachtung legt nahe, dass adaptive Folgeprozesse der verän-derten Transmitterkonzentration eine entscheidende Rolle spielen. Ist trotz regelmäßiger Einnahme nach 6 Wochen kein Therapieerfolg sichtbar, sollte zu einer Substanz aus einer anderen Wirkstoffklasse gewechselt werden.

> Bei allen Antidepressiva ist frühestens nach 3 Wochen eine Erfolgsbeurteilung möglich.

Trizyklische Antidepressiva
Diese Gruppe unterbindet Serotonin- und/oder Noradrenalin-Wieder-aufnahme durch Hemmung von Transportern und führt so zu erhöhter Konzentration und Wirkung dieser Amine. Allerdings blockiert sie auch verschiedene Rezeptoren und verursacht so unerwünschte Effekte (s. u.). Während **Amitriptylin** (Saroten®) dämpfend wirkt, ist **Desipramin** (Petylyl®) aktivierend, **Imipramin** (Pryleugan®) hat keinen Einfluss auf psychomotorische Aktivität. Es kommt zu peripher vegetativen Nebenwirkungen durch die Blockade von Mus-carinrezeptoren wie Mundtrockenheit, Mydriasis oder Tachykardie, die allerdings mit der Therapiedauer abnehmen. Chinidinartige Eigen-schaften führen zu kardialen Effekten, und auch mit zentralen uner-wünschten Wirkungen wie Verwirrung muss gerechnet werden. Sedierung durch H_1-Rezeptor-Hemmung kann bei Therapie mit Amitriptylin gewollt sein.

Selektive Serotonin-Rückaufnahme-Inhibitoren
Fluoxetin (Fluctin®), **Citalopram** (Cipramil®) oder **Paroxetin** (Seroxat®) werden als „selektiv" bezeichnet, weil sie neben ihrer Wiederaufnahmehemmung kaum mit Neurotransmitterrezeptoren interagieren – ihre Affinität zu Acetylcholin- und Noradrenalinrezep-toren ist aufgrund ihrer chemischen Struktur sehr gering – und deshalb zu weit weniger Nebenwirkungen führen. Alle SSRI wirken **aktivierend.** SSRI sind meist **erste Wahl** bei Therapiebeginn einer depressiven Störung. Während Fluoxetin bei geringeren Nebenwirkun-gen ähnliche Wirkungsstärke wie trizyklische Antidepressiva erreicht, sind Citalopram und Paroxetin weniger spezifisch und schwächer und deshalb nur zur Therapie leichter bis mittelschwerer depressiver Zustände geeignet. Selektive Serotonin-Rückaufnahme-Inhibitoren (SSRI) haben praktisch keine anticholinergen Nebenwirkungen. Zu Therapiebeginn muss mit Übelkeit, Durchfall oder Kopfschmerz ge-rechnet werden.

> Folgt ein SSRI einer Therapie mit Monoaminoxidase-Hemmern (s. u.) muss wegen der Gefahr eines „Serotoninsyndroms" ein Zeitabstand eingehalten werden.

Selektive Noradrenalin-Rückaufnahme-Hemmer

Reboxetin (Edronax®) hemmt selektiv die Wiederaufnahme von Noradrenalin und wirkt **aktivierend**. Indikationen und Nebenwirkungen entsprechen denen der schwachen SSRI.

Selektive Serotonin-Noradrenalin-Rückaufnahme-Hemmer

Venlafaxin (Trevilor®) unterbindet die Wiederaufnahme von Serotonin und Noradrenalin und hat ebenfalls einen **aktivierenden** Effekt. Die Wirkungsstärke entspricht der von Fluoxetin, und deshalb kann Venlafaxin auch bei schweren Depressionen eingesetzt werden.

> Bei Therapiebeginn mit aktivierenden Antidepressiva steigt das Suizidrisiko.

Hemmstoffe der Monoaminoxidase

Moclobemid (Aurorix®) hemmt **reversibel** die Monoaminoxidase-A **(MAO-A),** die Noradrenalin, Serotonin und Dopamin abbaut, und erhöht so deren Konzentration und Wirkung. Moclobemid wirkt vor allem **antriebssteigernd** und ist deshalb bei suizidgefährdeten Patienten kontraindiziert. **Tranylcypromin** (Jatrosom® N) unterbindet **irreversibel** die Aktivität beider Monoaminoxidase-Subtypen **MAO-A** und **MAO-B** und wirkt – wie auch Moclobemid – **aktivierend**. Selegin unterbindet die MAO-B-Aktivität und hat keine antidepressive Wirkung, aber gute Effekte bei der Therapie von Morbus Parkinson (S. 67). MAO-Hemmer sollten aufgrund ihrer Nebenwirkungen und der zwingenden Ernährungseinschränkung (s. u.) nur bei Nichtansprechen auf andere Therapieoptionen eingesetzt werden. MAO-Inhibitoren können zu Schwindel oder Kopfschmerz, Tranylcypromin zudem zu Blutdruckstörungen führen.

> Unter Therapie mit Tranylcypromin ist eine tyraminarme Diät erforderlich, da auch das sympathomimetisch wirkende Amin Tyramin ein Substrat der MAO ist und bei ungenügendem Abbau zu schweren hypertensiven Krisen führen kann.

α_2-Adrenozeptor-Antagonisten

Durch die Blockade präsynaptischer α_2-Rezeptoren noradrenerger und serotoninerger Neurone führen **Mianserin** (Tolvin®) und **Mirtazapin** (Remergil®) zur Steigerung der Noradrenalin- bzw. Serotoninfreisetzung. α_2-Adrenozeptor-Antagonisten wirken **dämpfend**. Nebenwirkungen sind Sedation oder Gewichtszunahme.

Lithium

Lithium greift in die intrazelluläre Signalweiterleitung ein, reduziert die Hydrolyse von Inositolphosphat und führt so zu verminderter Empfindlichkeit der Nervenzellen für Neurotransmitter. Der eigentliche, die Psyche beeinflussende Wirkmechanismus ist allerdings unverstanden. Zur oralen Anwendung stehen **Lithiumkarbonat** (Hypnorex®) oder **Lithiumsulfat** (Lithium Duriles®) zur Verfügung. Indikationen sind Akutbehandlung einer Manie, eine Form zentraler Erregung mit Rast- und Ruhelosigkeit, (Langzeit-)Prophylaxe uni- oder bipolarer affektiver Störungen sowie Kombinationstherapie mit einem Antidepressivum zur Wirkungsverstärkung ("Augmentation") bei schwerer Depression. Lithium hat eine sehr geringe therapeutische Breite – therapeutischer Plasmaspiegel 0,5–0,8 mmol/l, Vergiftungserscheinungen ab > 1 mmol/l – sowie zahlreiche Nebenwirkungen; dazu zählen gastrointestinale und zentrale Störungen, Beeinflussung des Schilddrüsenstoffwechsels sowie Gewichtszunahme.

> Bei Natriummangel wird mehr Lithium tubulär rückresorbiert (Konkurrenz um denselben Transporter), und die Vergiftungsgefahr steigt.

Differentialtherapie

Man unterscheidet eine **Akutbehandlung,** die bis zur Remission andauert, eine **Erhaltungstherapie** für etwa 6 weitere Monate und bei ≥ 3 Episoden eine **Rezidivprophylaxe** (■ Tab. 1). Die Dosis des Antidepressivums bleibt erhalten. Für jeden Abschnitt stehen mehrere Wirkstoffe zur Verfügung, aus denen entsprechend der Art der Störung und des Nebenwirkungsprofils gewählt werden sollte. Bereits für den Patienten als wirksam erprobte Substanzen sollten bevorzugt werden.

Wirkstoffname	Handelsname	Dosis (mg/d)	Anmerkung
Akuttherapie		Oral	
Fluoxetin	Fluctin®	20 – 40	Geringe Nebenwirkungen
Venlafaxin	Trevilor®	150 – 225	Geringe Nebenwirkungen
Mirtazapin	Remergil®	15 – 45	Bei zusätzlicher Agitation; alternativ Amitriptylin
Desipramin	Petylyl®	50 – 150	Bei zusätzlicher Hemmung
Fluoxetin	Fluctin®	20 – 40	Bei zusätzlicher Zwangsstörung
Prophylaxe			
Lithium	Hypnorex®	Initial 12 mmol	Alternativ Antidepressivum entsprechend Akuttherapie

■ Tab. 1: Differentialtherapie depressiver Erkrankungen.

Zusammenfassung

✖ Affektive Störungen sind krankhafte Stimmungs- und Affektveränderungen in depressive oder manische Richtung.

✖ Klinisch typisch für eine depressive Störung sind melancholische Grundstimmung, Müdigkeit, Konzentrationsschwäche, Appetitverlust oder Leidensdruck.

✖ Die pharmakologische Behandlung von Depression beruht auf der Monoaminmangelhypothese. Wirkung tritt mit einer mehrwöchigen Latenz ein.

✖ Allgemein werden Pharmaka nach Nebenwirkung und Art der Störung gewählt. Selektive Serotonin-Rückaufnahme-Inhibitoren sind häufig erste Wahl bei Therapiebeginn.

Schizophrenie

Definition
Schizophrenie ist eine **Stoffwechsel-störung des Gehirns** mit krankhaften Veränderungen des **Wahrnehmens, Denkens, Affekts** sowie des **Verhaltens,** die sich in variablen Erscheinungs-formen manifestieren.

Epidemiologie
Die Erkrankung beginnt meist im jungen Erwachsenenalter und ist eine der häufigsten Diagnosen stationärer Psychiatriepatienten. Das Lebenszeitrisiko zu erkranken beträgt 1%.

Ätiologie und Einteilung
Schizophrenie ist multifaktoriell bedingt. Dabei spielen verschiedene Umwelt- und genetische Faktoren eine Rolle. Auf molekularer Ebene ist eine **Überaktivität dopaminabhängiger Nervenzellsysteme** Ansatzpunkt der medikamentösen Therapie. Entsprechend Manifestation und Verlauf unterscheidet man verschiedene Subtypen, deren Übergänge im klinischen Alltag allerdings oft fließend sind.

Klinik
Das klinische Bild einer Schizophrenie kann inter- und intraindividuell sehr variabel sein. Patienten erleben meist chronische, rezidivierende Psychosen, also eine falsche Wahrnehmung der Realität, die sich in Form von **Wahnvorstellungen** – das häufigste psychotische Symptom bei 65% der Patienten –, **Halluzinationen, Denk-** und **Affektstörungen** manifestiert. Es kommt zu einer fortschreitenden **Desintegration** und **Zersplitterung** der Persönlichkeit. Man unterscheidet „**Positivsymptome**" wie Erregtheit, Wahn, Halluzinationen von „**Negativsymptomen**". Zur zweiten Gruppe zählen Apathie, Affektverflachung oder Sprachverarmung. Die beiden Symptomgruppen sprechen unterschiedlich auf Medikamente an.

Diagnostik
Die Diagnose wird anhand einer für Psychosen typischen Symptomatik bei gleichzeitiger Abwesenheit anderer möglicher Erklärungen gestellt. Dabei sollten Patienten direkte Fragen nach den vier typischen Clustern gestellt werden: Positiv- und Negativsymptome, Denk- und Affektstörungen. Auch Laboruntersuchungen, die Leber-, Nieren-, Elektrolytstörungen und Infektionen ausschließen, sowie ein Drogenscreening sollten die Erstuntersuchung ergänzen – Substanzmissbrauch ist mit bis zu 80% die häufigste Komorbidität.

Therapie

Therapieprinzipien
Das Therapiekonzept sollte auf eine lebenslange Betreuung ausgelegt sein. Entsprechend der Vorstellung der Pathogenese sollten psychosoziale Versorgung sowie medikamentöse Therapie Bestandteile der Behandlung sein.

Medikamentöse Therapie

Neuroleptika
Neuroleptika wirken als **Dopaminrezeptorantagonisten** (D_1–D_5), wobei der Großteil der Wirkstoffe besonders den D_2-Typ blockiert. Dabei gilt als vereinfachte Grundregel: Je höher die D_2-Affinität, umso potenter die Wirkung. So reduzieren Neuroleptika Wahn, Halluzinationen sowie psychomotorische Erregungszustände und werden entsprechend zur Behandlung von Psychosen eingesetzt. Mit einer antipsychotischen Wirkung kann allerdings erst nach einer **Latenz** von Tagen bis Wochen gerechnet werden, da die Blockade präsynaptischer Autorezeptoren zu Behandlungsbeginn reflektorisch zu erhöhter Dopaminfreisetzung führt und erst nach regulatorischen Anpassungsprozessen die postsynaptische Rezeptorblockade überwiegt. Auch verschiedene Nebenwirkungen beruhen auf der D_2-Rezeptor-Blockade.
Man unterscheidet typische von atypischen Substanzen. In diesem Rahmen können nur Beispielsubstanzen besprochen werden.

> Neuroleptika wirken erst nach Tagen bis Wochen.

Typische Neuroleptika
Man unterscheidet **hoch-** und **niedrigpotente** konventionelle Wirkstoffe. Zur ersten Gruppe zählt **Haloperidol** (Haldol®), das bei akuten Erkrankungszuständen mit starker psychotischer und motorischer Erregung eingesetzt wird. **Levomepromazin** (Neurocil®) ist ein schwacher Wirkstoff, der bei Unruhe oder Schlafstörungen indiziert sein kann. Allgemein haben starke Neuroleptika geringere sedierende und vegetative (Neben-)Wirkungen. Typisch für hochpotente Wirkstoffe sind e**x**tra**p**yramidal-**m**otorische **S**törungen (**EPMS**), die im Therapieverlauf **Frühdyskinesien** (unwillkürliche Bewegungen zu Behandlungsbeginn), **Parkinsonoid** (Rigor, Tremor, Akinese nach Wochen bis Monaten), **Akathisie** (Unfähigkeit, still zu sitzen) und oft irreversible **Spätdyskinesien** (nach jahrelanger Behandlung) umfassen können. Diese Effekte vermindern die Compliance von Patienten erheblich. Das seltene **maligne neuroleptische Syndrom** entwickelt sich innerhalb weniger Tage und manifestiert sich mit starken EPMS, vegetativen Symptomen wie Tachykardie oder Blutdruckinstabilität, metabolischer Azidose sowie Entzündungszeichen. Es verläuft in 20% tödlich und ist ein Notfall.

> Allgemein gilt: Je stärker das Neuroleptikum, desto schwächer die vegetativen und sedierenden Nebenwirkungen.

Atypische Neuroleptika
Die Wirkung von **Olanzapin** (Zyprexa®), **Risperidon** (Risperdal®) und **Ziprasidon** (Zeldox®) beruht auf einer prominenten 5-HT_{2A}-Rezeptor-Blockade, der D_2-Antagonismus ist weniger stark ausgebildet. Allgemein wirken atypische Neuroleptika besser gegen **Negativsymptome** als typische Substanzen. Insgesamt können diese Manifestationen pharmakologisch allerdings schlechter als Positivsymptome kontrolliert werden. Atypische Neuroleptika führen allgemein zu weniger EPMS als typische Substanzen und sollten deshalb besonders bei **Erstbehandlung** bevorzugt werden. Olanzapin führt zu Gewichtszunahme.

■ Tab. 1: Angriffspunkte und klinische Manifestation von Neuroleptika.

Blockade von	Klinisches Korrelat
D_2-Rezeptor	
▸ Im mesolimbischen System	▸ Reduzierung positiver Schizophreniesymptome
▸ Im nigrostrialen System	▸ EPMS
▸ In der Area postrema	▸ Antiemesis
5-HT$_{2A}$-Rezeptor	Reduzierung von Negativsymptomen und EPMS
5-HT$_{2A}$- und/oder 5-HT$_{2C}$-Rezeptor	Gewichtszunahme
D_4-Rezeptor	Keine EPMS

Neuroleptika führen – genauso wie Antidepressiva – nicht zu Abhängigkeit.

Quetiapin (Seroquel®) hat vergleichbare Affinität zu 5-HT$_{2A}$- und D_2-Rezeptoren und wirkt besonders stark sedierend.

Clozapin (Leponex®) ist ein hochpotenter 5-HT$_{2A}$- und D_4-Rezeptor-Antagonist, was seine geringen extrapyramidalen Nebenwirkungen erklärt. Es wird besonders bei therapieresistenten Erkrankungen eingesetzt. Aufgrund der **Agranulozytosegefahr** ist Clozapin nicht Mittel der ersten Wahl und erst nach erfolglosem Therapieversuch mit mindestens zwei Substanzen zugelassen. Auch ausgeprägte Gewichtszunahme zählt zu den unerwünschten Effekten.

Wegen der Agranulozytosegefahr müssen unter Clozapin-Therapie regelmäßige Blutbildkontrollen erfolgen.

Auch **Amisulprid** (Solian®) hat bei starker D_2-Rezeptor-Blockade ein atypisches Wirkungsprofil. Es führt zu gesteigerter Prolaktinsekretion.

Übersicht über rezeptorabhängige Wirkungen
■ Tabelle 1 fasst die unterschiedlichen Rezeptorangriffspunkte und klinischen Konsequenzen zusammen.

Differentialtherapie
Akute Psychose mit Positivsymptomen
Hier wird der Therapiebeginn mit einem **atypischen Neuroleptikum** empfohlen, bei Erfolglosigkeit Wechsel zu einer atypischen Alternativsubstanz. Erst sekundär ist ein hochpotentes typisches Neuroleptikum wie Haloperidol indiziert.

Rezidivprophylaxe
Die Rezidivrate schizophrener Erkrankungen beträgt bis zu 80% innerhalb von 2 Jahren, was eine prophylaktische Behandlung nahelegt. Auch hier sind atypische Neuroleptika aufgrund ihres günstigeren Nebenwirkungsprofils und der geringeren Rezidivrate erste Wahl. Sind akute schizophrene Symptome pharmakologisch kontrolliert, beginnt man eine langsame Dosissenkung. Kommt es unterhalb einer Schwellendosis wieder zur klinischen Manifestation, muss die Behandlung zur Symptomsuppression für mehrere Monate in minimaler Dosis fortgeführt werden. Die Behandlung muss ausschleichend beendet werden, da auch durch Therapiebeendigung im schlimmsten Fall Spätdyskinesien provoziert werden können. ■ Tabelle 2 zeigt beispielhafte Dosierungsvorschläge.

Indikation	Wirkstoffname	Handelsname	Dosis (mg/d)
Akuter produktiver Schub	Risperidon	Risperdal®	4 – 8 p. o.
Negativsymptome vorherrschend	Olanzapin	Zyprexa®	5 – 30 p. o.
Rezidivprophylaxe	Risperidon	Risperdal®	1 – 4 p. o.

■ Tab. 2: Differentialtherapie schizophrener Zustände.

Zusammenfassung
✖ Schizophrenie ist eine Stoffwechselstörung des Gehirns mit krankhafter Veränderung des Wahrnehmens, Denkens, Affekts sowie des Verhaltens.

✖ Klinisch unterscheidet man Positivsymptome (Erregtheit, Wahn, Halluzinationen) von Negativsymptomen (Apathie, Affektverflachung, Sprachverarmung), die unterschiedlich auf Wirkstoffe ansprechen.

✖ Überaktivität dopaminabhängiger Nervenzellsysteme ist Ansatzpunkt der medikamentösen Therapie. So wirken Neuroleptika als Dopaminrezeptorantagonisten.

✖ Man unterscheidet typische und atypische Substanzen, wobei Letztere zu geringeren extrapyramidalmotorischen Störungen führen, ein günstigeres Nebenwirkungsprofil haben und bei Therapiebeginn meist erste Wahl sind.

✖ Langzeitbehandlung erfolgt in reduzierter Dosis. Da die Erkrankung meist rezidivierend verläuft, ist die Fortführung einer prophylaktischen medikamentösen Therapie wichtig.

Demenz

Definition
Von Demenz spricht man bei **erworbenem, fortschreitendem Verlust kognitiver Funktionen** unterschiedlicher Ätiologie, der zu ausgeprägten Störungen des Erinnerungsvermögens, des abstrakten Denkens und der Alltagskompetenz führt.

Epidemiologie
Etwa 7 % aller über 65-Jährigen leiden an Demenz. Ab diesem Alter steigt die Prävalenz beinahe exponentiell mit den Lebensjahren. Frauen bilden aufgrund ihrer höheren Lebenserwartung 70 % der Erkrankten. Der Alzheimer-Typ überwiegt insgesamt mit über 60 % und soll deshalb im Folgenden im Zentrum stehen.

Ätiopathogenese
Die Ursache der neurodegenerativen Demenzformen liegt in einer pathologischen Ansammlung intra- und extrazellulärer Proteinkonglomerate. Beim Morbus Alzheimer kommt es zur Ablagerung von **Alzheimer-Fibrillen** aus **Tau-Protein**-Konglomeraten sowie extrazellulären **Plaques**, deren Kern von **Amyloidprotein** gebildet wird. Dabei korreliert die Zahl der Plaques mit der kognitiven Funktionsstörung. Zur Entstehung von Morbus Alzheimer können genetische Faktoren beitragen. So gilt eine Genvariante, die das Apolipoprotein E_4 kodiert, als Risikofaktor. Durch den Untergang von Neuronen kommt es zu einem **Mangel cholinerger Strukturen** und Transmitterfunktion. Außerdem scheinen oxidativer Stress, lokale Entzündungsreaktionen und eine überschießende Aktivierung von NMDA-Rezeptoren eine wichtige Rolle zu spielen.

Klinik
Klinisch typisch sind **Gedächtnis- und Wortfindungsstörungen** sowie **Desorientierung** und **Verminderung** der **Alltagskompetenz**. Dabei kann die äußere Fassade erhalten sein. Häufig bemerken Angehörige diese Veränderungen vor den Erkrankten, die – besonders mit wachsendem Krankheitsbewusstsein – an depressiven Störungen leiden können.

Diagnostik
Zur allgemeinen Diagnose eines Demenzsyndroms muss eine mindestens 6 Monate dauernde Abnahme der Gedächtnisleistung und anderer kognitiver Fähigkeiten bestehen, die dazu führt, dass Alltagsanforderungen nicht mehr bewältigt werden können. Strukturelle hirnorganische Erkrankungen und psychiatrische Erkrankungen müssen als Ursache ausgeschlossen werden. Die Diagnose einer Demenz fußt hauptsächlich auf der klinischen Untersuchung. Neuropsychologische Testverfahren, wie z. B. der Mini-Mental-State-Test, können bei der Einschätzung der kognitiven Defizite hilfreich sein. Durch bildgebende Verfahren können kortikale Atrophien und Hypometabolimus (Positronenemissionstomographie) besonders in Frontal-, Temporal- und Parietallappen dargestellt werden. Liquordiagnostik kann heute durch Untersuchung von Tau- und Amyloid-Präkursor-Protein die Diagnose wahrscheinlicher machen. Die definitive Diagnose einer Demenz, z. B. vom Alzheimer-Typ, kann allerdings nur neuropathologisch durch Nachweis von Plaque- und Neurofibrillenveränderungen nachgewiesen werden.

Therapie

Allgemeinmaßnahmen
Regelmäßige körperliche und geistige Aktivität verringert das Risiko für das Auftreten einer Demenz signifikant. Auch kardiale sowie zerebrovaskuläre Risikofaktoren sollten konsequent kontrolliert werden. Bei Erkrankungsbeginn sind der Einsatz von Orientierungs- und Erinnerungshilfen und das Training von Alltagsfunktionen in familiärer Umgebung hilfreich. Angehörige, die Demenz häufig als mindestens so belastend erleben, können in Selbsthilfegruppen und speziellen Schulungsprogrammen Unterstützung finden.

Medikamentöse Therapie
Cholinesterasehemmer
Da cholinerge Neuronen im Krankheitsprozess zerstört werden und eine cholinerge Unterversorgung entsteht, können Cholinesterasehemmstoffe die Transmitterfunktion verbessern. Sie hemmen das Enzym Cholinesterase, das Acetylcholin abbaut, und verlängern so durch verzögerten Abbau dessen Wirksamkeit. Klinisch können die kognitive Leistung sowie die Alltagskompetenz verbessert und die Progredienz der Erkrankung verlangsamt werden.
Donepezil (Aricept®), **Rivastigmin** (Exelon®) und **Galantamin** (Reminyl®) wirken im **Frühstadium** oder bei **mittlerem Schweregrad** einer Demenzerkrankung; in dieser Situation wird ein Therapieversuch mit einer Substanz empfohlen. Der therapeutische Nutzen scheint umso besser, je früher die Therapie begonnen wird.
Da die Wirkung von Cholinesterasehemmern dosisabhängig ist, sollte die Wirkstoffmenge im Therapieverlauf gesteigert werden. Donepezil wird in einer Anfangsdosierung von 5 mg pro Tag über 1 Monat eingenommen. Im 2. Monat wird die Dosis verdoppelt. Zeigt sich nach 8 Wochen keine Besserung, sollte der Behandlungsversuch beendet werden. Rivastigmin wird anfangs in einer Dosis von 2 × 1,5 mg täglich gegeben, alle 2 Wochen erfolgt eine Dosissteigerung auf maximal 2 × 6 mg. Auch hier sollte nach 3 – 6 Monaten ein Therapieerfolg eintreten, um die Fortführung der Behandlung zu rechtfertigen. Bei positivem Ansprechen kann eine Langzeittherapie über mehrere Jahre sinnvoll sein.
Zu den Nebenwirkungen zählen Erbrechen und Durchfall.

> Der Therapieerfolg von Cholinesterasehemmern kann erst nach mehreren Monaten beurteilt werden.

NMDA-Rezeptor-Antagonist
Memantin (Axura®) hemmt Glutamat-**n**-**M**ethyl-**D**-**A**spartat-Rezeptoren **(NMDA)** und moduliert so den Stoffwechsel dieses Neurotransmitters. Die Krankheitsprogredienz kann durch diesen Wirkstoff ebenfalls verlangsamt werden.

Memantin wird – evtl. als Kombinationstherapie mit einem Cholinesterasehemmer – bei **fortgeschrittener Demenz** empfohlen. Eine übliche Dosierung sind in der 1. Woche 5 mg pro Tag, gefolgt von 1 Woche lang 10 mg pro Tag und dann 15–20 mg täglich. Nebenwirkungen wie Schwindel, Unruhe oder Schlafstörungen – deshalb Einnahme vor 16 Uhr empfohlen – treten selten auf.

> Bei leichter bis mittelschwerer Alzheimer-Demenz sollte ein Therapieversuch mit einem Acetylcholinrezeptorantagonisten unternommen werden, bei (mittel)schweren Formen kann Memantin symptomatische Besserung schaffen.

haben und die Krankheitsprogression etwas zu verlangsamen. Allerdings wird der prophylaktische Einsatz aufgrund entscheidender Nebenwirkungen nicht empfohlen.

Ginkgo-biloba-Präparate als ein Vertreter der Gruppe der „Geriatrika" oder „Nootropika" – Wirkstoffe, die dem altersbedingten geistigen Verlust entgegenwirken sollen – sind zwar sehr gut verträglich, ihre Wirksamkeit ist allerdings nicht gesichert.

> Zur Therapie depressiver Störungen bei Demenzpatienten sind SSRI erste Wahl, alle Wirkstoffe mit anticholinerger Wirkung kontraindiziert.

Weitere Wirkstoffe in der Demenztherapie

Während Benzodiazepine oder anticholinerg wirkende Substanzen Gedächtnisstörungen und Verwirrtheitszustände weiter begünstigen, können verschiedene **atypische Neuroleptika Unruhezustände** verbessern; beispielsweise Risperidon oder Quetiapin sind geeignet.

Bei **depressiven Symptomen** können **selektive Serotonin-Rückaufnahme-Inhibitoren** (SSRI) wie Fluoxetin oder Sertralin Erleichterung schaffen. Auch hier sollten Wirkstoffe mit anticholinergen Wirkungen wie trizyklische Antidepressiva unbedingt vermieden werden.

Vitamin E scheint einen leicht neuroprotektiven Effekt zu

Medikamentöse Therapie vaskulärer Demenz

Störungen der zerebralen Durchblutung sind die zweithäufigste Ursache von Demenzerkrankungen, auch Kombinationen mit Alzheimer-Erkrankung sind häufig. Hier ist die Behandlung von Risikofaktoren wie Bluthochdruck oder Diabetes mellitus entscheidend, auch Thrombozytenaggregationshemmer wirken prophylaktisch.

Prognose

Demenzen verkürzen die Lebenserwartung; je älter der Patient bei Erkrankungsbeginn, umso kürzer die Überlebensdauer. Die durchschnittliche Krankheitszeit beträgt 5–7 Jahre.

Zusammenfassung

* ✖ Demenz ist ein erworbener, fortschreitender Verlust kognitiver Funktionen, der zu ausgeprägten Störungen des Gedächtnisses, des Denkens und der Alltagskompetenz führt.
* ✖ Alzheimer-Demenz ist der häufigste Typ. Ursächlich spielen die übermäßige Ablagerung von Fibrillen aus Tau-Protein sowie von Amyloidplaques und ein zentraler Acetylcholinmangel eine wichtige Rolle.
* ✖ Klinisch typisch sind Gedächtnis- und Wortfindungsstörungen, Desorientierung und Verminderung der Alltagskompetenz. Bei der Diagnostik steht die Klinik im Zentrum.
* ✖ In der Therapie kann das Training von Alltagsfunktionen hilfreich sein, und auch Angehörige sollten beraten werden.
* ✖ Als pharmakologische Optionen stehen Cholinesterasehemmer und ein NMDA-Rezeptor-Antagonist zur Verfügung. Ein Therapieversuch zur symptomatischen Besserung wird empfohlen.
* ✖ Bei der weiteren medikamentösen Behandlung Demenzkranker sollten Arzneimittel mit anticholinerger Wirkung vermieden werden, da sie kognitive Funktionen weiter beeinträchtigen können.

Morbus Parkinson

Definition
Morbus Parkinson ist ein durch Bewegungsarmut (**Hypo-kinese** bis **Akinese**) und erhöhte Muskelspannung **(Rigor)** charakterisiertes Syndrom mit **Tremor**, vegetativen Störungen und **Haltungsinstabilität**.

Epidemiologie
Morbus Parkinson ist eine der häufigsten neurologischen Erkrankungen. Etwa 0,2% aller 60-Jährigen leiden daran. Bei den über 80-Jährigen sind 2,5% erkrankt. 10% der Patienten erkranken vor dem 40. Lebensjahr.

Ätiologie und Pathogenese
Die Ätiologie ist unbekannt. Im Zentrum steht ein **Mangel** des Neurotransmitters **Dopamin**, der durch eine progrediente Degeneration von Nervenzellen im Bereich der **Substantia nigra** und des **Striatums** entsteht. Diese Unterversorgung führt zu den typischen motorischen Symptomen. Außerdem sind weitere Botenstoffe im Raphekern und im Nucleus basalis Meynert vermindert.

Klinik
Typisch sind die vier Leitsymptome **Bradykinese/Akinese, Ruhetremor, Rigor** und **Haltungsinstabilität**. Der meist einseitige Tremor ist klinisch am auffälligsten. Ist er im Fingerbereich betont, spricht man vom „Pillendreher-Phänomen", ist der Unterkiefer betroffen vom „Rabbit-Phänomen". Begleitend können vegetative Symptome, sensorische Störungen oder psychische Veränderungen auftreten.

Diagnostik
Die Diagnose wird klinisch gestellt. Nötig sind der Befund einer Bewegungsarmut und ein weiteres Leitsymptom. Der L-Dopa-Test – nach Dopamingabe wird die Beeinflussbarkeit der Symptome beurteilt – und verschiedene apparative Untersuchungen, wie z. B. die PET-basierte Darstellung des Dopaminstoffwechsels, sind unterstützend.

Therapie

Therapieprinzipien
Die Behandlung von Morbus Parkinson sollte frühzeitig beginnen und altersgerecht sein. Neben zahlreichen pharmakologischen Möglichkeiten stehen auch Krankengymnastik und operative stereotaktische Therapie – bei Tremor und Rigor kann Tiefenhirnstimulation helfen – zur Verfügung.

Medikamentöse Therapie
Idee der Pharmakotherapie ist es, den Dopaminmangel zu korrigieren und die dominante cholinerge Aktivität zu reduzieren. Die Auswahl der Substanz erfolgt nach Patientenalter, Symptomatik und Verlauf. Bei schwacher Symptomatik kann zu Therapiebeginn manchmal z. B. Amantadin (s. u.) ausreichen. Meist ist allerdings – je nach Patientenalter – L-Dopa oder ein Dopaminagonist erste Wahl. Im Therapieverlauf ist wiederholte Anpassung der Arzneimittel erforderlich. Auch wenn medikamentöse Therapie den Krankheitsprozess nicht aufhält und nur symptomatisch wirkt, verzögert sie doch den Verlauf um bis zu 10 Jahre und verbessert die Lebensqualität.

L-Dopa
Da viele Symptome auf einem zentralen Dopaminmangel beruhen, muss dieser Neurotransmitter genau dort – also zentral – ausgeglichen werden. Da Dopamin als polares Katecholamin nicht die Blut-Hirn-Schranke überqueren kann, wird es in seiner Aminosäurenvorstufe L-Dopa verabreicht. Erst am Wirkort wird L-Dopa durch die Dopa-Decarboxylase zu Dopamin. Da dieser Schritt auch außerhalb des Gehirns abläuft und Dopamin dann hier zu unerwünschten Wirkungen führt, wird parallel ein Hemmstoff der Dopa-Decarboxylase wie **Carbidopa** (in Nacom®) oder **Benserazid** (in Madopar®) verabreicht. Die Bioverfügbarkeit von L-Dopa steigt dadurch auf 5 – 10%. Da diese Wirkstoffe wiederum die Blut-Hirn-Schranke nicht durchdringen können, bleibt die zentrale L-Dopa-Wirkung unbeeinträchtigt. L-Dopa – das wirksamste und wichtigste Medikament in der Parkinson-Therapie – ist bei Akinese, Rigor und Ruhetremor indiziert. Bei **Patienten ab 70** ist eine L-Dopa-Monotherapie bei dieser Symptomatik initial **erste Wahl**. Wegen seiner hohen Eiweißbindung sollte L-Dopa nicht zu den Mahlzeiten eingenommen werden. Bei Bedarf kann sogar eine proteinarme Ernährung empfohlen werden, um die Bioverfügbarkeit von L-Dopa zu erhöhen. Nach 3 – 5 Jahren lässt die Wirkung nach, und es kommt zu Fluktuationen etwa mit „On-off-Phänomenen" – der Patient fällt in einen akinetischen Zustand eines Unbehandelten zurück – und Überbewegungen. Um diesen Komplikationen im Langzeitverlauf vorzubeugen, eignen sich eine Dosisfraktionierung sowie Retardpräparate. Zu den unerwünschten Effekten durch periphere L-Dopa-Wirkung zählen Erbrechen oder Hypotonie. Durch zu hohe zentrale Konzentrationen kann es zu Hyperkinese kommen. Durch Aufteilung in kleine Wirkstoffmengen und langsame Steigerung bis zur Maximaldosis („low and slow") lassen sich diese Nebenwirkungen reduzieren. Die Kombination mit Selegilin (s. u.) erlaubt eine verminderte L-Dopa-Dosis und kann so unerwünschten Effekten vorbeugen.

> Bei Patienten ab dem 70. Lebensjahr ist L-Dopa erste Wahl.

Dopaminagonisten
Hier unterscheidet man **Mutterkornalkaloide** von **Nichtmutterkornalkaloiden**. Zur ersten Gruppe zählen **Bromocriptin** (Pravidel®), **Cabergolin** (Cabaseril®), **Dihydroergocryptin** (Almirid®), **Lisurid** (Dopergin®) und **Pergolid** (Parkotil®), zur zweiten **Pramipexol** (Sifrol®) und **Ropinirol** (Requip®). Diese Wirkstoffe stimulieren Dopaminrezeptoren. Bei Patienten **unter 70** sind Dopaminrezeptoragonisten primär als **Monotherapie** indiziert. Bei Therapieversagen ist eine Kombinationstherapie angezeigt, die als festen Bestandteil L-Dopa enthält. Bei älteren Erkrankten

werden Dopaminagonisten frühzeitig mit L-Dopa kombiniert. Da sie eine längere Halbwertszeit haben, reduzieren Dopaminagonisten die mit L-Dopa-Therapie verbundenen Wirkungsschwankungen. Zu den Nebenwirkungen zählen – je nach Wirkstoff – z. B. Übelkeit, Blutdruck- oder Schlafstörungen.

> Bei Patienten unter 70 sind Dopaminagonisten erste Wahl.

COMT-Inhibitoren
Entacapon (Comtess®) kann bei Fluktuationen in die Therapie eingebunden werden. Der nicht ZNS-gängige Wirkstoff reduziert den L-Dopa-Abbau durch Blockade der **C**atecholamin-**O**-**M**ethyl-**t**ransferase **(COMT)** in der Peripherie und erhöht die zentrale Verfügbarkeit. Deshalb ist dieser Wirkstoff nur in Kombination mit L-Dopa sinnvoll. Zu den Nebenwirkungen zählen Stürze sowie Halluzinationen.

> Der COMT-Hemmer Entacapon eignet sich nur für eine Kombinationstherapie mit L-Dopa.

Amantadin
Amantadin (Aman®) ist ein NMDA-Rezeptor-Antagonist und reduziert wohl die Acetycholinfreisetzung. Zu Erkrankungsbeginn kann es Symptome reduzieren, später ergänzt es Kombinationsgaben. Amantadin ist Mittel der Wahl in einer **akinetischen Krise.** Nebenwirkungen sind Hypotonie oder Schlafstörungen. Da Amantadin zu 100% renal ausgeschieden wird, ist Niereninsuffizienz eine Kontraindikation.

Monoaminoxidase-B-Hemmer
Der Wirkmechanismus von **Selegilin** (Antiparkin®) beruht auf der Hemmung der MAO-B-Aktivität und damit dem Abbau von Dopamin. Eingesetzt wird es in Kombinationstherapie bei Akinese und reduziert die nötige L-Dopa-Dosis, als Monotherapeutikum ist die Wirkung gering. Unerwünschte Effekte sind Schwindel oder Tremor.

Anticholinerge Medikamente
Zentral anticholinerg wirkende Substanzen reduzieren das Übergewicht dieses Neurotransmitters und lindern besonders Tremor und Rigor. Insgesamt ist ihre Wirksamkeit allerdings mäßig. Die Muscarinrezeptorantagonisten **Biperiden** (Akineton®), **Metixen** (Tremarit®) oder **Trihexyphenidyl** (Artane®) werden bei alten Menschen selten eingesetzt. Nebenwirkungen wie Tachykardie begrenzen die maximale Dosis. Die Reduktion des – bei Parkinson-Patienten erhöhten – Speichelflusses ist allerdings oft willkommen.

Therapieschemata
■ Tabelle 1 zeigt beispielhafte Therapievorschläge.

Parkinson-Syndrom	Wirkstoffklasse	Beispielsubstanz	Dosis (mg/d)
< 70. Lebensjahr erste Wahl	Dopaminagonist	Ropinirol	Initial 1 morgens; Erhaltungsdosis: 3 – 6
< 70 – bei Bedarf additiv	Dopamin	L-Dopa + Benserazid	50 morgens, ↑ um 50/3 d; Gesamtdosis: 3 – 4 × 100 – 200
≥ 70. Lebensjahr erste Wahl	Dopamin	L-Dopa + Benserazid	50 morgens, ↑ um 50/3 d; Gesamtdosis: 3 – 4 × 100 – 200
≥ 70 – evtl. additiv zu ↓ von L-Dopa	MAO-B-Hemmer	Selegilin	Bis 10, langsam eindosieren

■ Tab. 1: Therapie von Morbus Parkinson.

Zusammenfassung
✖ Morbus Parkinson ist ein hypokinetisch-hypotones Syndrom mit Tremor, vegetativen Störungen und Haltungsinstabilität.

✖ Ursächlich spielt ein Dopaminmangel, der durch progrediente Degeneration von Nervenzellen im Bereich der Substantia nigra und des Striatums entsteht, eine wichtige Rolle.

✖ Leitsymptome sind Hypokinese, Ruhetremor, Rigor und Haltungsinstabilität. Die Diagnose wird klinisch gestellt.

✖ Die Therapie sollte frühzeitig beginnen und an Symptomatik und Patientenalter angepasst sein; zur Verfügung stehen pharmakologische, physiotherapeutische und operative Möglichkeiten.

✖ Wirksamstes Medikament ist L-Dopa, das als ZNS-gängige Dopaminvorstufe den zentralen Neurotransmittermangel ausgleicht und bei Patienten ab 70 Jahren erste Wahl ist. Unter 70 werden primär Dopaminrezeptoragonisten empfohlen.

✖ Weitere Substanzen in der Parkinson-Therapie sind COMT-Inhibitoren, Amantadin, MAO-B-Hemmer und anticholinerge Wirkstoffe.

Epilepsie

Definition
Von Epilepsie spricht man bei **wiederholtem spontanem** Auftreten **epileptischer Anfälle** als Folge synchroner anfallsartiger Entladungen von Nervenzellgruppen des Gehirns. Es handelt sich um eine chronische Hirnerkrankung unterschiedlicher Ätiologie.

Epidemiologie
Etwa 1% der Bevölkerung leidet an Epilepsie. Die Neuerkrankungsrate ist im 1. und nach dem 60. Lebensjahr am höchsten. Die Wahrscheinlichkeit, im Laufe des Lebens einen epileptischen Anfall zu erleiden, beträgt 5%.

Ätiopathogenese
Nach ihrer Ätiologie unterscheidet man:

▶ **Symptomatische Epilepsien** – bekannte nicht genetische Ursachen, z. B. Trauma
▶ **Kryptogene Epilepsien** – nicht nachgewiesene, aber naheliegende Grunderkrankung, z. B. geistige Retardierung
▶ **Idiopathische Epilepsien** – genetische Disposition

Genetische Faktoren sind in 25% der Fälle an der Entstehung beteiligt. Die Pathogenese ist nicht völlig verstanden. Eine Rolle spielen eine **veränderte zelluläre Erregbarkeit** infolge abnormer Membrandepolarisation und Membranrepolarisation sowie eine fehlerhafte Synchronisation von Nervenzellverbänden.

Klinik und Einteilung
Hauptsymptom ist das wiederholte Auftreten epileptischer Anfälle. Dabei unterscheiden sich die verschiedenen Epilepsiesyndrome nach der Form des Anfalls. Aus therapeutischer Sicht ist folgende Einteilung sinnvoll:

▶ **Generalisierte** Anfälle (neuronale Spontanentladung in beiden Hemisphären) und **fokale** Anfälle (Anfallsbeginn anatomisch umschrieben)
▶ Anfälle mit und ohne Bewusstseinsverlust
▶ Anfälle mit und ohne bekannte Auslöser

Diagnostik
Ziel der Diagnostik ist es, manifeste Epilepsie von anderen Anfällen abzugrenzen. **Eigen-** und **Fremdanamnese** sind unerlässlich, um zwischen einem isolierten Ereignis, einem Gelegenheitsanfall – provoziert durch eine bestimmte Situation – oder einer beginnenden Epilepsie zu unterscheiden. Das **Elektroenzephalogramm** (EEG) ist die wichtigste Zusatzuntersuchung. Beim ersten Anfall muss die Diagnostik sehr umfangreich sein. Sie sollte akut Blutzucker und Elektrolyte, Liquordiagnostik sowie ein Computertomogramm (CT) einschließen. Ein Alkohol-, Drogen- oder Medikamentenabusus sollte ausgeschlossen werden.

Therapie

Therapieprinzipien
Da die Dauer eines Anfalls häufig sehr kurz ist, ist die akute Therapie oft kaum möglich. Antiepileptika werden deshalb vielmehr **prophylaktisch** eingesetzt, eine Ausnahme bildet der Status epilepticus. So stellt die Diagnose einer manifesten Epilepsie auch die Indikation zur medikamentösen Therapie. Die Behandlung wird als **Monotherapie** mit einem für den Anfallstyp geeigneten Präparat in niedriger Dosis begonnen. Die Wirkstoffmenge wird so lange gesteigert, bis keine

Anfälle mehr auftreten – zu niedrige Dosierung ist einer der häufigsten Fehler in der Epilepsiebehandlung – oder die unerwünschten Effekte unerträglich werden. Nebenwirkungen oder Ineffizienz können zum Substanzwechsel zwingen. Ein neuer Therapieversuch mit nur einem Präparat hat den Vorteil der besseren Verträglichkeit gegenüber Kombinationen. Erst bei erneutem Versagen hochdosierter Monotherapie ist eine **Kombinationstherapie** indiziert. Dabei sollten Wirkstoffe mit unterschiedlichem Mechanismus kombiniert werden. Primäres Behandlungsziel ist Anfallsfreiheit bei guter Verträglichkeit. Auch wenn die Pharmakotherapie Schwerpunkt der Epilepsiebehandlung ist, können Psychotherapie, Biofeedback-Methoden, operative Therapie oder der Besuch von Selbsthilfegruppen sinnvoll sein. Grundlage muss eine **Lebensführung** sein, die auslösende Mechanismen wie Schlafentzug oder Alkoholexzesse vermeidet.

Medikamentöse Therapie

Antiepileptika
Wirkmechanismen
Entsprechend der ätiologischen Vorstellung ist die Idee der Pharmakotherapie, Erregbarkeit und Erregungsausbreitung von Nervenzellen zu reduzieren und das Membranpotential zu stabilisieren. Dazu kann die Erregbarkeit von Nervenzellen durch die Hemmung exzitatorischer Nervenzellen – deren Transmitter meist Glutamat ist – oder durch die Aktivierung hemmender Neuronen – deren Signalstoff häufig **G**amma-**A**mino**b**uttersäure (-**a**cid, GABA) ist – gesenkt werden. Antiepileptische Substanzen wirken über:

▶ Beeinflussung spannungsabhängiger Ionenkanäle
▶ Beeinflussung von Glutamat- oder GABA-Rezeptoren
▶ Beeinflussung des GABA- oder Glutamatstoffwechsels

Einteilung der Antiepileptika
Die Vielzahl der Wirkstoffe lässt sich in **klassische** und **neuere** Medikamente einteilen. Zur ersten Gruppe zählen Carbamazepin, Valproinsäure, Phenytoin, Phenobarbital, Ethosuximid und Benzodiazepine. Neuere Wirkstoffe sind Lamotrigin, Topimarat, Gabapentin, Oxcarbazepin oder Levetiracetam. Diese zweite Gruppe scheint besser verträglich, allerdings ist die Erfahrung geringer.

Beispielsubstanzen
Carbamazepin (Tegretal®) scheint durch die Blockade von **Na+-Kanälen** repetitive Nervenzellentladungen zu unterbinden. Es ist **Mittel der Wahl** bei **fokalen, partiellen** und bei **sekundär generalisierten** sowie **primär generalisierten tonisch-klonischen Anfällen**. Es sollte eine langsame Aufdosierung auf 600–1200 mg pro Tag erfolgen. Nebenwirkungen sind Hautreaktionen, Müdigkeit, Anämie, Leukopenie, ein antidiuretischer Effekt (↑des Körpergewichts durch Wasserretention) oder Lebertoxizität. Es scheint sinnvoll eine Behandlung mit Carbamazepin während der Schwangerschaft fortzusetzen.

> Carbamazepin und Phenytoin sind starke Enzyminduktoren – Wechselwirkungen mit anderen (antiepileptischen) Wirkstoffen müssen beachtet werden.

Valproinsäure (Ergenyl®) erhöht die **GABA**-Konzentration. Es ist **erste Wahl** bei **primär generalisierten idiopathischen Epilepsien** wie **Absencen** (kurze Bewusstseinseintrübung mit Gedächtnisverlust) oder **Aufwach-Grand-mal** (tonisch-klonischer Anfall, der in Aufwachsituationen auftritt). Auch hier muss die Dosis langsam auf

1200–1500 mg pro Tag gesteigert werden. Zu den Nebenwirkungen zählen Tremor, Leberfunktionsstörungen oder Pankreatitis; der sedierende Effekt von Valproinsäure ist geringer als bei Alternativsubstanzen. Schwangerschaft ist eine Kontraindikation.

> Carbamazepin und Valproinsäure sind erste Wahl zur Dauertherapie fokaler und generalisierter Anfälle.

Phenytoin (Phenhydan®) blockiert spannungsabhängige **Na⁺-Kanäle**, stabilisiert das Membranpotential und verringert spontane Entladungen sowie die Ausbreitung elektrischer Erregung. Bei fokalen und sekundär generalisierten Anfällen ist Phenytoin nach Carbamazepin zweite Wahl. Da Phenytoin intravenös gegeben werden und so schnell seine wirksame Dosis erreichen kann, findet es auch in der Akutbehandlung Anwendung. Die zahlreichen Nebenwirkungen wie Osteomalazie (Vitamin-D-Prophylaxe!), megaloblastäre Anämie (Prophylaxe mit Vitamin B_{12}!), Leberschädigung oder neurologische Störungen schränken den langfristigen Einsatz ein.

> **Beliebte Prüfungsfrage:** Phenytoin führt bei etwa 20% der Patienten zu einer Zahnfleischwucherung (Gingivahyperplasie).

Phenobarbital (Maliasin®) wirkt als indirekter **GABA-Agonist** und kann zur Behandlung fokaler und generalisierter tonisch-klonischer Anfälle eingesetzt werden. Nebenwirkungen sind Müdigkeit bis Sedierung, depressive Zustände, Gedächtnisstörungen oder Lebertoxizität.

Ethosuximid (Petnidan®) hemmt als **Kalziumantagonist** spannungsabhängige Ca^{2+}-Kanäle. Es wird nur bei **Absencen** eingesetzt und ist hier nach Valproinsäure **zweite Wahl**. Die Behandlung wird mit 250–500 mg langsam steigernd begonnen. Ethosuximid ist nebenwirkungsarm und hat keine wesentlichen Interaktionen.

> Ethosuximid wirkt nur bei Absencen.

Benzodiazepine verstärken die Aktivierung von **GABA-Rezeptoren** und damit die hemmende Wirkung dieses Neurotransmitters. In der Dauerbehandlung spielen sie aufgrund der Toleranzentwicklung kaum noch eine Rolle, sind allerdings bei Anfallserien oder einem epileptischen **Status** essentiell. Eingesetzt werden **Diazepam** (Valium®), **Clonazepam** (Rivotril®), **Lorazepam** (Tavor®) oder **Midazolam** (Dormicum®). Es muss mit Müdigkeit oder Atemdepression gerechnet werden.

Lamotrigin (Lamictal®) blockiert präsynaptische **Na⁺-Kanäle** und reduziert so die Freisetzung erregender Transmitter. Einsatz findet es bei partiellen oder generalisierten Anfällen und ist **Mittel der Wahl** in der **Schwangerschaft.** Zu den Nebenwirkungen zählen Hautreaktionen, Schwindel oder Ataxie.

Topiramat (Topamax®) scheint an verschiedenen Stellen zu wirken: Es hemmt spannungsabhängige **Na⁺-** und **Ca²⁺-Kanäle**, unterbindet Glutamatwirkung und unterstützt hemmende GABA-Effekte. Auch die Indikationen sind breit, sie werden allerdings von zahlreichen Nebenwirkungen wie Müdigkeit sowie kognitiven, neurologischen und gastrointestinalen Störungen begrenzt.

Gabapentin (Neurontin®) fördert die Bereitstellung von Glutaminsäure als Ausgangssubstanz der **GABA-Synthese**. Eingesetzt wird die Substanz als erste Wahl bei fokalen Anfällen. Die Dosis wird langsam auf 2400 mg gesteigert. Nachteil der gut verträglichen Substanz ist ihre kurze Halbwertszeit, die 3–4 Einnahmen pro Tag erfordert.

Oxcarbazepin (Trileptal®) ist chemisch und in seiner Wirkungsweise Carbamazepin sehr ähnlich, hat aber geringere Nebenwirkungen. Indikationen sind verschiedene generalisierte und fokale Anfälle.

Levetiracetam (Keppra®) hat einen unbekannten Wirkmechanismus und wird bei fokalen Anfällen gegeben. Es zeigt selten Nebenwirkungen und wenige pharmakologische Interaktionen.

> **Erste** und zweite Wahl:
> ▶ **Partielle Anfälle: Carbamazepin** und Valproinsäure/Phenytoin
> ▶ **Generalisierte Anfälle:**
> – Grand mal: **Valproinsäure** und Carbamazepin/Phenytoin
> – Absencen: **Valproinsäure** und Ethosuximid

Therapie des Status epilepticus

Dieser akut lebensbedrohliche Anfall, der ohne klinische Normalisierung definitionsgemäß ≥ 30 min andauert, sollte rasch beendet werden. Mit steigender Dauer wird ein Therapieerfolg immer schwieriger. Wichtige Schritte sind:

▶ Hochdosierte intravenöse Gabe eines Benzodiazepins, z.B. Diazepam
▶ Im Anschluss Phenytoin, Valproinsäure oder Phenobarbital intravenös
▶ Identifikation und Therapie der Ursache, z.B. Hypoglykämie, Drogenentzug, Infektion

Zusammenfassung

✖ Epilepsie ist eine chronische Hirnerkrankung unterschiedlicher Ätiologie mit wiederholtem, spontanem Auftreten epileptischer Anfälle als Folge von Entladungen zentraler Nervenzellgruppen.

✖ Ursächlich ist eine veränderte zelluläre Erregbarkeit infolge abnormer Membrandepolarisation und -repolarisation sowie einer fehlerhaften Synchronisation von Nervenzellverbänden.

✖ Therapeutische Grundlage sollte eine Lebensführung sein, die auslösende Mechanismen vermeidet. Pharmakotherapie erfolgt prophylaktisch wenn möglich als Monotherapie.

✖ Es steht eine Vielzahl von Neuroleptika zur Verfügung, die Erregbarkeit und Erregungsausbreitung von Nervenzellen reduzieren und das Membranpotential stabilisieren. Die Auswahl erfolgt nach Form des Anfallsleidens und Nebenwirkungsprofil – Ziel ist Anfallsfreiheit bei guter Verträglichkeit.

Rheumatoide Arthritis

Definition und Epidemiologie
Rheumatoide Arthritis (RA) oder chronische Polyarthritis ist eine meist fortschreitende **chronisch-entzündliche Systemerkrankung** unklarer Ätiologie, die sich auf dem Boden einer **Synovialitis** (Entzündung der Gelenkinnenhaut) entwickelt. Etwa 1 % aller Erwachsenen ist betroffen, der Gipfel liegt zwischen dem 40. und 60. Lebensjahr. Frauen erkranken häufiger.

Pathogenese
Man vermutet eine **Störung** des **Immunsystems** (Reaktion gegen körpereigenes Gelenkgewebe), die durch verschiedene Bedingungen wie genetische Prädisposition, Umweltfaktoren oder akute Auslöser wie Infektionen hervorgerufen werden kann. Es kommt zu einer Synovialitis mit Antigenfreisetzung und Aktivierung von Abwehrzellen wie T-Lymphozyten. Die Entzündungsreaktion wird durch Freisetzung von TNF-α, Interleukin-1 und Prostaglandinen gesteigert. Fibroblasten proliferieren und setzen Enzyme frei. Es kommt zur Wucherung von Pannusgewebe sowie zur Zerstörung von Gelenkknorpel, im weiteren Verlauf zu einer bindegewebigen Gelenkversteifung.

Klinik
Typisch ist eine **symmetrische Polyarthritis** (Entzündung vieler Gelenke), die sich meist schleichend über Monate verschlimmert. Betroffen sind oft Fingergrund-, Fingermittel- und Handgelenke. Sie sind schmerzhaft geschwollen und bewegungseingeschränkt. Klassisch ist eine **Morgensteifigkeit.** Außerdem kommt es bei etwa 10 % der Patienten zu **extraartikulären Manifestationen,** die Gefäße (Raynaud-Symptomatik, KHK), Herz (Perikarditis), Lunge (Pleuritis, fibrosierende Alveolitis), Augen (Keratoconjunctivitis sicca, Skleritis) oder Muskulatur betreffen können. Patienten klagen über **Müdigkeit.**

Diagnostik
Zur Diagnosestellung müssen mindestens **vier** der sieben Kriterien der **A**merican **R**heumatism **A**ssociation **(ARA)** erfüllt sein:

- Morgensteifigkeit > 1 h
- Arthritis von ≥ 3 Gelenken und > 6 Wochen
- Arthritis von Hand-, Fingergrund- und Fingermittelgelenken (Aussparung distaler Interphalangealgelenke) > 6 Wochen
- Symmetrischer Gelenkbefall > 6 Wochen
- Rheumaknoten
- Positiver Rheumafaktor im Serum
- Charakteristische röntgenologische Veränderungen: Erosionen, Gelenkspaltverschmälerung, Osteoporose u. a.

Der **Rheumafaktor** (IgM-Autoantikörper gegen den Fc-Anteil von IgG) ist bei 75 % der Patienten zu mindestens einem Zeitpunkt im Verlauf positiv. Im **akuten Schub** finden sich im Labor positive **Entzündungsparameter** wie erhöhte Blutsenkungsgeschwindigkeit und C-reaktives Protein, die dem Grad der Gelenkentzündung entsprechen. Im Gelenkpunktat lassen sich oft sogenannte **Rhagozyten** – also Granulozyten, die IgG-Rheumafaktor-Komplexe aufgenommen haben, nachweisen; allerdings sind sie nicht spezifisch für RA.

Bei der (initialen) Diagnostik sollten Stadium (neue, etablierte oder persistierende Erkrankung im Endstadium), Aktivität und Schweregrad (mild, mittel, schwer), die für die adäquate Therapieentscheidung essentiell sind, bestimmt werden. In Abständen von maximal 6 Monaten sollten eine Kontrolle und damit eine Therapieüberwachung erfolgen.

Spätfolgen und Komplikationen
Spätfolgen des Gelenkbefalls sind an der Hand eine **Ulnarabweichung** der Finger, **Schwanenhals-** sowie **Knopflochdeformität** und Karpaltunnelsyndrom. An den Füßen können sich **Hammer-** und **Krallenzehen** entwickeln. Es kann zu Fibrosierung der Lunge oder Hautläsionen durch Gefäßentzündung kommen. Im Kniegelenk ist die schmerzhafte **Baker-Zyste** (Poplitealzyste) als Resultat einer Kniegelenkschädigung zu beobachten.

Therapie

Allgemeinmaßnahmen

Auch wenn Pharmakotherapie bei RA im Zentrum steht, sollten Allgemeinmaßnahmen immer die Grundlage bilden. **Kryotherapie** (↓ Entzündungsreaktion) und **Bewegungstherapie** (Erhalt der Beweglichkeit) sind physikalische Behandlungsoptionen. Auch Ruhe, bewusste Ernährung (ausreichend Kalzium und Vitamin D) und Patientenschulung sind sinnvoll.

> Mit jedem Patienten sollte, basierend auf dem Verständnis von Krankheitsverlauf und Prognose, ein Langzeitplan mit individuell ausgewählten Therapiemodalitäten entwickelt werden.

Medikamentöse Therapie
Säulen der pharmakologischen Therapie sind **symptomatische Behandlung** und sog. **Basistherapeutika.** Bei unzureichender Kontrolle kann die Indikation für **„Biologika"** gegeben sein (▮ Abb. 1). Grundsätzlich sollte die Therapieintensität so lange gesteigert werden, bis die Synovialitis vermindert oder Nebenwirkungen unerträglich sind.

Symptomatisch wirkende Substanzen
COX-Inhibitoren (**NSAID**) und **Glukokortikoide** können rasch zu einer symptomatischen Besserung führen, ohne dabei das Fortschreiten der Gelenkzerstörung zu beeinflussen. Auch Opioide werden zur Schmerzkontrolle eingesetzt.
Glukokortikoide (etwa Prednisolon) sind die wirksamste antientzündliche Wirkstoffgruppe in der Therapie von RA; sie ergänzen die (Initial-)Therapie (▮ Abb. 1). Für ausführliche Informationen siehe Seiten 50 und 80.

Basistherapeutika
Basistherapeutika oder „**D**isease-**m**odifying **a**nti**r**heumatic **d**rugs" (**DMARDs**) sind Substanzen, die den Bedarf an NSAID und Glukokortikoiden reduzieren und die **Krankheitsprogression bremsen**. Da eine Gelenkschädigung schon früh im Krankheitsverlauf einsetzt, sollte die medikamentöse Therapie jedes Patienten ebenfalls so frühzeitig wie möglich ein DMARD erhalten. Ein Effekt ist erst nach Wochen zu erwarten.

Methotrexat
Methotrexat (MTX) ist ein **Folsäureantagonist.** Seine antientzündliche Wirkung beruht auf einer Verminderung der Zytokinsynthese (z. B. IL-1). Ein Wirkungseintritt ist nach etwa 6 Wochen zu erwarten. MTX ist **erste Wahl** in der **(Initial-)Therapie** von RA. Zu den Nebenwirkungen zählen Störungen des Magen-Darm-Trakts, Leber- und Nierenschädigung oder Blutbildveränderungen. Die Rolle von anderen klassischen Immunsuppressiva wie Ciclosporin ist in der RA-Therapie gering.

Sulfasalazin
Die bereits auf Seite 40 besprochene Substanz wird trotz unklaren Mechanismus auch in der Therapie von RA eingesetzt. Auch hier kommt es erst nach 4–8 Wochen zur klinischen Wirkung. Azulfidine® RA kann im Behandlungsverlauf bei ungenügendem Erfolg durch MTX die Therapie ergänzen.

(Hydroxy-)Chloroquin
Auch Resochin® ist manchmal Kombinationstherapeutikum. Bis zu 50 % aller Patienten entwickeln eine meist reversible Keratopathie, und auch andere Sehstörungen treten auf – regelmäßige ophthalmologische Kontrolluntersuchungen sind obligat.

Organische Goldverbindungen
Diese Wirkstoffgruppe ist heute aufgrund schwerer Nebenwirkungen sowie später Wirkung beinahe bedeutungslos.

Leflunomid
Leflunomid unterbindet durch die Hemmung der Dihydroorotat-Dehydrogenase die Bereitstellung von Pyrimidinnukleotiden. Arava® kann bei MTX-KI eingesetzt werden. Es kann zu Durchfall, Übelkeit, Atemwegsinfektionen oder schweren Leberschäden führen. Regelmäßige Laborkontrolle ist unerlässlich.

> Basistherapeutika wirken erst nach mehrwöchiger Latenz.

Biologika
Biologika greifen in **Immunreaktionen** ein. Diese „Antizytokintherapie" beruht auf dem wachsenden Verständnis biologischer Grundlagen der RA. Die **TNF-α-Antikörper** Infliximab, Adalimumab und Etanercept fangen TNF-α-Moleküle ab und verhindern deren Bindung an Rezeptoren ihrer Zielzellen. Da dieser Faktor bei der Aufrechterhaltung rheumatischer Entzündungen eine bedeutende Rolle spielt, ist das Ziel eine Verminderung der Inflammation und Verhinderung des Fortschreitens von Gelenkzerstörung.

Infliximab
Der humanisierte IgG-Antikörper Remicade® kann durch Blockade der Funktion von TNF-α bei RA die Progression von Gelenkschäden reduzieren. Indikation kann bei florider Erkrankung gegeben sein. Voraussetzungen für die Therapie mit allen TNF-Antagonisten sind:

▶ Die Diagnose RA muss gesichert sein.
▶ Die Erkrankung ist trotz Therapie mit ≥ 2 Basistherapeutika – davon eines MTX – über ≥ 6 Monate deutlich aktiv.
▶ Eine umfassende und enge Therapieüberwachung ist sichergestellt.

Infliximab wird intravenös gegeben. Nebenwirkungen sind zum Teil schwere Überempfindlichkeitsreaktionen sowie Folgen verminderter Immunabwehr, etwa schwere Infektionen sowie Reaktivierung von Tuberkulose. Deshalb sollte vor Behandlungsbeginn mit einem TNF-α-Antikörper ein Tuberkulosetest (Hauttest, gegebenenfalls Röntgen-Thorax) erfolgen.

Adalimumab
Humira® ist ein vollständig humaner, gentechnischer TNF-α-Antikörper. Eigenschaften, Indikation und Nebenwirkungen entsprechen denen von Infliximab. Die Anwendung erfolgt subkutan.

Etanercept
Enbrel® unterbindet die Wirkung von TNF-α und -β. Mögliche Indikation ist aktive RA, Nebenwirkungen sind wie bei Infliximab. Auch Etanercept wird subkutan gegeben.

Anakinra
Kineret® ist ein gentechnisch synthetisiertes Analogon zum körpereigenen Interleukin-1-Antagonisten. Die Applikation erfolgt subkutan. Es wird in der Therapie von RA in Kombination mit MTX eingesetzt und darf nicht parallel zu TNF-Inhibitoren angewendet werden. Zu den Nebenwirkungen zählen Reaktionen an der Einstichstelle sowie erhöhtes Infektions- und Neutropenierisiko.

> Während der Therapie mit Biologika darf keine Lebendimpfung erfolgen.

Stufentherapie
■ Abbildung 1 zeigt die Stufentherapie bei RA.

■ Abb. 1: Stufentherapie bei RA.

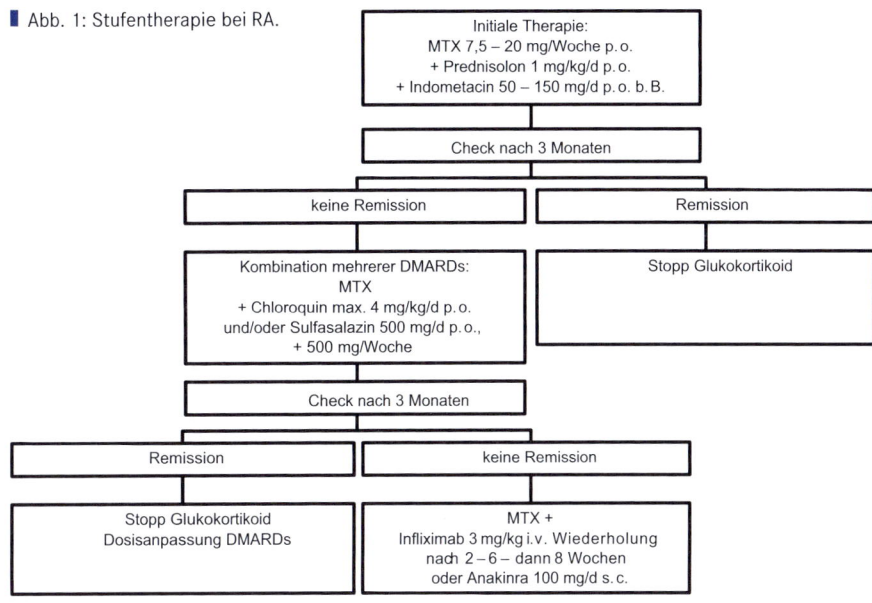

Initiale Therapie:
MTX 7,5 – 20 mg/Woche p.o.
+ Prednisolon 1 mg/kg/d p.o.
+ Indometacin 50 – 150 mg/d p.o. b.B.

Check nach 3 Monaten

keine Remission → Remission

Kombination mehrerer DMARDs:
MTX
+ Chloroquin max. 4 mg/kg/d p.o.
und/oder Sulfasalazin 500 mg/d p.o.,
+ 500 mg/Woche

Stopp Glukokortikoid

Check nach 3 Monaten

Remission → keine Remission

Stopp Glukokortikoid
Dosisanpassung DMARDs

MTX +
Infliximab 3 mg/kg i.v. Wiederholung
nach 2 – 6 – dann 8 Wochen
oder Anakinra 100 mg/d s.c.

Zusammenfassung
✖ Rheumatoide Arthritis ist eine chronisch-entzündliche Systemerkrankung unklarer Ätiologie, die von einer Synovialitis ausgeht.
✖ Klinisch ist eine symmetrische Polyarthritis mit Schmerz, Schwellung und Bewegungseinschränkung typisch. In 10% kommt es zu extraartikulären Manifestationen.
✖ Zur Diagnosestellung müssen mindestens vier der sieben ARA-Kriterien erfüllt sein.
✖ Therapeutische Grundlage sollten Allgemeinmaßnahmen bilden. Pharmakologisch werden NSAID, evtl. Glukokortikoide zur symptomatischen Behandlung sowie Basistherapeutika eingesetzt, die das Fortschreiten der Erkrankung vermindern. Unzureichende Kontrolle kann Indikation für Biologika sein.
✖ Methotrexat ist erste Wahl in der (Initial-)Therapie von rheumatoider Arthritis und kann bei Bedarf z. B. mit einem TNF-α-Antagonisten kombiniert werden.

Tumorerkrankungen I

Tumorerkrankungen erfordern oft interdisziplinäre Zusammenarbeit. Haupttherapieoptionen sind:

▶ Stahl (Chirurgie)
▶ Strahl (Radiotherapie)
▶ Chemotherapie

Definition

Ein Karzinom (maligner Tumor) besteht aus Zellen, die charakterisiert sind durch:

▶ unkontrollierte Teilung
▶ mangelhafte Apoptose
▶ Entdifferenzierung, Funktionsunfähigkeit
▶ invasives Wachstum
▶ Metastasierung

Epidemiologie und Pathophysiologie

Tumorerkrankungen sind die zweithäufigste Todesursache in Deutschland, etwa jeder Fünfte erkrankt.

Tumorzellen vermehren sich unabhängig von der physiologischen Regulation des Körpers. Dazu kommt es durch genetische und epigenetische Veränderungen einer Zelle, die dann klonal expandiert. Wichtige zugrunde liegende Mechanismen sind:

▶ **Inaktivierung** von **Tumorsuppressorgenen**
▶ **Aktivierung** von **Onkogenen**

Um diese Zusammenhänge besser zu verstehen, ein kurzer Blick auf den Zellzyklus (▮ Abb.1).
Normalerweise gibt es zwei Kontrollpunkte (KP), an denen der Eintritt in die nächste Phase bei DNS-Schaden gestoppt wird. **Tumorsuppressorgene** halten die geschädigte Zelle am Ende der G_1-Phase (KP 1) an und ermöglichen Reparatur, bei Erfolglosigkeit induzieren sie Apoptose (regulierter Zelltod). So wirkt

z. B. der Klassiker p53, auch „Master watchman" genannt. Wird dieses Gen durch eine **„Loss of function"-Mutation** inaktiviert, teilen sich auch fehlerhafte Zellen und das zu allem Übel unkontrolliert. **Protoonkogene** kodieren Wachstumsfaktoren und andere mitosefördernde Regulatoren. Geraten diese Sequenzen durch eine pathologische Mutation außer Kontrolle, spricht man von einer **„Gain of function"**-Veränderung zu Onkogenen. Wiederum kann maligne Zellproliferation die Folge sein.

Chemotherapie

Therapieprinzipien

Schwierigkeit der medikamentösen Tumortherapie ist die Ähnlichkeit der Stoffwechseleigenschaften körpereigener und maligner Zellen. Die Selektivität von Zytostatika (zellschädigende Substanzen) ist also relativ. Die Idee der Chemotherapie ist es, therapeutisch das schnelle, unkontrollierte Wachstum auszunutzen: Viele dieser Medikamente wirken in Phasen des Zellzyklus und verursachen DNS-Schäden. Dadurch unterbinden sie nicht nur die Zellteilung, sondern lösen infolge davon Apoptose, also Selbstvernichtung, der betroffenen Zelle aus. Diese doppelt antiproliferative Wirkung erfasst allerdings auch physiologischerweise schnell proliferierende Gewebe – während ruhende Tumorzellen unversehrt bleiben – und erklärt typische Nebenwirkungen.

> Chemotherapeutika erfassen nur proliferierende Zellen – auf ruhende oder nicht mehr teilungsfähige Tumoranteile haben sie keine Wirkung.

Nebenwirkungen

Schädigung der Haarfollikelzellen führt zur klassischen „Chemoglatze"; die nur wenige

Tage lebenden Darmepithelzellen sind ebenfalls betroffen, und Patienten leiden regelmäßig an Magen-Darm-Beschwerden wie Durchfall, der allerdings auch durch Immunschwäche verursacht werden kann. Aufgrund der Knochenmark-(KM-)Suppression werden viele Patienten neutropenisch (sie besitzen wenige neutrophile Granulozyten), thrombopenisch (Mangel an Blutplättchen) und anämisch (verminderte rote Blutkörperchen) und haben mit Folgen wie Abwehrschwäche, Blutungsneigung oder Müdigkeit zu kämpfen. Auch Keimzellschädigung und die Induktion von sekundären Neoplasien zählen zu den unerwünschten Effekten. Auf Übelkeit und Erbrechen wird gesondert eingegangen.

Klassische Zytostatika

Allgemein unterscheidet man nicht phasenspezifische von phasenspezifischen Substanzen (▮ Tab. 1).

Zytostatische Antibiotika
Anthrazykline: Daunorubicin, Doxorubicin

Auch zytostatisch spielen verschiedene Antibiotika eine Rolle. Sie interkalieren (lat. einschieben) in DNS und RNS, d.h., sie lagern sich zwischen Basenpaare und stören so die Replikation. Dieser Effekt wird zudem durch die Hemmung das Enzyms Topoisomerase-II vermittelt. Außerdem verursachen Anthrazykline Strangbrüche durch die Bildung von Radikalen. Daunorubicin gehört zur Standardtherapie bei akuter Leukämie, Doxorubicin wird zur Behandlung solider Tumoren verwendet. Neben der meist dosislimitierenden KM-Suppression sind Anthrazykline sehr **kardiotoxisch,** wohl aufgrund der Radikalbildung. Außerdem besteht eine große Gefahr für Gewebeulzeration, wenn diese Chemotherapie extravasal gegeben wird – vor jeder Infusion sollte deshalb der Port überprüft werden.

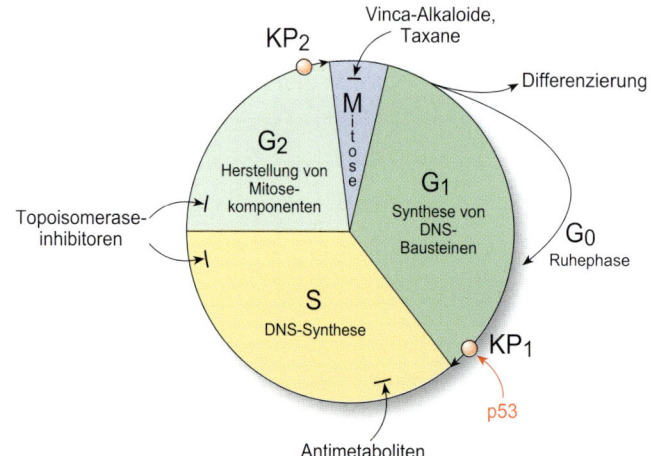

▮ Abb. 1: Der Zellzyklus und phasenspezifische Chemotherapeutika.

	Nicht phasenspezifisch	Phasenspezifisch
Wirkungszeitpunkt	Phasenunspezifisch	In bestimmten Zellzyklusphasen
Substanzen	▶ Zytostatische Antibiotika ▶ Alkylierende Substanzen ▶ Platinverbindungen	▶ Antimetaboliten – S-Phase ▶ Mitosehemmstoffe – M-Phase ▶ Topoisomeraseinhibitoren – S/G_2-Phase

Actinomycine: Dactinomycin (Actinomycin D)

Durch Interkalierung in DNS hemmt Dactinomycin RNS- und Proteinsynthese. Es wird in der Kinderonkologie bei Wilms-Tumor, Ewing-Sarkom oder Rhabdomyosarkom eingesetzt. Auch hier ist Myelosuppression eine Nebenwirkung.

Bleomycin

Bleomycin induziert die Bildung freier Radikale, die dann DNS-Fragmentierung verursachen. Es ist kaum myelosuppressiv. Klassisch wird Bleomycin bei Hodentumor und Lymphomen eingesetzt. Die Antwort auf die Standardprüfungsfrage zu Nebenwirkungen lautet: Progressive interstitielle **Lungenfibrose** (deshalb nicht im „Armstrong-Cocktail") ist oft dosislimitierend.

Alkylierende Substanzen

DNS kann durch Stickstoff-Lost- und Nitrosoharnstoffverbindungen alkyliert, d. h. mit einer Alkylgruppe versehen, quervernetzt und infolge davon nicht mehr repliziert werden.

Stickstoff-Lost-Verbindungen: Cyclophosphamid

Diese Substanzen müssen im Organismus aktiviert werden. Dann alkylieren sie DNS am Guaninstickstoff. So kommt es zu Quervernetzungen innerhalb eines DNS-Strangs und/oder zwischen Protein und DNS. Cyclophosphamid – der wichtigste Vertreter dieser Wirkstoffgruppe – ist selbst also nicht alkylierend. Erst nach Hydroxylierung in der Leber – übrigens durch Cytochrom-P-450-Enzyme – und nichtenzymatischer Spaltung am Tumor entstehen **Acrolein** und das wirksame **Chlorethylphosphorsäureamid.** Cyclophosphamid ist Bestandteil der Lymphom-, Mamma- oder Ovarialkarzinomtherapie. Auch bei Autoimmunerkrankungen findet es Einsatz. Zu den unerwünschten Effekten zählen Übelkeit oder Myelosuppression. Acrolein wirkt urotoxisch und führt öfter zu **hämorrhagischer Zystitis** (blutige Blasenentzündung) mit Hämaturie (Blut im Urin). Durch die Gabe von reichlich Flüssigkeit und **Mesna** (2-Mercaptoethansulfonat-Na), das in der Blase mit dem „bösen" Metaboliten reagiert, lässt sich diese Nebenwirkung vermeiden. Längerfristig kann es zur Induktion von Sekundärmalignomen wie Urothelkarzinom oder AML kommen.

Nitrosoharnstoffe: Carmustin, Lomustin

Alkylierung und DNS-Quervernetzung sind auch hier das Wirkprinzip. Da Nitrosoharnstoffe sehr lipophil sind und so relativ hohe Plasmaaktivität im ZNS erreichen, eignen sie sich zur Therapie von Hirntumoren wie Glioblastoma multiforme. Zu den Nebenwirkungen zählen Schwindel oder Ataxie durch Irritation des ZNS.

Platinverbindungen
Cisplatin, Carboplatin, Oxaliplatin

Um zu wirken, müssen alle drei Verbindungen zunächst aktiviert werden. Bei Cisplatin geht das deutlich schneller als bei Carboplatin. Cisplatin führt sowohl zu Vernetzungen innerhalb eines DNS-Strangs wie auch zwischen benachbarten Strängen, führt also zu Intra- und Interstrang-Quervernetzungen. Platinverbindungen eignen sich bei Hoden-, Blasen-, Ovarial- oder Lungentumoren. Oxaliplatin wird häufig bei Kolonkarzinom eingesetzt. **Nephrotoxizität** ist bei Cisplatin dosislimitierend, bei Carboplatin schwächer ausgeprägt und wird bei Oxaliplatin nicht beobachtet. Alle drei Substanzen sind **nervenschädigend**; besonders Cisplatin kann so zu **Hörschädigung** führen.

> Bei allen potentiell nierenschädigenden Substanzen sollte während und nach der Anwendung auf ausreichende Flüssigkeitszufuhr und verstärkte Harnausscheidung geachtet werden.

Antimetaboliten

Folsäure-, Purin- und Pyrimidinanaloga mimen essentielle Zellbausteine und hemmen so die Nukleinsäuresynthese in der S-Phase des Zellzyklus.

Folsäureanaloga: Methotrexat

Methotrexat (MTX) inhibiert als „falsches" Folsäureanalogon das Enzym Dihydrofolatreduktase, was zu einer verminderten Desoxythimidinmonophosphatsynthese (dTMP) und konsekutiv geringerer DNS- und Proteinsynthese führt. Um höhere Therapiekonzentrationen verwenden zu können, kann gleichzeitig Formyltetrahydrofolsäure, bekannt als Leukovorin, gegeben werden. Diese Substanz gelangt durch aktiven Transport in gesunde Zellen und blockiert hier die MTX-Wirkung – die sog. Rescue-Therapie. MTX wird in der Leukämie- und Lymphomtherapie sowie bei soliden Tumoren und rheumatoider Arthritis angewendet. Hochdosiert durchdringt MTX die Blut-Hirn-Schranke und wird deshalb bei ZNS-Lymphomen und ALL mit ZNS-Befall eingesetzt. **KM-Suppression** ist häufig, ebenso können alle typischen „Chemoeffekte" auftreten, außerdem Nephro- und Hepatotoxizität.

Purinanaloga: 6-Mercaptopurin

6-Mercaptopurin (6-MP) ist ein Hypoxanthinanalogon und wird durch die Hypoxanthin-Guanin-Phosphoribosyltransferase (HGPRT) aktiviert. 6-MP wird in der Leukämie- und Lymphomtherapie eingesetzt. Typische Nebenwirkungen sind KM-Supression und Leberschädigung. Der Xanthinoxidasehemmstoff Allopurinol hemmt die Metabolisierung von 6-MP und kann so zu toxischen Plasmaspiegeln führen.

Pyrimidinanaloga: Cytarabin (Ara-C)

Ara-C oder **Cyt**osin**arabin**osid ist dem natürlich vorkommenden Cytosinnukleosid sehr ähnlich. Nach Einbau in die DNS hemmt es das Enzym DNS-Polymerase. Ara-C wird zur Therapie von AML eingesetzt. Hauptnebenwirkung ist KM-Suppression. Daneben kommt es zu Fieber, Exanthemen und bei hohen Dosen zu zentralen Nebenwirkungen, die meist im Kleinhirn beginnen. Deshalb sollte vor jeder Hochdosisgabe klinisch die zerebelläre Funktion überprüft werden.

Tumorerkrankungen II

Mitosehemmstoffe

Vinca-Alkaloide: Vincristin, Vinblastin

Die Wirkung von Vinca-Alkaloiden ist M-Phase-spezifisch: Sie binden an das Zytoskelettprotein Tubulin und behindern dessen Polymerisation zu Mikrotubuli und damit die Ausbildung des Spindelapparats. Die Zelle wird so in der Mitosemetaphase angehalten. Vinca-Alkaloide werden zur Therapie von akuten Leukämien, malignen Lymphomen oder Brustkrebs eingesetzt. Die klassische Nebenwirkung von Vincristin ist eine dosislimitierende **Neurotoxizität,** Vinblastin führt zu starker **KM-Suppression.**

Taxane: Paclitaxel

Taxane binden Tubulin und stabilisieren polymerisierte Mikrotubuli – Depolymerisation und Anaphase werden unterbunden. Sie werden in der Therapie von Ovarial- oder Brustkrebs eingesetzt. KM-Suppression ist dosislimitierend, auch periphere Neuropathie tritt auf.

Topoisomeraseinhibitoren

Topoisomerasen sind an der Entwindung und Wiederverknüpfung bestimmter Chromosomenabschnitte beteiligt und schaffen so strukturelle Voraussetzungen für eine folgende Replikation. Therapeutische Wirkstoffe unterscheidet man nach ihrer Wirkung auf Topoisomerase I oder II.

Topoisomerase-II-Inhibitoren: Etoposid, Teniposid

Diese Substanzen unterbinden die Topoisomerase-II-Aktivität (Schneiden und erneuter Verschluss von DNS-Doppelsträngen) in der G_2-Phase des Zellzyklus und stabilisieren das Enzym an DNS-Spaltstellen, führen so zur Persistenz von Strangbrüchen und letztendlich zum Zelltod. Etoposid wird zur Therapie von Lungen-, Hoden- oder Prostatakarzinom verwendet. Das stärker wirkende Teniposid wird vor allem bei akuten Leukämien und Lymphomen sowie Harnblasenkarzinom oder ZNS-Tumoren eingesetzt. KM-Suppression ist dosislimitierend, Übelkeit und Erbrechen sind häufig.

Topoisomerase-I-Inhibitoren: Irinotecan, Topotecan

Diese Wirkstoffe sind neuere Tumortherapeutika als die Klasse-II-Inhibitoren. Die Topoisomerase I spaltet und verknüpft nur einen DNS-Strang (Merke: **I = Einzel**strangbruch). Irinotecan wird bei Kolonkarzinom, Topotecan bei metastasiertem Eierstockkrebs verwendet. Beide Substanzen führen zu KM-Suppression, Irinotecan kann starken Durchfall verursachen.

> **Nebenwirkungen – Prüfungsklassiker:**
> ▶ Doxorubicin: kardiotoxisch
> ▶ Bleomycin: Lungenfibrose
> ▶ Cyclophosphamid: hämorrhagische Zystitis
> ▶ Cisplatin: nephro- und neurotoxisch

Mechanismen der Tumorresistenz

Leider wirken die besprochenen Substanzen in der klinischen Realität nicht immer nach Lehrbuchbeschreibung. Bei vielen Patienten kommt es während der Chemotherapie zu spezifischen **zellulären Resistenzmechanismen.** Mutationen, die aufgrund der genetischen Instabilität maligner Zellen häufig sind, und/oder Selektion widerstandsfähiger Tumorzellen sind meist Ursache. Man kennt folgende Prozesse:

▶ Hemmung der zellulären Wirkstoffaufnahme
▶ Verminderte Aktivierung des Chemotherapeutikums
▶ Verstärkte Inaktivierung des Wirkstoffs
▶ Überexpression des Zielproteins
▶ Veränderung der Zielstruktur

▶ Vermehrte DNS-Reparatur
▶ Verstärkter Transport von Zytostatika aus der Zelle (z. B. durch den MDR-Gen-kodierten Transporter, S. 8)

Außerdem kann die Wirkung von Chemotherapeutika durch den Ort des Tumors erschwert sein. Eine **pharmakokinetische Resistenz** besteht oft durch die Blut-Hirn-Schranke bei Therapie zentralnervöser Neoplasien. Sehr starke **Nebenwirkungen** können zu einem Behandlungsabbruch vor Gabe der optimalen Gesamtdosis zwingen und zur Tumorresistenz führen.

Hormone

Sowohl physiologische Hormone als auch Analoga, Hormonagonisten und -antagonisten werden eingesetzt. **Glukokortikoide** spielen bei der Therapie von Lymphomen und lymphatischen Leukämien eine wichtige Rolle. Standardsubstanz ist Prednison. **Sexualhormone** können bei Prostata-, Brust- und Gebärmutterkrebs indiziert sein.

Target-Therapie

Imatinib

Wohl das bekannteste Beispiel gezielter antineoplastischer Therapie ist der Tyrosinkinaseinhibitor Imatinib (Glivec®). Beinahe alle Patienten mit CML haben eine Fusion der Chromosomen 9 (Abl-Gen) und 22 (BCR-Gen) zum sog. Philadelphia-Chromosom. Dadurch wird die Abl-Tyrosinkinase konstitutiv aktiv und ist als Onkogen entscheidend an der Leukämieentstehung beteiligt. Imatinib wirkt als Inhibitor an der ATP-Bindungsstelle der katalytischen Enzymdomäne. Glivec® wird in der Therapie von CML, gastrointestinalen Stromatumoren (GIST) oder Bcr-Abl-positiver ALL verwendet. Therapie mit Imatinib kann zu Übelkeit, Ödemen, Durchfall oder Kopfschmerz führen.

Biologische Therapie

Die Behandlung mit Antikörpern, Immunmodulatoren oder Zytokinen wird unter dem Begriff biologische Therapie zusammengefasst.

Antikörper

Immer häufiger werden monoklonale Antikörper gegen spezifische Oberflächenproteine eingesetzt, die von den entarteten Zielzellen besonders stark exprimiert werden. Hier wird nur auf wenige Klassiker eingegangen.

Trastuzumab

Dieser Antikörper bindet an HER2, einen Rezeptor für einen epidermalen Wachstumsfaktor. Bei einem Teil der Brustkrebspatienten ist er auf den malignen Zellen stark erhöht. Bindet Trastuzumab an diese Rezeptoren, wird die Signalweiterleitung über HER2 gehemmt und werden die Zellen vom Immunsystem bekämpft. Herceptin® ist bei einer Gruppe von Brustkrebspatienten (meist in fortgeschrittenem Stadium) mit HER2-positivem Tumor indiziert. Eine wichtige Nebenwirkung ist seine Kardiotoxizität.

Rituximab

Dieser rekombinante humanisierte Antikörper bindet an CD20-positive Zellen. So kommt es zur komplementabhängigen Lyse und Depletion von B-Zellen, die dieses Oberflächenantigen tragen. Rituximab wird zur Therapie von B-Zell-Lymphomen verwendet, das bekannte R zum CHOP-Schema. Allergische Reaktionen und grippeähnliche Symptome sind beschrieben.

Neuere Antikörper
Zu den neueren Antikörpern zählt **Gemtuzumab** (Mylotarg®), das gegen das von Myeloblasten exprimierte CD33 gerichtet ist und in der Therapie von AML geprüft wird.

Interferon-α
Interferon-α kann auf verschiedenen Wegen antineoplastisch wirken. So sind Angiogenesehemmung, Aktivierung des Immunsystems oder direkte Wachstumshemmung der Krebszelle etwa durch Apoptoseinduktion mögliche Effekte. Interferon-α kann zur Therapie verschiedener solider Tumoren sowie in der Behandlung von Blutkrebs eingesetzt werden. Regelmäßig treten grippeähnliche Symptome wie Fieber oder Gliederschmerzen auf.

Antiemesistherapie
Übelkeit und Erbrechen sind häufige und äußerst belastende Nebenwirkungen der zytostatischen Therapie.

> Übelkeit und Erbrechen sollten vor und im Verlauf jedes Chemoregimes sorgfältig bedacht und behandelt werden. Ziel ist das völlige Vermeiden dieser Symptome!

Einteilung chemotherapieinduzierten Erbrechens
Die Unterscheidung von drei Typen ist für Prävention und Behandlung entscheidend:

- Akutes Erbrechen: < 2 h nach Therapie
- Verzögertes Erbrechen: > 24 h nach Therapie
- Antizipatorisches Erbrechen: vor Therapiebeginn nach von Übelkeit begleiteten vorangegangenen Zyklen

Ob und wann ein Patient Nausea erlebt, wird am stärksten durch die eingesetzten Wirkstoffe bestimmt. Man kann Chemotherapeutika nach ihrem emetogenen Potential in vier Gruppen von hoch (Risiko > 90%, z. B. Cisplatin), bis minimal (< 10%, z. B. Bleomycin) übelkeitinduzierend einteilen.

Therapeutika
Den höchsten therapeutischen Index für das Management chemotherapieinduzierter Emesis haben:

- **Glukokortikoide:** z. B. Dexamethason
- **Serotonin-Rezeptor-Antagonisten:** z. B. Granisetron
- **Neurokinin-1-Rezeptorantagonist:** Aprepitant

Akutes Erbrechen
Eine Einzelgabe eines 5-HT$_3$-Rezeptor-Antagonisten ist in der Regel adäquat. Bei höher emetogenen Substanzen empfiehlt sich die Kombination mit Dexamethason und/oder Aprepitant mit Fortführung über 2–3 Tage, da hier auch verzögertes Erbrechen gehäuft auftritt (Tab. 2 und 3).

Verzögertes Erbrechen
Hier eignen sich prophylaktisch Kortikosteroide, evtl. in Kombination mit Aprepitant.

Antizipatorisches Erbrechen
Um antizipatorischem Erbrechen vorzubeugen, sollte ab dem ersten Chemotherapiezyklus prophylaktisch behandelt, d. h. akutes und verzögertes Erbrechen vermieden werden. Entwickelt ein Patient dennoch diese Symptomatik, scheinen Benzodiazepine oder verhaltenstherapeutische Desensibilisierung wirksam zu sein.

Emetogenes Potential	Niedrig	Hoch/moderat
Einzeldosis vor Chemotherapie	Dexamethason (Fortecortin®) 8 mg i.v./p.o.	▸ Granisetron (Kevatril®) 1 mg i.v./2 mg p.o. ▸ + Dexamethason (Fortecortin®) 12 mg p.o. ▸ +/oder Aprepitant (Emend®) 125 mg p.o.

Tab. 2: Therapie akuten Erbrechens.

Emetogenes Potential	Tag 2 und 3 nach Chemotherapie	Tag 4 nach Chemotherapie
hoch/moderat	▸ Dexamethason (Fortecortin®) 8 mg p.o. ▸ Aprepitant (Emend®) 80 mg p.o.	Dexamethason (Fortecortin®) 8 mg p.o.

Tab. 3: Therapie von verzögertem Erbrechen.

Zusammenfassung
- ✖ Tumorerkrankungen liegt oft eine Inaktivierung von Tumorsuppressorgenen (loss of function) oder Aktivierung von Onkogenen (gain of function) zugrunde.
- ✖ Chemotherapie nutzt die schnelle Proliferation maligner Zellen, erfasst allerdings keine ruhenden Tumoranteile. Diese Therapieidee erklärt viele Nebenwirkungen.
- ✖ Man unterteilt die klassischen Zytostatika in phasenunspezifische und phasenspezifische. Zur ersten Gruppe gehören zytostatische Antibiotika, alkylierende Substanzen, Platinverbindungen, zur zweiten zählt man Antimetaboliten, Mitosehemmstoffe und Topoisomeraseinhibitoren.
- ✖ Trotz adäquater Chemotherapie kann der Behandlungserfolg ausbleiben. Mögliche Ursachen sind Tumorresistenz durch zelluläre Mechanismen, pharmakokinetische Barrieren oder dosislimitierende Nebenwirkungen.
- ✖ Neben dem Einsatz klassischer Zytostatika stehen weitere pharmakologische Therapieoptionen wie Hormon-, Target- oder biologische Therapie zur Verfügung.
- ✖ Übelkeit und Erbrechen ist eine der häufigsten Chemotherapienebenwirkungen und sollte sehr gewissenhaft beachtet werden. Zur Therapie eignen sich vor allem Glukokortikoide, Serotonin-Rezeptor-Antagonisten und ein Neurokinin-1-Rezeptor-Antagonist.

Antibiotische Therapie I

Definition
Mit dem Begriff Antibiotika bezeichnete man ursprünglich biosynthetisch gewonnene antibakterielle Naturstoffe. Inzwischen lassen sich einige synthetisch herstellen.

Einteilung
Man unterscheidet Wirkstoffe mit

▶ **Bakterizidem** Effekt – Bakterien werden abgetötet
▶ **Bakteriostatischer** Wirkung – Bakterien können sich nicht weiter teilen

Außerdem spricht man von

▶ **Schmalspektrumantibiotika** – Wirkstoffe, die nur wenige Spezies beeinflussen
▶ **Breitspektrumantibiotika** – Arzneimittel, die viele Bakterienarten angreifen.

Auch die verschiedenen **Wirkungsmechanismen** klassifizieren Antibiotika.

Wirkungsmechanismen
Besonders spezifisch ist die Wirkung antibakterieller Substanzen, wenn sie in einen Zellprozess eingreifen, der nur bakteriellen Mikroorganismen und keiner menschlichen Zelle zu eigen ist. Man unterscheidet:

▶ Hemmstoffe der Zellwandsynthese
▶ Hemmstoffe der Proteinsynthese
▶ Hemmstoffe der Tetrahydrofolsäuresynthese
▶ Hemmstoffe der DNS-Funktion

▮ Abbildung 1 gibt einen Überblick über die Angriffspunkte der wichtigsten Substanzen. Die farbliche Unterlegung unterscheidet bakterizide (dunkelgrün) von bakteriostatischen Stoffen (hellgrün).

Hemmstoffe der Zellwandsynthese
Da menschliche Zellen im Gegensatz zu Bakterien keine Zellwand haben, wirken β-Lactam-Antibiotika, **Glykopeptide** und **Fosfomycin** selektiv bakterizid auf sich vermehrende und wachsende Keime.

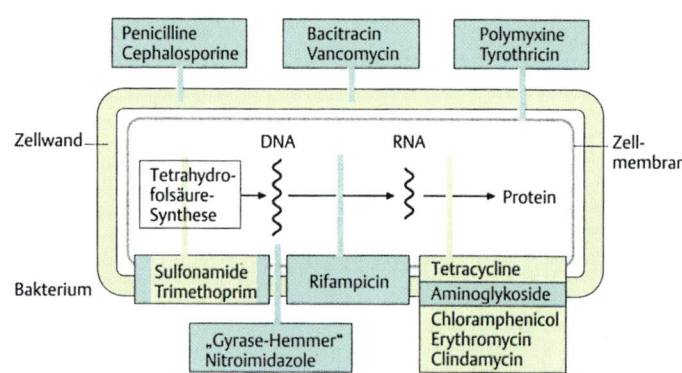

▮ Abb. 1: Wirkungsmechanismen unterschiedlicher Antibiotika. [8]

β-Lactam-Antibiotika
Alle Wirkstoffe dieser Gruppe besitzen in ihrem Molekül den namengebenden β-Lactam-Ring, differieren allerdings in ihrer Reststruktur und werden entsprechend eingeteilt:

▶ Penicilline
▶ Cephalosporine
▶ Monobactame
▶ Carbapeneme

Penicilline
Penicilline hemmen – wie auch Cephalosporine – das Enzym Transpeptidase, das bei der Zellwandsynthese Peptidketten verknüpft. Aktuell sind vier Wirkstoffgruppen verfügbar (▮ Tab. 1).
Mit Ausnahme der Acylaminopenicilline sind alle aufgelisteten Penicillin-G-Derivate **säurefest** und können oral angewandt werden (Penicillin-G-Gabe erfolgt parenteral!). Isoxazolylpenicilline eignen sich aufgrund ihrer **Penicillinasefestigkeit** zur Therapie von Infektionen durch penicillinasebildende Staphylokokken. Durch Kombination mit einem **Penicillinasehemmstoff** wie Clavulansäure, Tazobactam oder Sulfobactam kann das Wirkungsspektrum von Aminopenicillinen und Acylaminopenicillinen erheblich erweitert werden. Zu den Nebenwirkungen zählen gastrointestinale Störungen wie Übelkeit oder Durchfall. In 1 – 10% treten **allergische Reaktionen** auf, Penicillin G kann in sehr hohen Dosen neurotoxisch wirken.

Bei Fehldiagnose und konsekutiver Aminopenicillinbehandlung eines Patienten mit Mononukleose – einer viralen Infektion – kommt es regelmäßig zu einem Exanthem.

Cephalosporine
Cephalosporine sind penicillinase- und säurestabil, werden allerdings zum Teil schlecht resorbiert und deshalb oft stationär als Infusion gegeben. Allerdings gibt es auch Oralcephalosporine. Kein aktuell verfügbares Cephalosporin ist gegen Enterokokken oder multiresistente Staphylokokkenstämme wirksam (▮ Tab. 2). Meist werden Cephalosporine gut vertragen; allerdings besteht die Gefahr von allergischen Reaktionen, Nierenschädigung oder Alkoholunverträglichkeit.

Monobactame
Monobactame sind β-Lactame mit monozyklischer Ringstruktur. **Aztreonam** wirkt gegen aerobe gramnegative Keime und ist ein Alternativpräparat bei Penicillin- oder Cephalosporinallergie.

Carbapeneme
Carbapeneme sind sehr stabil gegenüber den meisten β-Lactamasen und besitzen ein breites Wirkungsspektrum. Ihre Anwendung erfolgt ausschließlich parenteral. **Imipenem, Meropenem und Ertapenem** sind gegen viele grampositive (besonders Imipenem), gramnegative (am besten Meropenem) und relevante anaerobe Bakterien wirksam. Indi-

Gruppe	Derivate	Wirkungsschwerpunkt	Indikation (Beispiele)
Penicillin G und Derivate	Penicillin G Penicillin V	Streptokokken, Pneumokokken, Meningokokken	I. v.: Erysipel, Meningitis P.o: Scharlach, Otitis
Isoxazolylpenicilline	Oxacillin Flucloxacillin	S. aureus – penicillinasefest!	Leichte Staphylokokkeninfektionen
Aminopenicilline	Ampicillin Amoxicillin	Streptokokken, Enterokokken, Pneumokokken, Listerien	Harnwegsinfektionen, Listeriosen, Sinusitiden
Acylaminopenicilline	Piperacillin	Haemophilus influenza, Streptokokken, Enterobakterien, Anaerobier	Intraabdominelle Infektionen, gramnegative (g-)Infektionen

▮ Tab. 1: Penicilline.

■ Tab. 2: Cephalosporine.

Gruppe	Wirkstoffe	Wirkungsschwerpunkt	Indikation (Beispiele)
1. Generation	Cefazolin	g+, (g-): Strep., Pneumok., *S. aureus*	Staph.-Infektionen, perioperative Prophylaxe
2. Generation	Cefuroxim, Cefotiam	g+, g-: Strep., Pneumok., *S. aureus*, Haemophilus, *E. coli*, Proteus, Klebsiella	leichte Organinfekte durch g+ und g-, perioperative Prophylaxe, CAP
3. Generation	Cefotaxim, Ceftriaxon; Ceftazidim	g+, g- vgl. zweite Generation: Strep., Pneumok., *Haemophilus influenzae*, *E. coli*, Proteus; *Pseudomonas aeruginosa*	Schwere Infektionen, Sepsis
4. Generation	Cefepim	vgl. Ceftazidim + Staph.	Siehe dritte Generation + Pseudomonas

kationen sind lebensbedrohliche Krankenhausinfekte, schwere polymikrobielle Infektionen oder Resistenz gegen andere β-Lactame.

Carbapeneme sind Reservetherapeutika.

Glykopeptide

Glykopeptidantibiotika sind eine wichtige Reserve gegen multiresistente *S.-aureus-* und Enterokokkenstämme. Sie hemmen den Zellwandaufbau **grampositiver** Bakterien, können die äußere Membran gramnegativer Erreger allerdings nicht durchdringen. **Vancomycin** und **Teicoplanin** sind gegen multiresistente grampositive Erreger wie Staphylokokken *(Staphylococcus aureus)* oder Enterokokken wirksam. Die fehlende Resorption nach oraler Gabe nutzt man zur Therapie von pseudomembranöser Kolitis durch *Clostridium difficile*. Glykopeptide können **nephrotoxisch** – Nierenfunktion überprüfen! – oder **ototoxisch** wirken und Überempfindlichkeitsreaktionen („Red man's syndrome") hervorrufen.

Fosfomycin

Fosfomycin ist ein Reservewirkstoff bei *Staphylococcus-aureus*-Infektionen und wird bei Osteomyelitis und ZNS-Infektionen eingesetzt. Beschriebene Nebenwirkungen sind Leberenzymerhöhung, Hautausschläge oder Kopfschmerz.

Hemmstoffe der Proteinsynthese

Tetrazykline, Aminoglykoside, Chloramphenicol, Oxazolidinone, Makrolide und **Lincosamide** hemmen die bakterielle Proteinsynthese an unterschiedlichen Stellen.

Tetrazykline

Tetrazykline unterbinden die Anlagerung von tRNA-Aminosäure-Komplexen an Ribosomen. Sie zählen zu den bakteriostatischen Breitspektrumantibiotika und werden meist oral verordnet (■ Tab. 3).
Gastrointestinale Störungen wie Übelkeit oder Durchfall sind die häufigsten Nebenwirkungen. Auch mögliche **Phototoxizität** und **Leberschädigung** sollten beachtet werden.

Aminoglykoside

Aminoglykoside führen zur Anlagerung falscher AS-tRNA-Komplexe an Ribosomen, was zur Bildung fehlerhafter Proteine führt und bakterizid wirkt. Ihr Wirkungsschwerpunkt liegt im **gramnegativen** Bereich (■ Tab. 4). Da sie mittels eines sauerstoffverbrauchenden Transportmechanismus in Bakterienzellen eingeschleust werden, wirken sie nur gegen aerobe Bakterien. Aminoglykoside werden zur systemischen Wirkung i. v. oder i. m. gegeben (keine orale Resorption!).
Aminoglykoside haben eine sehr geringe therapeutische Breite. Sie können zu **Nieren-,** und **Innenohrschädigung** mit Hör- und Gleichgewichtsschädigung führen. Auch neuromuskuläre Blockaden und allergische Reaktionen (< 1 %) sind unerwünschte Wirkungen.

Aminoglykoside müssen streng nach Nierenfunktion (Kreatininclearance) dosiert werden und sollten bei Niereninsuffizienz möglichst vermieden werden.

Chloramphenicol

Chloramphenicol wirkt durch Hemmung der Peptid-Synthetase bakteriostatisch auf ein breites Keimspektrum. Dazu zählen grampositive hämolysierende Streptokokken, Pneumokokken sowie gramnegative Bakterien und Chlamydien. Bei systemischer Anwendung sollten aufgrund bekannter Myelosuppression regelmäßig Blutbildkontrollen erfolgen.

Oxazolidinone

Diese Wirkstoffgruppe unterbindet die Bildung eines Initiationskomplexes aus Ribosom, mRNS und tRNS-AS, der nötig ist, damit Proteinsynthese beginnen kann. So wirken Oxazolidinone wie **Linezolid** bakteriostatisch auf grampositive Bakterien wie Strepto-, Staphylo- und Enterokokken sowie auf Mykobakterien. Zu den Indikationen zählen grampositive Pneumonien, schwere Haut- und Weichteilinfektionen sowie hochresistente Erreger. Wegen Gefahr der Knochenmarksuppression sollten Blutbildkontrollen erfolgen.

Wirkstoffe	Wirkungsspektrum	Indikation (Beispiele)
Tetrazyklin (kurze HWZ); **Doxycyclin, Minocyclin** (längere HWZ)	Chlamydien, Mykoplasmen, Spirochäten, Rickettsien, Legionellen u. a.	Akute Bronchitis, atypische Pneumonie, Urethritis (Chlamydien, Mykoplasmen), Akne, Lyme-Borreliose

■ Tab. 3: Tetrazykline.

Wirkstoffe	Wirkungsspektrum	Indikation (Beispiele)
Ältere: **Streptomycin Neomycin Kanamycin**	Aerobe g-Stäbchen, Staphylokokken (Staph.), Mykobakterien, **Nicht:** Anaerobe und Streptokokken	Streptomycin: Tuberkulose; Neo- und Kanamycin: Salben, Tropfen zur lokalen Therapie
Neuere: **Gentamicin Tobramycin Netilmicin Amikacin**	g-Enterobakterien (*E. coli*, Proteus, Klebsiellen), *Pseudomonas aeruginosa* **Gentamicin:** am häufigsten eingesetztes und wirksamstes Aminoglykosid gegen **Enterokokken**	Sepsis in Kombination mit β-Lactam; Gentamicin: Einbringung in Trägermaterialien; Amikacin: Reserve bei Resistenz gegen andere Aminoglykoside

■ Tab. 4: Aminoglykoside.

Antibiotische Therapie II

Makrolide

Makrolide verhindern das Weiterrücken von Ribosomen. Sie wirken besonders auf **grampositive** sowie **intrazelluläre** Erreger. Leitsubstanz ist Erythromycin. Makrolide sind oral wirksam (❚ Tab. 5).

Meist werden Makrolide gut vertragen. Dennoch kann es zu gastrointestinalen oder allergischen (< 0,5%) Reaktionen kommen.

> **Prüfungsklassiker:** Makrolide hemmen Cytochrom P-450 und führen so zu einer verminderten Ausscheidung ebenfalls auf diesem Weg abgebauter Arzneistoffe. Azithromycin scheint diese Wirkung nicht zu haben.

Lincosamide

Die antibakterielle Wirkung entspricht den Makroliden. **Clindamycin** wirkt bakteriostatisch vor allem auf **grampositive (an)aerobe** Keime wie Staphylokokken, *Clostridium perfringens* oder gramnegative Anaerobier. Indikation ist eine akute Infektion mit Anaerobierbeteiligung. Nebenwirkungen sind gastrointestinale Störungen wie Übelkeit oder **pseudomembranöse Kolitis** (Clindamycintherapie erhöht das Risiko für eine *Clostridium-difficile*-Gastroenteritis).

Hemmstoffe der Tetrahydrofolsäuresynthese

Tetrahydrofolsäure (THF) ist ein Koenzym in der Synthese von Nukleinsäurebausteinen, die wiederum für Zellteilung und -wachstum essentiell sind. THF entsteht aus Dihydrofolsäure (DHF), die Bakterien aus Bausteinen wie p-Aminobenzoesäure (PAB) selbst herstellen. Der menschliche Organismus benötigt das Vitamin Folsäure als DHF-Vorstufe. Folgender Syntheseweg ist Angriffspunkt hier wirkender Antibiotika:

$$\text{Folsäure/PAB} \rightarrow \text{DHF} \xrightarrow{\text{DHF-Reduktase}} \text{THF}$$

Eine gezielte Interferenz mit dem bakteriellen Syntheseweg ist möglich durch:

❭ **Sulfonamide**
❭ **Trimethoprim**

Sulfonamide

Sulfonamide ähneln strukturell PAB und hemmen als falscher Baustein kompetitiv die bakterielle DHF-Herstellung. Sie wirken als bakteriostatische Breitspektrumantibiotika, wobei das ursprüngliche Wirkungsspektrum inzwischen durch Resistenzentwicklung stark eingeschränkt ist. Heute werden Sulfonamide deshalb meist mit Trimethoprim kombiniert.

Für Sulfonamidmonotherapie gibt es nur wenige, fakultative Indikationen. Die orale Resorption ist gut. Allergische (Haut-)Reaktionen und Nierenschädigung sind bekannte Nebenwirkungen.

Trimethoprim

Trimethoprim ist ein DHF-Reduktase-Hemmer, der mit bis zu 10 000fach höherer Affinität an bakterielle (verglichen mit menschlichen) Enzyme bindet. **Cotrimoxazol** (= **Co**mbination aus **Trim**ethoprim und Sulfameth**oxazol**) blockiert zwei getrennte Schritte der Folsäuresynthese. Die Wirkung ist erheblich besser als die der Einzelsubstanzen und Resistenzen sind seltener. Das Wirkungsspektrum umfasst Anaerobier, viele Enterobakter, Streptokokken und Staphylokokken sowie *Haemophilus influenzae* und *Pneumocystis jiroveci*. Indikationen sind Harnwegsinfektion, Enteritiden sowie PCP-Prophylaxe und -Therapie. Bekannte Nebenwirkungen sind Knochenmarkdepression sowie Photo-, Neuro-, Hepato- und Nephrotoxizität.

Hemmstoffe der DNS-Funktion

Das Ablesen der in der DNS gespeicherten Information ist Grundlage für Neusynthese, Zellwachstum und -teilung aller bakteriellen Organismen und ein effektiver Ansatzpunkt antibiotischer Wirkung von **Chinolonen**, **Nitromidazolderivaten** und **Rifampicin**.

Chinolone

Chinolone sind Hemmstoffe des Enzyms Gyrase, das das bakterielle Chromosom verdrillt. Kann es nicht wirken, bleiben geöffnete DNS-Stränge unverschlossen, was einen bakteriziden Effekt hat. Hemmstoffe werden oral gut resorbiert (Ausnahme: Norfloxacin).

Die Ausgangssubstanz Nalidixinsäure wird heute kaum noch eingesetzt, vielmehr fluorierte Folgewirkstoffe („Fluorochinolone"), die eine wesentlich höhere Aktivität haben (❚ Tab. 6).

> Ciprofloxacin – das am häufigsten eingesetzte Fluorchinolon – ist aktuell das wirksamste Fluorchinolon gegen Pseudomonas-aeruginosa-Infektionen.

Störungen des Nervensystems, des Magen-Darm-Trakts sowie Allergien, Leberschädigung oder Phototoxizität sind bekannt.

Nitroimidazolderivate

Nitroimidazolderivate führen durch Komplexbildung oder Strangbrüche zu DNS-Schäden in **Anaerobiern**. **Metronidazol** wirkt bakterizid und interferiert nach dem gleichen Mechanismus mit den Protozoen **Trichomonas vaginalis** und **Entamoeba histolytica**. Resorption ist nach oraler, intravenöser oder lokaler Gabe möglich. Bekannte Nebenwirkungen sind besonders gastrointestinal (**metallischer Geschmack**) oder neurologisch.

Rifampicin

Rifampicin hemmt das bakterielle Enzym, das zur Synthese der mRNS nach DNS-Ablesung (**Transkription**) nötig ist, die DNS-abhängige RNS-Polymerase und wirkt so bakterizid. Viele grampositive, gramnegative sowie **Mykobakterien** werden erfasst. Aufgrund von Resistenzgefahr wird es meist nur zur Therapie von **Tuberkulose** und **Lepra** eingesetzt. Nebenwirkungen betreffen vor allem Magen-Darm-Trakt und Leber (Transaminasenerhöhung). Außerdem können Körperflüssigkeiten wie Schweiß, Urin oder Speichel

Wirkstoffe	Wirkungsspektrum	Indikation (Beispiele)
Erythromycin **Clarithromycin** **Roxithromycin** **Azithromycin**	g+: Cave: Resistenz bei Enterok., Staph., Pneumok.; g−: Neisserien, *Haemophilus influenzae* (v. a. Azithromycin), Legionella, Bordetella, Brucella; Zellwandlose: Mykoplasmen, Chlamydien, Rickettsien; Schraubenförmige: Borrelien, Treponemen, Campylobacter	Penicillinallergie/-resistenz, eitrige Atemwegsinfektionen, interstitielle Pneumonie, A-Strep.-Infektion (hämolysierende)

❚ Tab. 5: Makrolide.

Wirkstoffe	Wirkungsspektrum	Indikation (Beispiele)
Norfloxacin	g−; wenige g+: Strep., evtl. Staph.	Harnwegsinfektionen
Ofloxacin **Ciprofloxacin**	g+; Enterobakterien, *Haemophilus influenzae*; Ciprofloxacin: + Pseudomonas	HWI, Atemwegsinfektion, system. Infektion/Sepsis, Haut-, Weichteil- und Knocheninf., Reisediarrhoe, Typhus abdominalis
Levofloxacin	g−, g+ und atypische Erreger	Exazerbation chron. Bronchitis, kompl. HWI
Moxifloxacin	+ Anaerobe	Zahlreiche Indikationen – Breitspektrumfluorochinolon

❚ Tab. 6: Fluorochinolone.

die Farbe ändern – keine Panik bei **orange-roter Urin**beutelfüllung bei Patienten unter Tuberkulosetherapie!

Das richtige Antibiotikum

Einflussfaktoren
Bei der Wahl des richtigen Antibiotikums muss eine Reihe von Faktoren beachtet werden:

▶ (Wahrscheinlicher) **Erreger**
▶ **Infektionsort**
▶ **Wirt:** Alter, Organfunktionen/Begleiterkrankungen, Arzneimittelallergien, aktuelle Begleittherapien, Schwangerschaft

Therapieplanung
Am Beispiel von **Lungenentzündung** wird eine vereinfachte Therapieplanung durchgespielt:

1. Ein Patient hat Fieber, Husten, und in der Röntgenaufnahme sehen Sie Verschattungen in der Lunge. Ihre **Verdachtsdiagnose** lautet **Pneumonie.**
2. Da Ihr Patient in den vergangenen 2 Monaten nicht im Krankenhaus war, erwarten Sie eine sog. **Community-acquired pneumonia** (CAP, ambulant erworbene Lungenentzündung) im Gegensatz zu einer nosokomialen (im Krankenhaus erworbenen) Infektion.
3. Sie haben bereits Sputumkulturen in die Mikrobiologie gesendet, allerdings wollen Sie nicht das Ergebnis abwarten, sondern Ihren Patienten sofort behandeln. Ihre **empirische Therapie** muss sich also an den erwarteten (= **häufigsten**) **Erregern** orientieren. In diesem Fall sollte Ihr Antibiotikum der Wahl *Strep. pneumoniae*, *Mycoplasma pneumoniae*, *Chlamydia pneumoniae*, Legionellen und *H. influenzae* erfassen, also etwa **Pneumokokken** und **atypische Erreger.**
4. In einem weiteren Schritt gilt es Risikofaktoren für **Resistenzen** sowie **Begleiterkrankungen** zu beachten, die wiederum Hinweis auf das Erregerspektrum geben können. Außerdem wählt man wiederum unterschiedliche Substanzen für Patienten, die weiterhin **ambulant** bleiben, und solche, die man sicherer **stationär** therapiert.
5. Angenommen, Ihr Patient muss nicht im Krankenhaus bleiben, hat keine Begleiterkrankungen und wurde nicht kürzlich antibiotisch behandelt, so spricht man von einer **unkomplizierten Pneumonie.** Die Therapieempfehlungen lauten hier alternativ:

▶ **Azithromycin** 1. Tag 500 mg + 2.–5. Tag 250 mg
▶ **Clarithromycin** 2 × 500 mg pro Tag für 5 Tage

6. Besonders wenn ein Patient stationär aufgenommen wird, wird man das Ergebnis der Kulturen verfolgen. Sobald man ein Wachstum sieht, werden in der Regel auch Antibiotikasensibilitäten bestimmt, und das Therapieschema sollte ggf. angepasst werden.

Der passende Wirkstoff
▌ Tabelle 7 zeigt eine Liste verschiedener Bakterien mit adäquater Antibiotikumwahl.

Bakterium	Antibiotikum (erste Wahl)	Alternative
Chlamydia trachomatis	Doxycyclin	Azithromycin/Erythromycin
Clostridium difficile	Metronidazol	Vancomycin (p. o.)
Enterobacteriaceae (Urin)	TMP-SMZ	Ciprofloxacin
Meningokokken	Penicillin	Dritte-Generation-Cephalosporin
Pseudomonas aeruginosa	Piperacillin, Ceftazidim	Ciprofloxacin
Staphylokokken	Antistaph. Penicillin	Erste-Generation-Cephalosporin, bei Resistenz Vancomycin
Streptokokken	Penicillin	Erste-Generation-Cephalosporin/Erythromycin/Clindamycin/Vancomycin

▌ Tab. 7: Erregerkalkulierte Antibiotikatherapie.

Zusammenfassung

✖ Antibiotika wirken über bakteriostatische oder bakterizide Effekte antibakteriell. Dabei hemmen sie Zellwand-, Protein- oder Tetrahydrofolsäuresynthese oder interferieren mit der DNS-Funktion bakterieller Mikroorganismen.

✖ Zu den Hemmstoffen der Zellwandsynthese zählen β-Lactame, Glykopeptidantibiotika sowie Fosfomycin.

✖ Tetrazykline, Aminoglykoside, Chloramphenicol, Makrolide, Lincosamide und Oxazolidinone greifen an verschiedenen Schritten der Proteinbiosynthese an.

✖ Sulfonamide und Trimethoprim hemmen unterschiedliche Schritte der Tetrahydrofolsäuresynthese und werden meist als Kombination gegeben; ihre Wirkung ist erheblich besser als die der Einzelsubstanzen und Resistenzen sind seltener.

✖ Wichtige Hemmstoffe der DNS-Funktion sind Chinolone, Nitroimidazolderivate sowie Rifampicin.

✖ Verschiedene Antibiotika haben schwere Nebenwirkungen, so dass Kontraindikationen und Risikofaktoren bei der Auswahl sorgsam beachtet werden müssen. Ebenso sind Erreger, Ort der Infektion und weitere individuelle Konditionen sowie die Vermeidung von Resistenzentwicklung wichtige Kriterien bei der Wahl des Antibiotikums.

Schmerztherapie I

Definition und Epidemiologie

Unter Schmerztherapie versteht man die Behandlung eines Spektrums von Empfindungen unterschiedlichen Charakters und unterschiedlicher Intensität – etwa von unangenehm bis unerträglich. Dazu steht eine Reihe von Behandlungsmodalitäten zur Verfügung. Hier wird die Pharmakotherapie besprochen.

Schmerzen sind der häufigste Grund eines Arztbesuchs – adäquate Schmerztherapie ist allerdings weniger verbreitet, und viele Patienten sind nicht ausreichend therapiert.

Schmerzphysiologie

Schmerzen werden von freien Nervenendigungen, die als Sensoren wirken **(Nozizeptoren)**, aufgenommen. Deren Zellkörper liegen im sog. **Spinalganglion.** An der Schmerzleitung sind schnell leitende, myelinisierte **Aδ-Fasern** sowie marklose **C-Fasern** beteiligt. Während Erstere hitze- und druckempfindlich sind und zu einem gut lokalisierbaren Schmerz führen, sprechen C-Fasern auf chemische Reize an, wie sie z. B. bei Gewebeschädigung entstehen, und vermitteln eine dumpfe Missempfindung. Beide Signalarten können durch Prostaglandine – die etwa nach Trauma oder bei Infektion vermehrt gebildet werden und die Depolarisationsschwelle der Schmerzrezeptoren sensibler Nervenzellen senken – erheblich verstärkt werden. Schmerzfasern treten über die **Hinterwurzel** ins Rückenmark und ziehen dann im **Vorderseitenstrang** zum Gehirn, wo sie im **Gyrus postcentralis** enden (▌ Abb. 1).

Die Signalvermittlung zwischen erstem und zweitem Neuron im Hinterhorn des Rückenmarks erfolgt durch den Neurotransmitter Substanz P. Manche Bahnen werden vom sog. antinozizeptorischen System über Interneurone moduliert. Diese „Zwischennervenzellen" werden durch Serotonin erregt und hemmen dann durch die Freisetzung von Enkephalin (ein körpereigenes Opioid) die Substanz-P-modulierten Synapsen und infolgedessen die Schmerzsignalvermittlung.

Klinik und Schmerzklassifikation

Das Schmerzerleben ist sehr subjektiv und kann deshalb nur vom Betroffenen selbst in Qualität und Intensität genau beschrieben werden. Besonders stärkerer Schmerz ist häufig mit emotionalen Folgen verbunden. Außerdem beobachtet man regelmäßig Stressreaktionen wie Blutdruckanstieg oder Pupillenerweiterung.

Eine zentrale Frage für die Beurteilung eines Schmerzpatienten ist die Unterscheidung zwischen **akutem** und **chronischem** Schmerz. Tritt ein Schmerz kurzzeitig auf, etwa in engem Zusammenhang zu einem Trauma, spricht man von akut. Bei chronischem Schmerz weicht die Missempfindung nicht mit dem Heilungsprozess oder spricht schlecht auf Medikamente an. Ätiologisch kann Schmerz als **neuropathisch** (Nervenzellbeeinträchtigung), **nozizeptiv** (kontinuierliche Schmerzrezeptorreizung), **psychogen** oder **idiopathisch** klassifiziert werden.

Diagnostik

Die Grundlagen sind eine detaillierte Anamnese sowie körperliche Untersuchung. Sie sollten eine möglichst genaue Vorstellung von Schmerzqualität, -lokalisation, -dauer, -verlauf und -intensität vermitteln. Auch Begleitsymptome, modulierende Faktoren sowie emotionale Folgen des Schmerzempfindens sind wichtig. Schmerzskalen können etwas objektivieren und sind besonders zur Kontrolle des Therapiefortschritts hilfreich. Man verwendet – je nach Patientenalter – etwa numerische Skalen (0 = kein Schmerz, 10 = der am schlimmsten vorstellbare Schmerz) oder Bilddarstellungen (▌ Abb. 2).

> Nicht nur vor Therapiebeginn, sondern auch im Behandlungsverlauf sollte regelmäßig eine Schmerzmessung erfolgen und die Therapie gegebenenfalls angepasst werden – Fehleinschätzung durch den behandelnden Arzt ist Ursache Nummer 1 für unzureichende Therapie!

Therapie

Therapieprinzipien

Noch einmal an die Physiologie zurückdenkend, werden folgende Möglichkeiten der Beeinflussung der Schmerzempfindung verständlich: **Ausschaltung** der **Schmerzursache** sollte wenn möglich immer Therapie der Wahl sein. Ist dieser Schritt nicht realisierbar oder unzureichend, stehen folgende medikamentöse Optionen zur Verfügung:

▶ Herabsetzung der Schmerzrezeptorempfindlichkeit (Nichtopioidanalgetika, Lokalanästhetika)
▶ Unterbrechung der Schmerzleitung (Lokalanästhetika)
▶ Unterdrückung der Umschaltung von

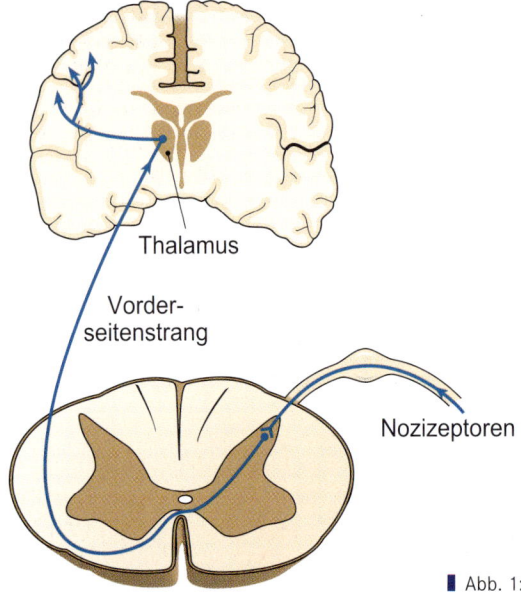

Gyrus postcentralis

Thalamus

Vorderseitenstrang

Nozizeptoren

▌ Abb. 1: Schmerzleitung.

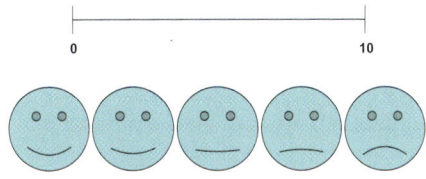

■ Abb. 2: Schmerzskalen.

Schmerzimpulsen im Rückenmark (Opioide)
▶ Hemmung der Schmerzwahrnehmung (Opioide, Narkotika)
▶ Beeinflussung der Schmerzverarbeitung (Antidepressiva)

Pharmaka

Man unterscheidet **Nichtopioidanalgetika** und **Opioide**.

Nichtopioidanalgetika
Saure antipyretische Analgetika – nichtsteroidale Antiphlogistika

Nichtsteroidale Antiphlogistika (NSAID) haben chemisch alle Säurecharakter. Sie wirken vor allem durch Hemmung des Enzyms Cyclooxygenase (COX), das eine zentrale Rolle in der Prostaglandin-Synthese spielt. So senken diese Substanzen die prostaglandinvermittelte Sensibilisierung von Schmerzrezeptoren, reduzieren entzündungs- sowie fieberfördernde Prozesse und wirken also **schmerzlindernd, entzündungshemmend** sowie **fiebersenkend**. NSAID können je nach Präparat oral, rektal oder intravenös appliziert werden und eignen sich primär zur Therapie von mildem bis mäßigem Schmerz. Ihre Nebenwirkungen betreffen zahlreiche Organe und umfassen gastrointestinale oder Gerinnungsstörungen sowie Nierenschädigung.

> Zum Schutz der Magenschleimhaut sollte Patienten mit gastrointestinalem Risikoprofil simultan ein Protonenpumpeninhibitor verordnet werden.

Acetylsalicylsäure (Aspirin®) hemmt als einziges NSAID die COX **irreversibel** und wirkt dosisabhängig: Während eine geringe Wirkstoffmenge die Thrombozytenaggregation behindert (50–100 mg), erreicht man mit höheren Dosen Schmerzlinderung und Fiebersenkung (500 mg) oder gar entzündungshemmende, antirheumatische Wirkung (5 g pro Tag). Bei Leber- oder Nierenerkrankung ist eine Dosisreduzierung erforderlich. Nebenwirkungen sind ebenfalls dosisabhängig und reichen von gastrointestinalen Problemen bis zu Störungen des ZNS. Besondere Vorsicht ist auch hier bei Patienten mit Ulkusanamnese sowie allergischem Asthma geboten.

Ibuprofen (Brufen®) hemmt die COX reversibel und hat stärkere analgetische (1,2 g), antipyretische und antiphlogistische (2,4 g pro Tag) Wirkung als ASS, wirkt allerdings aufgrund seiner pharmakokinetischen Eigenschaften langsamer. Zu den Nebenwirkungen zählen Irritationen des Magen-Darm-Trakts sowie Gerinnungsstörungen. Eine positive Ulkusanamnese ist eine Kontraindikation.

Diclofenac (Voltaren®) eignet sich zur Therapie starker, akuter Schmerzen (150 mg pro Tag), seine analgetische Wirkung ist stärker als die von ASS oder Ibuprofen. Bei kurzzeitiger Einnahme entsprechen die Nebenwirkungen denen von ASS, allerdings ist Diclofenac magenschonender.

Selektive COX-2-Inhibitoren: Die bisher vorgestellten NSAID hemmen beide Isoformen des Enzyms Cyclooxygenase, COX 1 und COX 2. Vereinfacht kann man sich vorstellen, dass COX 1 konstitutiv aktiv ist, also immer physiologische Prozesse unterstützt, während COX 2 durch entzündliche Prozesse induziert wird und dann durch Prostaglandinsynthese zu den oben beschriebenen Effekten führt. So ist verständlich, dass die selektive Hemmung der COX 2 weniger Nebenwirkungen, etwa kaum Schleimhautschädigung, mit sich bringt. Leider ist die „Aufgabenteilung" der zwei Enzyme nicht ganz so konsequent, und auch COX 2 erfüllt verschiedene konstitutive Funktionen. Außerdem lässt in höherer Konzentration die Selektivität der Wirkstoffe nach. Der einzig zugelassene Vertreter **Celecoxib** (Celebrex®) hat also keine Routineindikation, sondern sollte nur eingesetzt werden, wenn andere NSAID zu schweren Schleimhautschädigungen geführt haben und keine Kontraindikation (z. B. zerebrovaskuläre Erkrankung oder Herzinsuffizienz) besteht.

Nicht saure antipyretische Analgetika

Diese Substanzen wirken gut **schmerz-** und **fiebersenkend**, allerdings kaum antientzündlich. Ihr Wirkungsmechanismus ist nicht vollständig verstanden. **Paracetamol** (Ben-u-ron®) wirkt bei geringeren Nebenwirkungen sehr ähnlich wie ASS, allerdings nicht entzündungshemmend. Der zugrunde liegende Mechanismus umfasst wohl eine zentrale Hemmung der Prostaglandinsynthese sowie peripher eine Blockade der Schmerzentstehung. Die fiebersenkende Wirkung beruht auf Interaktion mit dem hypothalamischen Temperaturregulationszentrum. Behandlungsindikationen sind leichter bis mittelschwerer Schmerz (etwa Zahn- oder Kopfschmerz) sowie Fieber. Bei therapeutischer Dosis treten praktisch keine Nebenwirkungen auf – bei Überdosierung kann es zu Leberzellnekrose kommen. Deshalb sollte kein chronischer Einsatz von > 60 mg/kg pro Tag erfolgen.

Metamizol (Novalgin®) ist der wichtigste und am stärksten wirksame Vertreter der Pyrazolone. Seine Schmerzhemmung beruht auf Wirkung im periaquäduktalen Grau. Sein analgetischer und fiebersenkender Effekt übertrifft den von ASS und Paracetamol. Allerdings ist Metamizol in klinischer Dosierung ebenfalls nicht entzündungshemmend, hat aber zusätzlich **spasmolytischen** Effekt. Verwendet wird dieser Wirkstoff postoperativ, bei Kolik- und Tumorschmerz oder refraktärem Fieber. Eine seltene, aber schwere Nebenwirkung ist Agranulozytose. Aus diesem Grund ist Metamizol kein Routinepräparat und sollte nur kurzfristig angewendet werden. Ein weiterer unerwünschter Effekt ist der Blutdruckabfall durch zu schnelle Injektion.

> Metamizol sollte wenn möglich oral gegeben werden. Wenn intravenöse Applikation erforderlich ist, muss die Injektion zur Vermeidung einer Schockreaktion langsam erfolgen.

Schmerztherapie II

Nichtopioidanalgetika ohne antipyretisch-antiphlogistische Wirkung

Flupirtin hat neben Schmerzlinderung muskelrelaxierenden Effekt. Katadolon® hemmt die Schmerzleitung auf spinaler Ebene, stabilisiert das Ruhemembranpotential (was wiederum chronischem Schmerz vorbeugt) und hemmt die Erregungsüberleitung an Motoneuronen. Es eignet sich deshalb auch zur Behandlung von Missempfindung durch Verspannung und wird zur Therapie von akutem und chronischem Schmerz mittlerer Intensität verwendet. Zu den Nebenwirkungen gehören Müdigkeit, Schwindel, gastrointestinale Beschwerden sowie verstärkte Wirkung von Alkohol und Sedativa.

Nefopam (Ajan®) hemmt die neuronale Aufnahme von Noradrenalin, Dopamin und Serotonin, beeinflusst so schmerzmodulierende Nervenzellen und behindert zudem die Wirkung von Histamin und Acetylcholin. Nefopam wird zur Therapie von mittelstarkem Schmerz eingesetzt. Zu den Nebenwirkungen zählen Anstieg von Herzfrequenz und Blutdruck, gastrointestinale Störungen sowie eine Reihe anticholinerger Effekte wie Mundtrockenheit oder Miktionsstörungen.

Opioide

Opioide sind die stärksten verfügbaren Schmerzmittel und haben das breiteste Wirkungsspektrum. Drei **Rezeptoren** (μ, δ, κ) vermitteln unterschiedliche Wirkungen (■ Tab. 1).

Morphin

Dieser klassische Vertreter bindet an μ-Rezeptoren und hat eine Reihe zentraler und peripherer Wirkungen. Analgesie wird auf (supra)spinaler Ebene durch (indirekte) Hemmung synaptischer Übertragung schmerzleitender Neuronen vermittelt. Morphin (Morphin hexal®) ist erste Wahl bei palliativer Schmerztherapie. Zu den Nebenwirkungen zählen die in ■ Tabelle 1 gelisteten Effekte, die bei Schmerztherapie unbedingt beachtet und teilweise prophylaktisch behandelt werden sollten.

> Morphin ist die Referenzsubstanz hinsichtlich der Opioidwirksamkeit und als Einzige in allen Applikationsformen erhältlich.

Tramadol

Tramal® wirkt opioidrezeptorvermittelt und verhindert – entsprechend trizyklischen Antidepressiva – die Wiederaufnahme von Serotonin und Noradrenalin in Nervenzellen. Es zählt zu den schwachen Opioiden. Diese Substanz ist eines der wenigen Opioide, die nicht dem Betäubungsmittelgesetz unterliegen. Eine wichtige Nebenwirkung ist die Gefahr von epileptischen Anfällen, besonders bei höheren Dosen.

Oxycodon

Dieses Codeinderivat (Oxygesic®) wird zur Schmerztherapie bei Tumorerkrankungen oder anderen chronischen Schmerzzuständen verwendet. Das neue orale Kombinationspräparat Targin® aus Oxycodon und Naloxon kann der opioidbedingten Obstipation entgegenwirken. Der Opioidantagonist Naloxon hat einen hohen First-pass-Effekt und blockiert nach oraler Einnahme intestinale Rezeptoren, ohne die systemische schmerzlindernde Wirkung von Oxycodon zu beeinträchtigen.

Fentanyl

Fentanyl® hat eine sehr starke analgetische, aber ebenso atemdepressive Wirkung. Aufgrund seiner guten Fettlöslichkeit flutet es schnell im Gehirn an, wird allerdings auch rasch in andere Gewebe umverteilt. Angewendet wird dieser Wirkstoff bei Operationen oder in Pflasterform als sog. transdermales therapeutisches System (TTS) zur Therapie chronischer Schmerzen.

Differentialtherapie von Schmerzen

Kopfschmerz

„Einfacher" Kopfschmerz als Beispiel für leichten, vorübergehenden Schmerz kann in der Regel mit Nichtopioidanalgetika wie ASS, Paracetamol oder Ibuprofen gelindert werden. Auch wenn diese Tabletten für manche Patienten vielleicht vertraut, gar alltäglich klingen, dürfen sie keinesfalls zu leichtfertig eingenommen werden, da sie – wie bereits besprochen – bei chronischer Verabreichung zu bedenklichen toxischen Wirkungen führen.

Postoperativer Schmerz

Hier sind Nichtopioidanalgetika oft nicht ausreichend. Dieser akute Schmerzzustand bedarf meist einer Opioidtherapie. So kann ein Therapieplan zeitnah zur Operation eine intravenöse Opioidinjektion vorsehen, gefolgt von einer oralen Erhaltungsdosis.

Tumorschmerz

Tumorschmerz ist ein klassisches Beispiel für einen chronischen Schmerzzustand. Eine adäquate Therapie sollte sich an dem WHO-Stufenschema orientieren, das den kombinierten Einsatz von Nichtopioidanalgetika und Opioiden vorgibt. ■ Abbildung 3 zeigt eine graphische Zusammenfassung. NSAID und Paracetamol werden routinemäßig zur Therapie von Tumorschmerz eingesetzt und sollten auch Stufe 1 vor der Behandlung mit einem Opioid sein. Führen sie nicht zu einer adäquaten Schmerzlinderung, werden sie oft in Kombination mit einem Opioid gegeben. Da Opioide für alle Schmerzarten – wenn auch mit graduell unterschiedlichem Erfolg – verwendet werden können, sind sie bei Tumorpatienten sehr gut geeignet. Derartige Schmerzzustände werden nämlich

Rezeptortyp	Wirkungen
μ	Analgesie (supraspinal), Euphorie, Abhängigkeit, Atemdepression, Bradykardie, Miosis, antitussive Wirkung, Erbrechen, Obstipation
δ	Analgesie (RM)
κ	Analgesie, Sedierung, Dysphorie

■ Tab. 1: Opioidrezeptoren und ihre Wirkung.

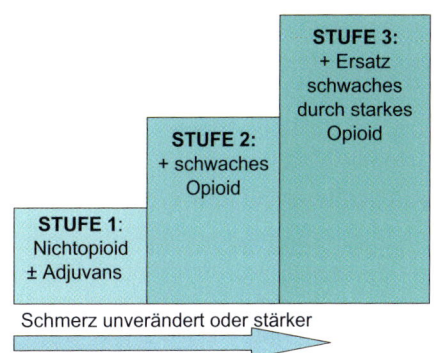

STUFE 3:
+ Ersatz
schwaches
durch starkes
Opioid

STUFE 2:
+ schwaches
Opioid

STUFE 1:
Nichtopioid
± Adjuvans

Schmerz unverändert oder stärker

Abb. 3: Tumortherapie nach WHO-Stufenschma.

durch eine Reihe von Mechanismen verursacht, zu denen direkter Tumoreffekt oder Therapiekomplikationen zählen. Zu den schwachen Wirkstoffen zählt z. B. Tramadol. Als Einstiegssubstanz eignen sich Wirkstoffe mit kurzer Halbwertszeit und oraler Einnahme. Ist diese Applikationsart nicht möglich oder ungenügend, stehen Alternativen wie transkutane Systeme bis hin zu patientenkontrollierten Schmerzmittelpumpen – die durch die Patientensteuerung genau dem Bedarf entsprechen sollten – zur Verfügung. Außerdem sollte in Stufe 3 (zusätzlich) der Wirkstoff gewechselt, z. B. Fentanyl in die Therapie eingebunden werden. Die Furcht, durch Opioide Abhängigkeit zu verursachen, führt häufig zu einem zu späten Einsatz. Die tatsächliche Gefahr ist sehr gering, und es ist viel wahrscheinlicher, dass ungenügend therapierte anstatt physisch abhängige Patienten ein „drogensuchendes" Verhalten entwickeln.

> Opioide sollten nicht miteinander kombiniert werden. Ist mit einem schwachen Opioid in Höchstdosis keine ausreichende Analgesie zu erreichen, sollte zu einem potenteren gewechselt werden.

Die ebenfalls im WHO-Schema eingeschlossenen **Adjuvanzien** umfassen Pharmaka verschiedener Wirkstoffgruppen, die wiederum auch bei anderen chronischen Schmerzzuständen von Bedeutung sind:

▶ **Trizyklische Antidepressiva** sind besonders bei neuropathischem Schmerz – häufige Schwachstelle von Opioiden – indiziert.

▶ **Antikonvulsiva** eignen sich ebenfalls für nerval verursachte Missempfindungen.
▶ **Lokalanästhetika** schaffen z. B. bei Mukositis nach Chemotherapie Schmerzerleichterung.
▶ **Kortikosteroide** sind z. B. in Situationen geeignet, in denen Entzündungsprozesse Schmerz verursachen.

Neben diesen ebenfalls zur Schmerzreduktion eingesetzten Substanzen zählen auch Wirkstoffe zu den Adjuvanzien, die opioidinduzierten Nebenwirkungen vorbeugen bzw. solche therapieren. Dazu gehören:

▶ **Verstopfung:** orales Naloxon. Macrogol eignet sich zur Prophylaxe und Therapie, Eskalation mit Lactulose oder Einlauf sind möglich.
▶ **Übelkeit** und **Erbrechen:** Metoclopramid oder Dexamethason können

helfen. Bei Patienten mit Chemotherapie sollten beide Indikationen beachtet werden (S. 75).

> Alle Schmerzpatienten, die längerfristig Opioide erhalten, sollten prophylaktisch gegen Obstipation behandelt werden.

Gerade bei chronischen Schmerzpatienten ist es entscheidend, möglichst alle behandelnden Ärzte in die Schmerztherapie einzubinden, um den Patienten dauerhaft erfolgreich zu versorgen, obwohl hier nur die Pharmakotherapie besprochen wurde.

> Schmerztherapie ist interdisziplinär! Auch Modalitäten wie Physio- und Psychotherapie können entscheidend sein und sollten wiederum mit allen Behandelnden erwogen werden.

Zusammenfassung

✖ Der Begriff Schmerz umfasst ein Spektrum unangenehmer Empfindungen, das interindividuell sehr unterschiedlich wahrgenommen wird. Schmerzskalen erlauben Objektivierung und Erfolgskontrolle während der Schmerztherapie.

✖ Schmerzleitung erfolgt von einem peripheren Sensor über Spinalganglion und Rückenmark zum Gyrus postcentralis des Gehirns.

✖ Man unterscheidet akuten und chronischen Schmerz, die unterschiedlichen Ursprung haben können.

✖ Zur medikamentösen Therapie stehen Nichtopioidanalgetika sowie Opioide zur Verfügung. Zudem sind besonders bei Opioidtherapie Adjuvanzien wichtig.

✖ NSAID der ersten Gruppe spielen eine zentrale Rolle. Sie wirken über die Hemmung der COX und werden bei unterschiedlichsten Indikationen von akutem bis chronischem Schmerz eingesetzt. Sie können besonders bei chronischem Einsatz zu ernsten Nebenwirkungen führen.

✖ Opioide haben eine Reihe von rezeptorvermittelten peripheren und zentralen (Neben-)Wirkungen. Sie können bei jeder Schmerzqualität eingesetzt und sollten immer mit Adjuvanzien kombiniert werden.

✖ Das WHO-Schema zur Therapie chronischer Schmerzen kombiniert Nichtopioidanalgetika und Opioide und gibt Anleitung zu eskalierender Schmerzkontrolle, wie sie bei Tumorpatienten häufig nötig ist.

Pharmakotherapie in der Schwangerschaft

Physiologische Veränderungen in der Schwangerschaft

Während der Schwangerschaft kommt es zu einer Reihe von physiologischen Veränderungen, die die Arzneimittelverteilung beeinflussen: Zu Beginn steigt das Plasmavolumen. Später kann der Extrazellularraum durch Ödeme um bis zu 10 l zunehmen. Das mütterliche Fettgewebe nimmt um etwa 6 kg zu. Plazenta und Fetus bilden neue Verteilungsräume. Weitere pharmakokinetische Veränderungen entstehen, da auch kindliche Leber und Plazenta Arzneistoffe abbauen können. Ab etwa der 6. SSW sind enzymatische Reaktionen wie Redoxvorgänge möglich.

Fruchtschädigung durch Arzneimittel

Nur etwa 1% aller Fehlbildungen ist durch Arzneimittel bedingt, wobei bei 3% aller Geburten mit Fehlbildungen zu rechnen ist. Dennoch können Pharmaka gravierende Folgen haben. Das Schlafmittel Thalidomid (Contergan®), das bei vielen Tausend Kindern zu fehlgebildeten Gliedmaßen führte (■ Abb. 1), schärfte das Bewusstsein für eine mögliche Beeinflussung der Feten durch verschiedene Arzneistoffe. Dabei unterscheidet man allgemein:

▶ Effekte, die den pharmakodynamischen Effekten eines Wirkstoffs entsprechen, z. B. Verlangsamung der Herzfrequenz durch β-Blocker
▶ Wirkungen, die unabhängig von sonstigen pharmakologischen Eigenschaften spezifisch einen sich entwickelnden Organismus verändern

Experimentelle Untersuchung
Die „Thalidomid-Katastrophe" führte zu verschärften Vorschriften in der Arzneimittelzulassung, etwa durch einen obligaten Test auf Teratogenität im Tierversuch. Dennoch sind diese Ergebnisse nur bedingt hilfreich und nicht immer auf den Menschen übertragbar. Da eine systematische Prüfung neuer Pharmaka an Schwangeren ethisch nicht vertretbar ist, erfolgt dieser Test erst nach Zulassung. Die Datenlage zum pränatalen

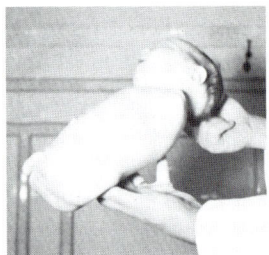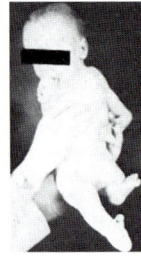

■ Abb. 1: Fruchtschädigung durch Thalidomid. [1]

Risiko ist deshalb in den ersten Jahren meist ungenügend. Deshalb gilt als allgemeine Therapieempfehlung in Situationen, in denen sich Medikamente nicht vermeiden lassen: Wenn möglich nur altbewährte Wirkstoffe verschreiben!

> **Goldene Regel der Pharmakotherapie während der Schwangerschaft:** Altbewährte Arzneimittel sind erste Wahl.

Risikoeinschätzung
Zur Abschätzung des Risikos durch Arzneimitteleinnahme während der Schwangerschaft sind entscheidend:

Zeitpunkt der Anwendung
Die Folgen einer möglichen Schädigung hängen ganz entscheidend vom Entwicklungsstadium der Frucht ab (■ Tab. 1). Die Gefährdung durch einen Arzneistoff ist also zeitlich begrenzt. So wirken z. B. Tetrazykline erst ab Beginn der Mineralisation nach der 15. SSW schädigend auf Knochen und Zähne (hier führen sie zu einer Farbänderung).

Plazentagängigkeit
Um fruchtschädigend zu wirken, müssen Arzneistoffe vom mütterlichen in den kindlichen Kreislauf gelangen. Die meisten Pharmaka können dazu die sog. Plazentaschranke, eine Diffusionsbarriere aus Synzytiotrophoblasten, passieren.

Teratogenität
Besonders für häufig angewandte Medikamente gibt es meist eine statistische Risikoabschätzung. Gesichert ist eine teratogene Wirkung z. B. für die systemische Anwendung von Vitamin-A-Säure-Derivaten.

Folgen von Fruchtschädigung
■ Tabelle 2 fasst die klassischen fruchtschädigenden Wirkungen einer Auswahl von Pharmaka zusammen.

Therapieempfehlungen

Allgemeine Überlegungen
Wird in der Schwangerschaft Arzneimittelgabe erwogen, sollte im Vorfeld noch sorgfältiger als sonst bedacht werden:

▶ Ist die **Indikation** wirklich gegeben?
▶ **Substanzauswahl:** Ist der Wirkstoff embryo- oder fetotoxisch, gibt es evtl. eine verträglichere Alternative?
▶ Muss die **Dosierung** den durch die Gravidität veränderten physiologischen Verhältnissen angepasst werden?
▶ Ist möglicherweise auch eine lokale anstatt einer systemischen **Applikation** möglich?

In schwierigen Situationen ist eine **Nutzen-Risiko-Abschätzung** sinnvoll: Dabei sollte einerseits immer der Nutzen bedacht werden, der sich aus einer adäquaten Behandlung der Mutter ergibt (etwa die Vermeidung eines epileptischen Anfalls durch Fortführung der Therapie), und andererseits das möglicherweise durch die Therapie entstehende Risiko (Fruchtgefährdung durch Einnahme von Antiepileptika). Nicht alle Medikamente, die gefahrlos angewendet werden können, sind vom Hersteller dafür zugelassen. Die Anwendung ist dennoch möglich. Patientinnen müssen allerdings über den „Off-label use" aufgeklärt werden.

Fruchtalter (Tage)	0 – 14	15 – 60	60 – Geburt
Entwicklungsstadium	Implantationsperiode: Keimbläscheneinnistung	Embryonalperiode: Organanlage	Fetalperiode: Wachstum und Reife
Beispielsubstanzen	Zytostatika	Retinoide, Thalidomid	ACE-Inhibitoren, Tetracycline
Folge	Abort	Fehlbildung	Funktionsstörung

■ Tab. 1: Abhängigkeit der Fruchtschädigung vom Entwicklungsstadium.

Medikament	Mögliche Schäden
Zytostatikum	Variable Fehlbildungen, Abort
Retinoid	ZNS-Defekte, kardiovaskuläre Malformation
Thalidomid	Fehlen von Röhrenknochen, Aplasie von Gliedmaßen/Organen
ACE-Inhibitor	Oligohydramnion, Lungenhypoplasie
Tetrazyklin	Knochenablagerung, Zahnverfärbung
Aminoglykosid	Nieren- und Hörschaden
Phenytoin	Mentale Retardierung, Gesichtsfehlbildung
Valproinsäure	Spina bifida, Gesichtsfehlbildung
Carbamazepin	Neuralrohrdefekt, Gesichtsfehlbildung
Lithium	Herzfehlbildung
Cumarin	Nasen- und Augenfehlbildung, verkürzte Gliedmaßen
NSAID	Vorzeitiger Verschluss des Ductus Botalli, Nierenschädigung

Tab. 2: Pharmaka mit embryo- oder fetotoxischem Potential

Empfehlungen bei spezifischen Erkrankungen

Tabelle 3 zeigt Arzneimittel der Wahl für Schwangere.

Schwangerschaft als Risikofaktor

Physiologische Schwangerschaftsveränderungen können Risiken darstellen, einen krankhaften Zustand zu entwickeln, der dann wiederum eine Pharmakotherapie mit all den besprochenen Problematiken fordert. Außerdem bedeuten verschiedene Erkrankungen ein höheres Risiko oder haben veränderte Therapieindikationen während der Gravidität und sollten noch enger kontrolliert werden. Hier können nur wenige Beispiele angesprochen werden.

Bluthochdruck
Während der Schwangerschaft steigt das HZV um bis zu 40% bei allerdings meist sinkendem Blutdruck. Von Bluthochdruck spricht man auch in der Schwangerschaft ab 140/90 mmHg, allerdings differieren die Therapieindikationen. Man unterscheidet chronische Hypertonie, (Prä-)Eklampsie oder Schwangerschaftshochdruck. Da Hypotonie den Fetus aufgrund verminderter

Plazentadurchblutung gefährdet, ist z. B. bei Präklampsie erst ab einem Druck von 170/110 mmHg eine Therapieindikation gegeben. Frauen mit bereits bestehendem Bluthochdruck sollten bereits ab 160/100 mmHg behandelt werden. Die Zielwerte entsprechen ohne vorhandene Endorganschäden in etwa denen bei Präklampsie. Erste Wahl zur **Langzeittherapie** ist α-**Methyldopa**, ergänzend können Metoprolol oder Dihydralazin gegeben werden. Zur **Akuttherapie** eignen sich **Nifedipin**, **Uradipil** oder **Dihydralazin**.

Tiefe Venenthrombose und Lungenembolie
Ein hyperkoagulativer Zustand (Überaktivierung des Gerinnungssystems) findet sich typischerweise während der Schwangerschaft. Eine tiefe Venenthrombose ist eine häufige Komplikation und Lungenembolie die häufigste mütterliche Todesursache in der westlichen Welt. Genetische Belastung wie Faktor-V-Leiden wirkt potenzierend. Eine tiefe Venenthrombose sollte bei Schwangeren mit **Heparin** behandelt werden, Cumarinderivate sind nur bedingt einsetzbar.

Wirkstoffgruppe	Empfohlene Wirkstoffe
Antibiotika	Penicilline, Cephalosporine, Erythromycin (und andere Makrolide)
Antihypertensiva	α-Metyldopa, Metoprolol, Dihydralazin
Analgetika	Paracetamol, Opioide, (Ibuprofen bis 28. SSW)
Antiasthmatika	β₂-Agonisten, Glukokortikoide inhalativ
Antikoagulanzien	Heparin

Tab. 3: Empfohlene Arzneimitteltherapie in der Schwangerschaft.

Zusammenfassung

✖ Die physiologischen Anpassungen an eine Schwangerschaft können Arzneimittelwirkung, z. B. durch veränderte Pharmakokinetik, beeinflussen.

✖ Verschiedene Arzneistoffe haben genau beschriebene fruchtschädigende Wirkung. Dabei unterscheidet man den pharmakodynamischen Effekten eines Wirkstoffs entsprechende (z. B. Senkung der Herzfrequenz durch β-Blocker) und von sonstigen pharmakologischen Eigenschaften unabhängige Wirkungen.

✖ Obgleich vor Arzneimittelzulassung ein Test auf Fruchtschädigung obligat ist, sind Ergebnisse aufgrund begrenzter Untersuchungsmöglichkeiten (Tiermodelle) nur bedingt übertragbar. Als goldene Regel gilt: Was alt bewährt, ist erste Wahl!

✖ Zur Risikoabschätzung der fruchtschädigenden Wirkung eines Arzneistoffs sind Zeitpunkt der Verabreichung, Plazentagängigkeit und das statistische Risiko entscheidend.

✖ Scheint eine Arzneimitteltherapie während der Schwangerschaft unumgänglich, sollten Indikation, Substanzwahl, Dosierung und Applikationsform genau überdacht werden, und es sollte eine Nutzen-Risiko-Abschätzung erfolgen. Die Empfehlungen der Schwangerschaftspharmakotherapie sind eng zu befolgen. Dabei muss zwischen Zulassungsstatus und tatsächlichen Einsatzmöglichkeiten eines Wirkstoffs unterschieden werden.

✖ Verschiedene adaptive Prozesse führen zu einer erhöhten Erkrankungsgefahr, bzw. manche Erkrankungen sind während der Schwangerschaft mit veränderten Risiken und Therapieindikationen assoziiert.

Pharmakotherapie im Alter

Patientengruppe und Problematik

Definitionsgemäß beginnt „jung alt" mit 65 Jahren, „alt" im Alter von 75, und „alt alt" sind Menschen ab 85. Bezeichnend für diese geriatrischen Patienten sind mehrere medikamentös behandlungsbedürftige Erkrankungen. Zudem sind Schlaf- oder Verdauungsprobleme häufig und kognitive Funktionen regelmäßig vermindert.

Jedes zusätzliche Medikament erhöht das Risiko für Nebenwirkungen, ab fünf Substanzen überproportional. Da auch ältere Menschen in Studien von Standardtherapien wie Verabreichung von β-Blockern nach Herzinfarkt oder Senkung der Blutfette profitieren, entstehen regelmäßig schwierige Therapiefragen in dem Dilemma zwischen Nutzen und Risiko.

Altersbedingte Veränderungen

Pharmakologisch spielen Veränderungen in der Wechselwirkung zwischen Patient und Wirkstoff, also von Pharmakokinetik (Wirkung des Organismus auf ein Pharmakon, S. 8) und in der Pharmakodynamik (Wirkung eines Pharmakons auf den Organismus, S. 4) eine entscheidende Rolle. Beide Parameter sind eng mit verschiedenen Organfunktionen – etwa der Zielorgane – verbunden, die einem Alterungsprozess unterliegen.

Pharmakokinetik
Renale Clearance

Verminderung der Nierenfunktion und der renalen Clearance ist die häufigste altersassoziierte pharmakokinetische Veränderung. Primär durch glomeruläre Filtration ausgeschiedene Arzneimittel wie z. B. Digoxin oder Aminoglykoside werden vermindert eliminiert.

> Die Dosierung renal ausgeschiedener Arzneimittel muss unbedingt der Nierenfunktion angepasst werden. Dazu sollte die Kreatininclearance bestimmt werden.

Biotransformation

Quantitativ am bedeutendsten ist die Biotransformation (Stoffwechselvorgang, um nicht ausscheidbare Stoffe in ausscheidbare umzuwandeln) in der Leber, gefolgt von Gastrointestinaltrakt, Nieren, Lunge und Haut. Bekanntlich unterscheidet man Phase I und II (S. 8). Reaktionen der ersten Phase werden primär von Enzymen des Cytochrom-P-450-Systems katalysiert, zu deren wichtigen Vertretern u. a. CYP3A gehört. Dessen Aktivität kann im Alter etwa um bis zu 40% reduziert werden, so dass Substrate wie die Benzodiazepine Midazolam oder Triazolam langsamer abgebaut werden und der Empfänger über längere Zeit höheren Arzneimittelkonzentrationen ausgesetzt ist. Als klinische Konsequenz können bei alten Menschen stärkere Nebenwirkungen auftreten. Im Fall einer Benzodiazepintherapie kann etwa die stärkere Sedierung zu einem erhöhten Risiko für Hüftgelenkfrakturen führen. Weitere CYP-Vertreter scheinen mit steigen-

dem Alter ebenfalls verminderte Aktivität zu zeigen. Phase-II-Reaktionen verändern sich hingegen weniger.

Zielorgane und Pharmakodynamik
Zentrales Nervensystem

Ein wichtiges pharmakodynamisches Prinzip ist, dass Ältere eine höhere Empfindlichkeit für verschiedene ZNS-dämpfende Arzneimittel haben und folglich geringere Wirkstoffdosen eingesetzt werden müssen. So sind nur etwa 50% der Propofolmenge eines 25-Jährigen nötig, um einen 75-Jährigen in Narkose zu versetzen. Weiter führen „typische" Neuroleptika wie Haloperidol bei älteren Menschen häufiger zu Parkinson-ähnlichen Nebenwirkungen und 3–5 mal häufiger zu tardiven Dyskinesien.

> Neu auftretende Symptome werden oft falsch als neue Erkrankung oder physiologische Alterung interpretiert – Antipsychotika z. B. können zu Parkinson-ähnlichen Symptomen führen.

Autonomes Nervensystem

Altersbedingte Veränderungen des autonomen Nervensystems sind vielgestaltig und können ebenfalls veränderte Arzneimittelwirkungen und -nebenwirkungen verursachen. So sind allgemein autonome Reflexmechanismen reduziert, z. B. ist der Baroreflex (Teil der autonomen Blutdruckregulation) eingeschränkt. Das kann zu orthostatischer Hypotonie führen, die bei älteren Menschen vermehrt auftritt und z. B. durch ein Diuretikum noch verstärkt werden kann. Ebenso können Arzneistoffe, die den Sympathikus blockieren – etwa „typische" Neuroleptika oder trizyklische Antidepressiva –, orthostatische Regulationsstörungen auslösen. Patienten sind durch diese Nebenwirkung einer erhöhten Sturzgefahr mit dem Risiko einer Hüftgelenkfraktur ausgesetzt. Anticholinerge Wirkstoffe scheinen nicht nur orthostatische Blutdruckveränderungen zu unterstützen, sondern können auch kognitive Einschränkungen verursachen. Es ist unklar, wie altersabhängige Veränderungen des autonomen Nervensystems zu einer arzneimittelbedingten Verlängerung des QT-Intervalls im EKG führen und so mit verstärktem proarrhythmischen Effekt verschiedener Arzneistoffe in Verbindung stehen. Jedenfalls gibt es einen klaren Zusammenhang zwischen Alter und entsprechenden Veränderungen der Herzaktivität, z. B. durch Neuroleptika.

Kardiovaskuläre Funktion

Die Herzfrequenz ist im Alter im Allgemeinen vermindert. Da das Schlagvolumen des linken Ventrikels zunächst meist vergrößert ist, bleibt das Herzzeitvolumen anfangs etwa gleich. Die diastolische Relaxation ist verlangsamt. Ab einem bestimmten Grad der Einschränkung der diastolischen Relaxation entwickeln Patienten jedoch Symptome einer Herzinsuffizienz. Die β-Adrenozeptor-Funktion ist im Alter verändert: Reflektorisch oder durch pharmakologische Stimulation kann die Herzfrequenz nur vermindert gesteigert werden. Umgekehrt führen aber β-Blocker eher zu einer Bradykardie. Im Lauf des

Lebens werden aufgrund unterschiedlicher Ursachen Gefäßwände steifer und weniger dehnbar. So steigt der systolische Blutdruck überdimensional zum diastolischen, was zu einer Erhöhung des Pulsdrucks (rechnerisch die Differenz aus systolischem und diastolischem Wert) führt.

Diese Veränderungen haben verschiedene pharmakologische Konsequenzen: Ältere Menschen reagieren besonders empfindlich auf Schleifendiuretika – orthostatische Hypotonie bis Beeinträchtigung der Nierenfunktion können Folgen intravasalen Volumenmangels sein. β-Blocker in der Therapie von Bluthochdruck scheinen bei älteren Menschen weniger effektiv. Dennoch ist diese Substanzklasse nach Herzinfarkt und bei Herzinsuffizienz offenbar unverändert mortalitätssenkend wirksam. α-Rezeptor-Blocker – etwa zur Therapie von Harnverhalt bei benigner Prostatahyperplasie – führen zu einer stärkeren Hypotonie als bei Jüngeren, weil bei älteren Patienten eine geringere β-Rezeptor-vermittelte Reflextachykardie auftritt. Kalziumkanalblocker sind in der Regel bei älteren Menschen mit Bluthochdruck gut wirksam, ACE-Inhibitoren aufgrund des im Alter verminderten Reninspiegels hingegen weniger.

Nierenfunktion

Nicht nur die Pharmakokinetik (s. o.), sondern auch die Pharmakodynamik verschiedener Wirkstoffe ändert sich durch die morphologische und funktionelle Alterung der Nieren. NSAID führen häufiger zu Natriumretention oder Hyperkaliämie, ACE-Inhibitor-Therapie ist ebenfalls öfter mit erhöhten Kaliumwerten verbunden. Besonders durch Thiaziddiuretika bedingte Hyponatriämie ist eine weitere Elektrolytstörung, die bei Patienten mit bereits gealterter Niere relativ oft auftritt.

Toxizitätsrisikoanstieg in ausgewählten Substanzgruppen

Für manche Substanzgruppen bedeutet erhöhtes Alter ein besonderes Toxizitätsrisiko. Zugrunde liegende Mechanismen sind häufig nicht genau bekannt. Zu den Beispielen zählen:

▶ **Theophyllin** wirkt stärker neuro- und kardiotoxisch als in jüngeren Vergleichsgruppen
▶ Extrapyramidalmotorische Symptome und tardive Dyskinesien durch **„typische" Neuroleptika** sind stärker ausgeprägt
▶ **Anticholinergika** führen häufiger zu Verwirrtheit und Gedächtnisstörungen
▶ **NSAID** scheinen gehäuft zu Magenulzera zu führen.
▶ **Isoniazid**-induzierte Leberschädigung tritt häufiger auf

Theorie und Praxis

Nachdem die vielfältigen (physiologischen) Veränderungen und die damit verbundenen Schwierigkeiten bei der medikamentösen Behandlung älterer Menschen dargestellt wurden, sollte man in der Praxis der Arzneimittelverordnung unbedingt bedenken:

▶ Das Verhältnis von Nutzen zu Risiko bzw. der therapeutische Index kann im Alter vermindert sein. Eine Substanz muss eindeutig indiziert, nicht pharmakologische Therapiemöglichkeiten müssen ausgeschöpft sein.
▶ Bei älteren Menschen ist es noch entscheidender, vor der Verordnung eines Arzneistoffs ein gutes Bild der wichtigsten Organfunktionen zu haben, um den geeigneten Wirkstoff in angepasster Dosis zu verschreiben.
▶ Eine bestehende Medikamentenliste muss nach möglichen Interaktionen mit einem neuen Wirkstoff überprüft werden.
▶ Patienten sollten sorgsam über die Einnahmeverordnung sowie mögliche Nebenwirkungen aufgeklärt werden.
▶ Wirkungen und Nebenwirkungen von Arzneimitteln müssen sehr eng überwacht werden, und jedes neue Symptom muss im Therapieverlauf als mögliche Nebenwirkung untersucht werden.

> Fehlerhafte Arzneimitteltherapie kann besonders im Alter Mortalität und Morbidität beträchtlich erhöhen!

Zusammenfassung

✖ Bei geriatrischen Patienten („jung alt" ≥ 65, „alt" ≥ 75, „alt alt" ≥ 85 Jahre) sind verschiedene pharmakologische Besonderheiten zu beachten; mehrere medikamentös behandlungsbedürftige Erkrankungen und das gleichzeitig wachsende Nebenwirkungsrisiko stellen oft schwierige Therapiefragen.

✖ Pharmakodynamik und Pharmakokinetik verändern sich im Alter, Differenzen in renaler Clearance, Biotransformation und Funktion des Nerven- oder kardiovaskulären Systems erfordern Dosis- und/oder Wirkstoffanpassung.

✖ Auch das Nebenwirkungsprofil bzw. -risiko verschiedener Arzneimittel verändert sich mit dem Alter und sollte bei der Substanzwahl bedacht werden. Es kann gar zu altersspezifischen Kontraindikationen führen.

✖ Im Alltag der medikamentösen Behandlung geriatrischer Patienten sollten grundsätzlich nichtmedikamentöse Alternativen verstärkt geprüft werden, die Substanzauswahl den individuellen Organfunktionen und an bereits bestehende Therapien angepasst und im Behandlungsverlauf neu auftretende Symptome eng überwacht werden.

Fallbeispiele

90   Fall 1: Hoher Blutdruck
92   Fall 2: Chronischer Husten
94   Fall 3: Erschöpfung
96   Fall 4: Starker Schmerz

C Fallbeispiele

Fall 1: Hoher Blutdruck

Ihre erste Patientin heute ist eine 32-jährige Frau. Außer diesen Angaben zu Geschlecht und Alter entdecken Sie noch ein rotes Ausrufezeichen neben „Blutdruck" auf dem sonst weißen Aufnahmebogen. Sie erkennen, dass eine ausführliche Anamnese notwendig ist, um etwas für Ihre Patientin tun zu können. Sie bitten Frau B. in Ihren Untersuchungsraum.

Allgemeine Fragen

Frage 1: Sie haben die Vermutung, rot bedeutet hoch, und rechnen mit einem erhöhten Blutdruck. Welche Fragen sollten Sie Ihrer Patientin unbedingt stellen?

Frage 2: Nachdem Sie das Gefühl haben, eine gute Anamnese erhoben zu haben, beginnen Sie mit der Untersuchung. Welchen Bereichen sollten Sie besonderes Augenmerk schenken?

Frage 3: Im Anschluss greifen Sie zum Blutdruckmessgerät. Bis zu welchen Werten können Sie Frau B. beruhigt nach Hause schicken, und wann sollte sie therapiert und zur Kontrolle wieder bei Ihnen vorstellig werden?

Frage 4: Jetzt kommen Ihnen doch Zweifel, ob Ihre anamnestischen Informationen wirklich vollständig sind. Sie entschließen sich, zur Risikostratifizierung Ihrer Patientin zusätzlich Laborwerte zu senden. Welche Parameter sollten Sie auf dem Bestellschein ankreuzen?

Szenario 1

Frau B. berichtet, dass sie vor 4 Wochen wegen persistierendem Kopfschmerz, den sie „bei ihrem stressigen Job momentan gar nicht brauchen kann", ihren Hausarzt aufgesucht habe. Bei dieser Gelegenheit sei ein erhöhter Blutdruck gemessen worden. Da dieser Befund neu war und sie außerdem auf dem Weg zur Praxis kurzes Herzrasen hatte, habe ihr Hausarzt ihr geraten, sich bei einem Kardiologen vorzustellen. Sie als Expertin oder Experte sind in dieser Situation jetzt also gefragt! Ihre Blutdruckmessung ergibt 145/90 mmHg. Frau B. erzählt Ihnen, dass ihr Herz seither nicht mehr so schnell geschlagen habe und auch ihr Kopfschmerz seit ein paar Tagen besser sei. Sie meint, „das liegt vielleicht am Wetter, an dem Aspirin, das ich damals genommen habe oder an der besseren Laune des Chefs".

Frage 5: Aktuell besteht also keine Symptomatik, dennoch hat Frau B. nun bei zwei zeitlich getrennten Messungen erhöhten Blutdruck und leidet möglicherweise unter arterieller Hypertonie. Wie gehen Sie vor? Was sollte der erste Behandlungsschritt sein?

Frage 6: Wie sollten Sie weiter verfahren? Welche Möglichkeiten der Behandlungseskalation haben Sie?

Frage 7: Als sich Frau B. zur Kontrolluntersuchung vorstellt, messen Sie 135/85 mmHg. Ihre Patientin ist sichtlich verändert. Ihr BMI liegt aufgrund der regelmäßigen Bewegung beinahe im Zielbereich, und sie versichert Ihnen glaubhaft, auch Ihre anderen Anweisungen befolgt zu haben. Dennoch ist ihr Druck nach wie vor erhöht, wenn auch nach Definition nur noch hoch normal – was tun Sie?

Szenario 2

Frau B. erzählt Ihnen, dass sie sich seit ihrem 12. Lebensjahr Insulin spritzen müsse. Eigentlich komme sie gut damit zurecht. Allerdings sei ihr Hausarzt bei den letzten Kontrolluntersuchungen nicht ganz zufrieden gewesen, weil der Blutdruck immer etwas zu hoch gewesen sei. Auch im Urin habe ihn irgendetwas gestört. Ihre Blutdruckmessung hat 140/90 mmHg ergeben. Bei der Untersuchung erscheint Ihre Patientin leicht übergewichtig, sonst entdecken Sie keine Auffälligkeiten. Während Sie überlegen, wie Sie wohl am besten vorgehen sollten, kommt die Schwester und übergibt Ihnen die angeforderten Laborwerte: wieder ein rotes Ausrufezeichen: Kreatinin von 1,7.

Frage 8: Wie sollten Sie vorgehen? Braucht Ihre Patientin eine Therapie, etwa ein Arzneimittel?

Frage 9: Angenommen, ein Pharmakon ist in dieser Situation adäquat – welches sollte Ihre erste Wahl sein?

Frage 10: Was sollte Ihr Therapieziel sein, und wie könnten Sie bei Erfolglosigkeit Ihre Therapie eskalieren?

Szenario 3

Frau B. berichtet, seit ihrem 20. Lebensjahr hohen Blutdruck zu haben, zumindest habe sie das bei jedem Besuch vom Hausarzt gehört. Der habe ihr damals eine Pille verschrieben. Da sie allerdings nie Symptome gehabt und sie sich mit ihrem Blutdruckmedikament – besonders wenn sie ihrer Lieblingsbeschäftigung Sport nachgegangen sei – schlapp gefühlt, die Therapie also ihr Befinden verschlechtert habe, habe sie keinen Grund gesehen, die Tablette weiterhin regelmäßig einzunehmen. Als ihr Schwiegervater allerdings letzte Woche einen Herzinfarkt hatte und der Arzt in der Notaufnahme gesagt habe: „Kein Wunder, bei dem hohen Druck war das ja nur eine Frage der Zeit", habe sie doch etwas Panik bekommen und möchte jetzt von Ihnen als Expertin oder Experten das richtige Medikament.

Frage 11: Welcher Wirkstoff könnte Frau B. so müde gemacht haben?

Frage 12: Was sollten Sie aufgrund des jungen Erkrankungsalters Ihrer Patientin erwägen? Welche weiteren Hinweise könnten Sie bekommen?

Frage 13: Sie messen den Blutdruck Ihrer Patientin: 150/90 mmHg. Wie sollten Sie ihre Therapie beginnen?

Frage 14: Als sich Frau B. verabschiedet und nach ihrer Handtasche greift, fällt ein Asthmaspray heraus. Sie schauen verwundert – haben Sie etwa doch etwas in Ihrer Anamnese übersehen? Ihre Patientin berichtet, dass sie seit ihrer Kindheit unter Asthma leide, das Spray aber eigentlich nur bei ihrem täglichen Sport brauche, der ihr allerdings in letzter Zeit durch häufiges Husten etwas erschwert sei. Wollen Sie Ihre Verschreibung nochmals überdenken?

Antworten zu den allgemeinen Fragen

Antwort 1: Sie könnten sich als Erstes nach dem Grund des Besuchs erkundigen. So bekommen Sie hoffentlich schnell wichtige Informationen etwa über Symptome oder Beschwerdedauer und erfahren, ob es sich um einen Routinecheck handelt und/oder ob der hohe Blutdruck primärer Grund des Besuchs ist. Risikofaktoren müssen Sie oft direkt ansprechen – wer erzählt seinem Arzt schon gerne freiwillig, dass er zwei Schachteln Zigaretten pro Tag raucht, seine Abende viel lieber mit einem Bier vor dem Fernseher verbringt, als joggen zu gehen … Häufig finden Patienten es auch nicht besonders erwähnenswert, dass sie „auf den Zucker achten müssen". Auch wenn bei unserer jungen Patientin Herz- und Nierenerkrankungen unwahrscheinlich sind, sollte trotzdem danach gefragt werden, ebenso nach Krankengeschichte, Medikamenten oder Familienleiden. Auch eine Sozialanamnese kann hilfreich sein.

Antwort 2: Auch im hektischen Krankenhausalltag sollte man bei Verdacht auf Bluthochdruck immer an beiden Armen und Beinen messen, das Herz untersuchen, Pulse tasten, auf Gefäßveränderungen achten, eine neurologische Prüfung durchführen und – wenn auch zugegebenermaßen etwas fortgeschritten – den Augenhintergrund betrachten.

Antwort 3: Als normaler Blutdruck gelten Werte < 120/80 mmHg. Therapieren sollte man auf jeden Fall einen Hochdruck, der definitionsgemäß bei 140/90 mmHg beginnt. Hat Frau B. einen sog. Vorhochdruck, also ≥ 120/80 mmHg, hängt es davon ab, ob Sie Risikofaktoren entdeckt haben, die eine Therapieindikation darstellen. Da die Behandlung immer mit Allgemeinmaßnahmen beginnen sollte, sollte man jedem Patienten bei Zweifel oder prophylaktisch deren Bedeutung nahelegen.

Antwort 4: Auch Laborwerte helfen, um das Risikoprofil eines Patienten besser zu erfassen. Es eignen sich Kreatinin (Nierenfunktion?), Nüchternblutzucker (Diabetes?) oder Blutfettwerte (Fettstoffwechselstörungen?).

Szenario 1

Antwort 5: Auf jeden Fall sollten Sie sich mit Ihrer Patientin über Bluthochdruck unterhalten und versuchen, Pathophysiologie und Bedeutung der Erkrankung zu erläutern. So kann sie Ihren Rat zu Allgemeinmaßnahmen, die bei Bluthochdruck ohne Risikofaktoren erster Schritt sind, besser nachvollziehen. Konkret könnten Sie vorsichtig vorschlagen, das Fahrrad ins Büro zu nehmen und am Wochenende eine Runde zu walken mit dem Ziel, sich langfristig fünfmal pro Woche zu bewegen. Dann wird sich wohl ein leicht erhöhter BMI von ganz allein normalisieren. Zusätzlich raten Sie, auf die Ernährung zu achten, etwa wenig Salz zu verwenden und nur ein Glas Wein pro Tag zu trinken. Ganz wichtig ist es zu betonen, dass bei gewissenhafter Befolgung dieser Anweisungen Frau B. bei ihrem nur leicht erhöhten Blutdruck möglicherweise eine medikamentöse Therapie erspart bleiben kann.

Antwort 6: Sie vereinbaren eine Wiedervorstellung in 6 Monaten und wollen dann, nachdem Frau B. sich – wie sie verspricht – ein halbes Jahr eisern an Ihre Ratschläge gehalten hat, über die Notwendigkeit einer pharmakologischen Therapie entscheiden.

Antwort 7: Da Frau B. keine bekannten Risikofaktoren hat, ist das Therapieziel ein Druck < 140/90 mmHg. Den hat sie durch Allgemeinmaßnahmen erreicht. Ein weiterer Kontrolltermin kann dennoch sinnvoll sein.

Szenario 2

Antwort 8: Da Bluthochdruck für diabetische Patienten ein sehr hohes Risiko für kardiovaskuläre Komplikationen ist, sollten sie ab einem Blutdruck von 140/90 mmHg sofort auch pharmakologisch behandelt werden. Allgemeinmaßnahmen erlauben möglicherweise im Verlauf eine Dosisreduktion.

Antwort 9: Der erhöhte Kreatininwert weist auf eine beginnende Nephropathie hin und es ist gut möglich, dass den Hausarzt Protein im Urin gestört hat. Allgemein ist oft ein Thiazid das Antihypertensivum der ersten Wahl bei Therapiebeginn, außer es besteht – wie in unserem Fall – eine spezifische Indikation für einen anderen Wirkstoff: Frau B. hat Befunde eines beginnenden Nierenleidens und sollte deshalb initial mit einem nephroprotektiven ACE-Inhibitor (bei Kontraindikation AT_1-Rezeptor-Blocker) behandelt werden.

Antwort 10: Diabetiker gelten als Risikopatienten, und so sollte – wie auch bei anderen gefährdeten Gruppen – ein Druck < 130/80 mmHg angestrebt werden. Erreicht man das mit einem Pharmakon nicht, wirkt ein Thiazid gut in Zweierkombination und wäre bei unserer Patientin, die keine bekannte Herzerkrankung oder Kontraindikationen hat, eine geeignete Wahl.

Szenario 3

Antwort 11: Ein β-Blocker könnte Frau Bs. Zustand bedingt haben. Da diese Wirkstoffklasse Herzfrequenz und HZV begrenzt, empfinden viele Patienten eine Leistungsminderung. Bei sportlich aktiven Personen sollten deshalb lieber andere Substanzen verwendet werden. Grundsätzlich können allerdings alle blutdrucksenkenden Arzneimittel zu Müdigkeit führen.

Antwort 12: Eine sekundäre arterielle Hypertonie und eine konsekutive Diagnostik – etwa auf der Suche nach renovaskulärer Ursache – sollte aufgrund des frühen Erkrankungsalters und schlechter Therapieansprache erwogen werden. Weiter verdächtig wären Normalgewicht oder eine negative Familienanamnese für Bluthochdruck.

Antwort 13: Da ein Pharmakon den Druck Ihrer Patientin offensichtlich nicht kontrollieren konnte, sollten Sie eine Therapie mit zwei Substanzen erwägen. Geeignet sind etwa ein Thiazid (eine Kombination sollte wenn möglich immer ein Diuretikum enthalten) plus ein ACE-Inhibitor.

Antwort 14: Auch wenn Ihre Patientin wirklich mit einem β-Blocker behandelt worden ist und keine Komplikation wie Bronchospasmus erlebt hat, sollte diese Wirkstoffklasse bei Asthmatikern möglichst vermieden werden. Die häufigste Nebenwirkung von ACE-Inhibitoren ist Husten – also ebenfalls nicht erste Wahl bei Atemwegserkrankungen. Gute Alternative in dieser Patientengruppe sind AT_1-Rezeptor-Antagonisten oder auch ein Ca^{2+}-Antagonist etwa in Kombination mit einem Thiazid.

Fall 2: Chronischer Husten

Als Sie sich dem Behandlungsraum nähern, hören Sie bereits auf dem Gang Ihren hustenden Patienten. Ein Blick auf das Aufnahmeblatt verrät Ihnen, dass Herr H. 31 Jahre alt ist.

Allgemeine Fragen
Frage 1: Sie beginnen Ihre Anamnese. Welche Fragen sollten Sie unbedingt stellen?
Frage 2: Ihr Patient erzählt Ihnen, dass er seit mehreren Wochen, mindestens seit 2 Monaten huste. Es handelt sich also um chronischen Husten. Sollten Sie außer einer körperlichen Untersuchung auch noch eine apparative Diagnostik einleiten?

Szenario 1

Herr H. berichtet, dass er manchmal morgens aufwache und so stark husten müsse, dass er nur im Sitzen genügend Luft bekomme. Anfangs waren die Beschwerden nicht so stark. Das erste Mal Atemnot habe er erlebt, als er am Weihnachtstag vor dem Festessen eine Runde joggen wollte. Besonders die kalte Luft sei so unangenehm gewesen, dass aus dem guten Vorsatz nichts geworden sei. Als der Husten nicht besser wurde, habe Herr H. nach den Feiertagen seinen Hausarzt aufgesucht. Der habe die Symptome sofort einem Schnupfen zugeschrieben, den „ja zur kalten Weihnachtszeit jeder mal hat", und ein Medikament verordnet, das jedoch überhaupt keine Wirkung zeigte. Herr H. habe dann versucht, so gut wie möglich mit seinen Symptomen zu leben, aber seit er seine Atemnot letzte Woche zum ersten Mal als beängstigend empfunden und seine Freundin sich über seine morgendlichen Anfälle beklagt habe und zudem behaupte, sein Atem klinge immer pfeifender, habe er sich doch entschlossen, Sie als Expertin oder Experten um Rat zu fragen.

Frage 3: Der Hausarzt hat praktisch Häufiges für häufig gehalten, denn ein vorangegangener Schnupfen ist wirklich häufigste Ursache für einen chronischen Husten. Sie haben jetzt mehrere Möglichkeiten: Entweder Sie folgen dem Beispiel des Hausarztes und beginnen eine Behandlung, basierend auf den Symptomen, der wahrscheinlichsten Ursache und dem Röntgen-Thorax, oder Sie leiten weitere diagnostische Schritte ein. Da Option 1 Ihrem Patienten möglicherweise schneller Linderung verschafft, entscheiden Sie sich dafür. Was ist eine geeignete Pharmakotherapieoption für Ihren Behandlungsversuch?

Frage 4: Nach einer Woche kommt Ihr Patient sichtlich erleichtert zum Kontrolltermin und berichtet, dass Ihr Medikament Wunder wirke. Ihre Diagnose scheint also bestätigt. Aber ist Ihr Patient wirklich ausreichend therapiert? Welche

Szenario 2

Herr H. berichtet, dass es ihm abgesehen von seinem Husten eigentlich gesundheitlich gut gehe. Sein stressiger Job halte seine Nächte kurz, aber seit er so häufig husten müsse, könne er sowieso nicht gut schlafen. Außerdem empfinde er manchmal ein brennendes Gefühl in der Brustmitte, das teilweise sogar seine Kehle hochziehe und ihn immer wieder nachts aufwecke. Zudem sei ihm schon häufig – besonders, wenn er abends endlich im Bett liege – ein saurer Geschmack unangenehm gewesen.

Frage 7: Haben Sie eine Vermutung? Wie würden Sie weiter vorgehen?
Frage 8: Angenommen, Ihre Verdachtsdiagnose trifft zu: Wie sieht eine adäquate medikamentöse Therapie aus?
Frage 9: Welchen Rat sollten Sie Ihrem Patienten noch geben?

Fragen sollten Sie noch mal gezielt stellen, um dies sicher beantworten zu können?
Frage 5: Sie haben jetzt also den Erkrankungsgrad richtig ermittelt. Müssen Sie Ihre Therapie modifizieren oder ergänzen? Sollten Sie Ihrem Patienten neben den Medikamenten noch zu weiteren Therapiemaßnahmen raten?
Frage 6: Bei welcher Altersgruppe wäre vielleicht auch der Hausarzt gleich auf die richtige Spur gekommen? Würden Sie die gleiche Erkrankungsform erwarten? Können Sie in dieser Patientengruppe Ihre Therapie in gleicher Weise beginnen?

Szenario 3

Herr H. erzählt Ihnen, dass sein Husten angefangen habe, kurz nachdem ihm sein Hausarzt bei einer Routineuntersuchung erklärt habe, sein Blutdruck sei erneut zu hoch und unbedingt behandlungsbedürftig. Davor habe er nie Husten gehabt, seine einzige Zigarette mit 13 geraucht und fühle sich sonst eigentlich gesund. Nur der Husten störe ihn, und „wer weiß, ob da nicht der Hausarzt seine Hand im Spiel hat, seit der behandelt, geht es schlechter als davor". In der Familie sei Husten völlig unbekannt. Jetzt ist es an Ihnen, die Beschwerden von Herrn H. zu lindern, der offensichtlich nach der Enttäuschung über seinen Allgemeinarzt alle Hoffnung auf Sie setzt.

Frage 10: Wo sollten Sie nach dieser Geschichte als Erstes noch mal nachfragen? Welche Informationen könnten Ihren Verdacht erhärten?
Frage 11: Angenommen, Herr H. berichtet Ihnen, er nehme nur ein einziges Mittel, auf dessen Schachtel Xanef® stehe. Was raten Sie ihm als effektivste Therapie, wann kann er – wenn Ihr Verdacht stimmt und sein Blutdruckmittel schuld an seinem Husten ist – mit der Wirkung rechnen?
Frage 12: Herr H. ist ganz aufgeregt über Ihren Vorschlag: Seinem Hausarzt habe er ja zu Recht nicht ganz getraut. Aber immerhin habe der ihm doch eindrücklich die Gefahren geschildert, mit denen er zu rechnen habe, wenn er weiterhin mit seinem hohen Blutdruck durchs Leben laufe. Und auf ein Herzproblem oder einen Hirninfarkt habe er keine Lust – dann doch lieber Husten! Welche Lösung sollten Sie Ihrem Patienten anbieten?
Frage 13: Welche Substanzklasse könnte in Szenario 1 zur Symptomauslösung geführt haben?

Antworten zu den allgemeinen Fragen

Antwort 1: Natürlich müssen Sie zunächst verifizieren, ob der Husten der Hauptgrund des Besuchs Ihres Patienten ist. Sollte dies der Fall sein, ist es wichtig, eine Vorstellung von der Beschwerdedauer und -qualität sowie möglichen vorangegangenen oder begleitenden Symptomen zu erhalten. Außerdem sollten Medikamente erfragt werden, die regelmäßig eingenommen werden. Risikofaktoren wie Rauchen und Situationen oder Faktoren, die verstärkend wirken, sind ebenfalls essenziell. Auch eine Familien- und Sozialanamnese kann hilfreich sein.

Antwort 2: Bei Patienten, die unter chronischem Husten leiden – definitionsgemäß ein Zeitraum von über acht Wochen – ist eine Röntgenaufnahme des Thorax sinnvoll.

Szenario 1

Antwort 3: Pfeifendes Atemgeräusch, Husten und Dyspnoe bilden die klassische Asthma-Symptomtrias. Auch eine Beschwerdeverstärkung morgens und durch kalte Luft passt zu dieser Arbeitsdiagnose, die auch statistisch – Asthma ist der zweithäufigste Grund für chronischen Husten – unterstützt wird. Der Röntgen-Thorax ist relativ unauffällig. Sie wählen also einen Bronchodilatator, um Diagnostik und Therapie hoffentlich gleich erfolgreich zu verknüpfen. Sie verordnen ihrem Patienten einen Salbutamol-Nebulizer – einen kurz wirksamen β_2-Agonisten – und erklären ihm, dass er ihn bei auftretenden Symptomen anwenden soll, und vereinbaren eine Wiedervorstellung in 1 Woche.

Antwort 4: Eine adäquate Asthmatherapie erfolgt nach einem am Krankheitsgrad orientierten Stufenschema. Um den Erkrankungsgrad richtig zu beurteilen, müssen Symptomfrequenz und Lungenfunktion beachtet werden. Herr H. berichtet, dass er sein Spray etwa jeden 2. Tag und in der letzten Woche einmal nachts eingesetzt hat. Eine Spirometrie ergibt eine Einsekundenkapazität von genau 80%. Ihr Patient hat also leicht persistierendes Asthma der Stufe 2.

Antwort 5: Ab Stufe 2 sollte jeder Asthmapatient zusätzlich zur Bedarfsmedikation eine antientzündliche Dauertherapie mit einem Controllermedikament erhalten. Möglich ist ein inhalatives Glukokortikoid oder ein Leukotrienrezeptorantagonist oral. Neben der medikamentösen Therapie ist das Meiden von fördernden Faktoren entscheidend. Auch wenn bei unserem Patienten keine Allergie offensichtlich ist, können Faktoren wie kalte Luft oder Stress ebenfalls Erkrankungsspitzen auslösen. Zum Verständnis der Erkrankung und zu nötigen Therapiemaßnahmen ist eine Patientenschulung sinnvoll.

Antwort 6: Asthma ist die häufigste chronische Erkrankung im Kindesalter

Szenario 2

Antwort 7: Herr H. beschreibt die klassischen Symptome einer gastroösophagealen Refluxerkrankung, die immerhin die dritthäufigste Ursache chronischen Hustens ist. Auch hier gilt: Wenn sich Ihre Verdachtsdiagnose durch Ansprechen auf eine adäquate Therapie bestätigt, ist keine weitere Diagnostik nötig.

Antwort 8: Zur Verfügung stehen säurevermindernde Wirkstoffe wie ein H_2-Antagonist, z. B. Ranitidin, oder – bei stärkeren Symptomen – ein Protonenpumpeninhibitor, etwa Omeprazol, der im Fall von Herrn H. vertretbar wäre.

Antwort 9: Verschiedene Ernährungsregeln können Refluxsymptome reduzieren: So sollte Herr H. z. B. auf hohen Kaffee- oder Alkoholkonsum verzichten – beides induziert Magensäureproduktion –, vor dem Schlafengehen keine großen Mahlzeiten zu sich nehmen und seinen Kopf nachts erhöht lagern.

und Ursache Nummer 1 für andauernden Husten. Allerdings findet man bei Kindern häufiger allergische Asthmaformen als bei Neuerkrankung im Erwachsenenalter. Begleiterkrankungen wie Neurodermitis oder eine positive Familienanamnese können wichtige Hinweise sein. Auch bei Kindern kann ein diagnostisch-therapeutischer Beginn mit einem kurz wirksamen bronchial erweiternden Wirkstoff erfolgen.

Szenario 3

Antwort 10: Die Bluthochdrucktherapie sollten Sie noch mal genauer unter die Lupe nehmen! Welche Medikamente hat der Hausarzt verschrieben? Wie lange danach trat der Husten auf? Sicher nicht davor? All das sind Fragen, die Sie interessieren sollten. Bis zu 15% aller Patienten entwickeln nämlich unter Therapie mit einem ACE-Inhibitor Husten, meist innerhalb der 1. Woche nach Therapiebeginn. Da diese Substanzklasse zum Therapiestart eines hohen Blutdrucks durchaus infrage kommt, wäre hier eine positive Anamnese eine heiße Spur.

Antwort 11: Der effektivste Weg ACE-Inhibitor-bedingten Husten zu therapieren, ist das Medikament abzusetzen. In der Regel ist mit einer Besserung innerhalb von ein bis vier Tagen zu rechnen. Allerdings setzt häufig bei einer späteren Therapiewiederaufnahme auch der Husten wieder ein.

Antwort 12: Um eine medikamentöse blutdrucksenkende Therapie so unverändert wie möglich weiterzuführen, eignet sich in diesem Fall ein AT_1-Rezeptorblocker. Sartane sind ACE-Inhibitoren sehr ähnlich in ihrem Wirkungsmechanismus, interferieren allerdings nicht mit dem Abbau von Bradykinin, das in erhöhter Konzentration wohl Husten bedingt.

Antwort 13: Asthmatischer Husten kann durch den Beginn einer β-Blocker-Therapie ausgelöst oder verschlimmert werden, deshalb ist diese Wirkstoffklasse bei Asthmatikern zu vermeiden.

Fall 3: Erschöpfung

Als Frau E. den Behandlungsraum betritt, vergessen Sie beinahe, dass heute Freitag ist, das Wochenende vor der Tür steht und Sie den ganzen Tag lächelnd durch die Station gelaufen sind – einen so erschöpften Eindruck macht Ihre Patientin. Sie bitten sie, Platz zu nehmen, und beginnen Ihre Anamnese.

Ihre Patientin erzählt Ihnen, dass sie seit längerer Zeit eine graduell stärker werdende Müdigkeit und Erschöpfung empfinde, so dass bereits dieser Arztbesuch eine große Anstrengung erfordert habe.

Allgemeine Fragen

Frage 1: Welche Fragen sollten Sie unbedingt stellen?

Frage 2: Frau E. erzählt, dass sie seit längerer Zeit eine graduell stärker werdende Müdigkeit und Erschöpfung empfinde, so dass bereits dieser Arztbesuch eine große Anstrengung erfordere. Wollen Sie außer einer körperlichen Untersuchung noch weitere Diagnostik einleiten? Worauf sollten Sie bei Ihrer Untersuchung achten?

Szenario 1

Frau E. berichtet von einer unglaublichen Antriebslosigkeit in den letzten Monaten; sie könne sich auf nichts konzentrieren und habe – obwohl sie nicht mehr als gewöhnlich gegessen hat – einige Kilo an Gewicht zugenommen. Ihr sei dauernd kalt, und der Hausarzt habe schon häufig einen sehr niedrigen Puls gemessen.

Frage 3: Was ist Ihre Verdachtsdiagnose? Welchen Laborparameter erwarten Sie mit besonderer Spannung? Wie sollten Sie weiter vorgehen?

Frage 4: Jetzt holt Frau E. ein kleines Döschen aus ihrer Tasche, das mit Jodid® beschriftet ist. Sie erzählt Ihnen, dass sie dieses Mittel schon seit ihrem 50. Geburtstag vor über 1 Jahr einnehmen solle, aber gar nicht wisse, weshalb. Langsam beginnen Sie zu verstehen. Was sollte Ihr nächster therapeutischer Schritt sein?

Frage 5: Welche Anweisung geben Sie zur Einnahme des von Ihnen verordneten Wirkstoffs?

Szenario 2

Frau E. erzählt Ihnen mit verzweifeltem, leidvollem Gesichtsausdruck, dass sie überhaupt nicht verstehe, was mit ihr los sei. In ihrem großen Bekanntenkreis sei sie immer die treibende Kraft mit endloser Ideenvielfalt für Abend- und Wochenendplanung gewesen, aber seit ein paar Monaten interessiere sie das alles überhaupt nicht mehr. Tagsüber sei sie oft sehr müde – morgens häufig so sehr, dass sie nicht zur Arbeit gehen könne, und wenn sie dann abends im Bett liege, könne sie nicht einschlafen. Früher sei sie eine richtige Feinschmeckerin gewesen, aber selbst wenn sie jetzt an ihrem Lieblingslokal vorbeikomme, verspüre sie keinerlei Lust zu essen und habe in den letzten Wochen 5 kg abgenommen.

Frage 6: Wie lautet Ihre Verdachtsdiagnose? Welche anderen Ursachen müssen in einem ersten Schritt ausgeschlossen werden?

Frage 7: Welche Therapieoptionen können Sie Frau E. anbieten?

Frage 8: Wie könnte eine pharmakologische Therapie aussehen? Wann kann die Wirksamkeit beurteilt werden?

Frage 9: Wie sähe eine Möglichkeit der pharmakologischen Therapieeskalation aus?

Szenario 3

Hinter Frau E. betritt ihr Ehemann das Zimmer. Er berichtet, dass seine Frau in letzter Zeit häufig wichtige Dinge vergesse. Das gehe schon eine ganze Weile so, aber in den letzten Wochen hätten sich die Vorfälle gehäuft. Vor 2 Tagen habe sie sogar seinen 75. Geburtstag vergessen. Wenn man sie auf diese Defizite aufmerksam mache, bekomme sie immer einen depressiven Gesichtsausdruck – so wie heute; häufig habe er aber auch den Eindruck, dass ihr ihr eigenes Verhalten gleichgültig sei.

Frage 10: Haben Sie eine Vermutung? Wie würden Sie weiter vorgehen?

Frage 11: Angenommen, Ihre Verdachtsdiagnose trifft zu: Wie sieht eine adäquate medikamentöse Therapie aus?

Frage 12: Welchen Rat sollten Sie dem Ehemann Ihrer Patientin noch geben?

Antworten zu den allgemeinen Fragen

Antwort 1: Die Anamnese ist der wichtigste Teil in der differentialdignostischen Aufarbeitung von Erschöpfung. Sie sollten Frau E. bitten, ihre Müdigkeit zu beschreiben. Dabei interessieren Sie die Dauer der Veränderung, die Abhängigkeit von körperlicher Anstrengung, die Symptomverbesserung in Ruhephasen und das Maß der Einschränkung von Alltagstätigkeiten durch die Erschöpfung. Außerdem sollten direkte Fragen mit Müdigkeit verbundene psychiatrische Probleme wie Depression oder Demenz erkunden.

Antwort 2: Neben Anamnese und körperlicher Untersuchung – die selbst bei Verdacht auf eine nicht somatische Ursache immer durchgeführt werden muss – sind verschiedene Laboruntersuchungen hilfreich. Bei der Untersuchung sollte auf Hautfarbe, Puls – Blässe und Tachykardie können ein Hinweis auf Anämie sein – und auf Lymphknotenschwellung (chronische Entzündung oder Neoplasie) geachtet werden. Außerdem sollten Sie Herz, Lunge, Schilddrüse und neurologische Funktionen wie Reflexe oder Muskelkraft untersuchen. Sinnvolle Bluttests sind ein Blutbild, Blutsenkungsgeschwindigkeit, Elektrolyte, Leberfunktion sowie eine TSH-Wert-Bestimmung und weitere ergänzende Parameter je nach Patient und Anamnese.

Szenario 1

Antwort 3: Die beschriebenen Symptome lassen Sie an eine Schilddrüsenunterfunktion denken. Der TSH-Wert ist bei Hypothyreose erhöht. In einem zweiten Schritt ist die Messung des freien T_4-Spiegels sinnvoll, etwa um den Erkrankungsgrad zu erfassen oder zwischen primären und sekundären Ursachen der Funktionsstörung zu differenzieren. Evtl. ist weiterführende Diagnostik mittels Sonographie oder Szintigraphie nötig, um die zugrunde liegende Diagnose zu sichern.

Antwort 4: Thyroxin (L-Thyroxin®) ist hier Mittel der Wahl. Die optimale Substitutionsdosis wird nach Kontrolle des TSH-Werts abgeschätzt. Sie verordnen initial einmal 25 µg pro Tag oral, dann sollte eine Steigerung um 25 µg alle 1–3 Wochen erfolgen bis zu einer Erhaltungsdosis von etwa 1,8 µg/kg Körpergewicht bei Erwachsenen, mit der Sie die Therapie dann fortführen.

Antwort 5: Die Einnahme von Thyroxin sollte etwa 30–60 min vor dem Frühstück erfolgen, da gleichzeitige Nahrungsaufnahme die Resorption vermindert.

Szenario 2

Antwort 6: Die Symptomatik klingt nach einer depressiven Störung. Um eine Diagnose zu stellen, müssen neurologische und somatische Ursachen ausgeschlossen sein.

Antwort 7: Allgemein stehen nichtpharmakologische Optionen wie Psychotherapie und eine medikamentöse Behandlung oder die Kombination zur Verfügung.

Antwort 8: Als Wirkstoff eignet sich bei Therapiebeginn aufgrund des günstigen Nebenwirkungsprofils z. B. ein selektiver Serotonin-Rückaufnahme-Inhibitor. Gewählt werden kann etwa Fluoxetin (Fluctin®) in einer Dosierung von 20 mg pro Tag. Mit der Wirkung aller Antidepressiva ist erst nach einer Latenz von mehreren Wochen zu rechnen, erst dann kann ihre Wirksamkeit beurteilt werden.

Antwort 9: Das Antidepressivum könnte z. B. als Kombinationstherapie gemeinsam mit Lithium oder einem zweiten Antidepressivum einer anderen Wirkstoffklasse gegeben werden. Lithium kann so zu einer Wirkungsverstärkung („Augmentation") des antidepressiven Medikaments führen.

Szenario 3

Antwort 10: Die beschriebene Symptomatik klingt wie eine sich entwickelnde Demenz. Um diese Verdachtsdiagnose zu objektivieren, entschließen Sie sich einen Mini-Mental-Status-Test durchzuführen. Frau E. erreicht 20 von 30 maximalen Punkten. Um wirklich die Diagnose eines Demenzsyndroms stellen zu können, muss eine ≥ 6 Monate dauernde Abnahme der Gedächtnisleistung und anderer kognitiver Fähigkeiten bestehen, die dazu führt, dass Alltagsanforderungen nicht mehr bewältigt werden können. Außerdem müssen Verwirrtheitszustand und andere Hirnerkrankungen ausgeschlossen sein. Von einer Alzheimer-Erkrankung als häufigster Form spricht man, wenn keine andere Demenzursache nachgewiesen ist. Liquordiagnostik kann heute durch Nachweis von Tau- und Amyloid-Präkursor-Protein die Diagnose wahrscheinlicher machen. Letztendlich wird sie aber klinisch gestellt.

Antwort 11: Ihre Verdachtsdiagnose lautet Morbus Alzheimer. Neben allgemeintherapeutischen Maßnahmen wie Training von Alltagsfunktionen sollte jedem Patienten ein pharmakotherapeutischer Therapieversuch angeboten werden. Cholinesterasehemmstoffe wie Donepezil (Aricept®) wirken im Frühstadium oder bei mittlerem Schweregrad einer Demenzerkrankung und könnten die Symptome von Frau E. verbessern. Da der therapeutische Nutzen umso besser scheint, je früher die Therapie begonnen wird, sollten Sie sofort zu dieser medikamentösen Therapie raten. Eine geeignete Anfangsdosis sind 5 mg pro Tag über 1 Monat. Im 2. Monat wird die Dosis verdoppelt.

Antwort 12: Da Angehörige Demenz häufig als mindestens so belastend erleben wie der Patient selbst, sollten Sie auch dem Ehemann persönlich Perspektiven aufzeigen, z. B. die Unterstützung in Selbsthilfegruppen oder Schulungsprogramme. So kann er den Krankheitsprozess besser verstehen lernen. Außerdem sollten Sie über Punkte wie Vorsorgevollmacht, Pflegestufe oder Schwerbeschädigtenausweis aufklären.

Fall 4: Starker Schmerz

Szenario 1

Herr S. betritt in Begleitung seiner Frau das Sprechzimmer. Er ist blass und wirkt schwer krank. Seine Begleiterin berichtet, dass sie im Auto auf dem Weg zum Fußballspiel ihres Sohnes waren, als ihr Mann plötzlich über einen starken Schmerz hinter dem Brustbein geklagt habe. Als sie genauer wissen wollte, was los sei, habe er ihr nicht geantwortet, worauf Frau S. große Angst bekommen habe und direkt hierher in die Notaufnahme gefahren sei. Nach etwa 5 min sei ihr Mann wieder ansprechbar gewesen, aber sichtlich erschöpft und völlig verändert, „und das, obwohl er doch nie krank ist!"

Frage 1: Sie beginnen sofort mit einer schnellen körperlichen Untersuchung und erfassen die wichtigsten Vitalparameter. Dann bitten Sie die Schwester, Blut abzunehmen und ein 12-Kanal-EKG zu schreiben. Womit sollten Sie Ihren Patienten zudem versorgen? Welche wertvollen Informationen sollten Sie noch schnell erfragen? Haben Sie eine Verdachtsdiagnose?

Frage 2: Ihr Patient nickt, als Sie ihn fragen, ob er immer noch Schmerzen habe. Was ist das richtige Pharmakon, um die Symptome von Herrn S. zu lindern? Begründen Sie Ihre Wahl.

Frage 3: Ihre Arbeit als Schmerztherapeut haben Sie eigentlich geleistet, Sie sind sich aber im Klaren, dass Sie Herrn S. so nicht nach Hause schicken können. Am liebsten würden Sie ihn an einen Kollegen aus der Kardiologie überweisen, aber wer weiß, wie schnell das an einem Sonntag realisierbar ist. Etwas aufgeregt versuchen Sie, sich an die weiteren Säulen der Pharmakotherapie bei Myokardinfarkt zu erinnern. Jetzt packt Sie doch der Ehrgeiz, und Sie wollen heute auch ein guter Kardiopharmakologe sein. Welche Substanzen lassen Sie sich also sofort von der Schwester bringen?

Frage 4: Jetzt erinnern Sie sich noch an die Mortalitätsreduktion nach Myokardinfarkt durch β-Blocker. Welche Vitalparameter sollten Sie unbedingt noch einmal überprüfen, bevor Sie sich zur Gabe entschließen?

Auch wenn Ihnen die Zeit sehr lange vorkam, trifft bereits nach 10 min Ihr Kollege ein und bringt Herrn S. – nachdem er Ihre gute Erstversorgung gelobt hat – direkt ins Herzkatheterlabor.

Szenario 2

Ihre nächste Patientin ist die 44-jährige Frau P. Irgendwie kommt Ihnen ihr Gesicht bekannt vor – da erzählt sie auch schon, dass sie bei einem Ihrer Kollegen in Schmerztherapie sei. Sie habe ein metastasiertes Mammakarzinom, und ihre Schmerzen seien bis jetzt mit Ibuprofen ganz gut kontrolliert gewesen. In den letzten Wochen habe sie selbst die Dosis auf die im Beipackzettel als maximal angegebene gesteigert, aber in den vergangenen Tagen sei auch das nicht mehr ausreichend gewesen. Diese Nacht habe sie sich vor lauter Schmerzen nur im Bett gewälzt und kein Auge zugemacht und heute Morgen keinen anderen Ausweg gesehen, als Sie selbst am Sonntag zu konsultieren, wofür sie sich sehr entschuldigt.

Frage 5: Unter welcher Art von Schmerz leidet Frau P.? Welches Therapieprinzip sollte Ihnen als Anleitung dienen? Wie beurteilen Sie die aktuelle Therapie Ihrer Patientin?

Frage 6: Sie haben jetzt also richtig die aktuelle Therapiesituation von Frau P. analysiert, die offensichtlich nicht ausreichend ist. Welche pharmakologische Veränderung empfehlen Sie, um die Schmerzen besser zu kontrollieren?

Frage 7: Frau P. scheint sehr erleichtert, dass Sie sofort eine Lösung anbieten können. Allerdings bemerkt sie, als Sie den neuen Wirkstoff nennen, dass sie diese Substanzklasse immer aufgrund der Nebenwirkungen vermeiden wollte. Sollten Sie Ihre Verschreibung ergänzen?

Szenario 3

Als Drittes bitten Sie Frau Z. in Ihr Sprechzimmer. Auch sie klagt über starken Schmerz. Sie erzählt, dass sie am Freitag alle vier Weisheitszähne habe operativ entfernen lassen. Entgegen aller Warnungen hatte sie im Vorfeld gedacht, mit 24 Jahren doch tapfer genug zu sein, um alle vier Probleme auf einmal zu lösen. Jetzt seien aber ihre Schmerzen unerträglich, und da sie niemals krank sei, habe sie keinerlei Schmerzmedikament zu Hause gefunden noch eine Idee gehabt, wonach sie beim Apothekennotdienst hätte fragen können.

Frage 8: Was ist Ihre Empfehlung?

Frage 9: Sie freuen sich schon, dass Sie zwischendurch auch mal einen schnellen einfachen Fall haben, als Ihnen plötzlich Zweifel kommen. Welche Fragen sollten Sie unbedingt noch stellen, bevor Sie Ihr Rezept unterschreiben?

Frage 10: Frau Z. verneint Ihre beiden Rückfragen. Wie hätten Sie Ihre Verschreibung bei positiver Antwort verändern müssen?

Szenario 1

Antwort 1: Als Sie den Puls tasten wollen, fühlen Sie, dass Herr S. sehr kaltschweißig ist. Sie ermitteln eine unregelmäßige Frequenz von 90–100 und einen Blutdruck von 110/60. Sie geben Ihrem Patienten Sauerstoff über eine Nasensonde und informieren den diensthabenden Kardiologen. Seine Frau fragen Sie nach Grunderkrankungen, regelmäßig einzunehmenden Tabletten sowie Alkohol- und Nikotinkonsum. Frau S. beteuert das Wohlbefinden ihres Gatten, erzählt lediglich, dass er seit seinem 50. Geburtstag vor wenigen Monaten ein Mittel nehmen müsse, um seinen Blutdruck zu senken. Die Klinik im Zusammenhang mit dem Risikofaktor Bluthochdruck lässt Sie an ein akutes Koronarsyndrom mit Infarktschmerz denken.

Antwort 2: Erste Wahl zur Therapie von Infarktschmerz ist Morphin, etwa 3–5 mg i. v., das bei Bedarf wiederholt bis zur Schmerzfreiheit gegeben werden kann. Für diesen Wirkstoff sprechen seine starke analgetische und sedierende Wirkung sowie die Erniedrigung des Sympathikotonus und gleichzeitige Vagusaktivierung mit den damit verbundenen hämodynamisch günstigen Effekten (Vorlastsenkung).

Antwort 3: Da Herr S. nicht gerinnungshemmend vorbehandelt ist, sollten Sie sofort ASS (500 mg) und Heparin (70 IE/kg) intravenös geben. Außerdem ist Clopidogrel in einer Anfangsdosis von vier Tabletten à 75 mg indiziert, um einen möglichst schnellen Wirkungseintritt zu erreichen. Zur Entlastung des Herzens kann auch Nitroglycerin sublingual erwogen werden – eine Kontraindikation ist allerdings ein systolischer Blutdruck unter 90, und so ist bei unserem Patienten deshalb zumindest Vorsicht geboten.

Antwort 4: Da β-Blocker negativ chrono- und inotrop wirken, dürfen sie nur bei hämodynamisch stabilen Patienten angewandt werden. Bevor Sie Herrn S. damit behandeln, sollten Sie unbedingt nochmals Puls und Blutdruck überprüfen.

Szenario 2

Antwort 5: Frau P. leidet unter chronischem Schmerz. In ihrem Fall handelt es sich wohl um Tumorschmerz, der sich oft aus mehreren Schmerzkomponenten zusammensetzt. Das WHO-Stufenschema gibt eine adäquate Therapie vor. Aktuell ist Frau P. mit einer hohen Dosis Ibuprofen, einem Nichtopioidanalgetikum, behandelt, was WHO-Stufe 1 entspricht. Zum Therapiebeginn chronischer Schmerzen ist diese Substanz eine grundsätzlich geeignete Wahl. Allerdings sollte der Therapieerfolg gerade bei progressiven Erkrankungen in engen Abständen überprüft und beurteilt werden, um frühzeitig auf Defizite reagieren zu können.

Antwort 6: Da Stufe 1 nicht mehr ausreichend ist, empfehlen Sie, entsprechend Stufe 2 die Therapie um ein niedrigpotentes Opioidanalgetikum zu ergänzen. Eine mögliche Wahl ist z. B. Tramadol.

Antwort 7: Selbst diese Problematik löst das WHO-Stufenschema: Jede Schmerztherapie kann durch sog. Adjuvanzien ergänzt werden. Diese dienen nicht nur der weiteren Schmerzreduktion, sondern beinhalten auch Wirkstoffe, um opioidinduzierten Nebenwirkungen vorzubeugen bzw. sie zu therapieren. So sollten alle Schmerzpatienten, die Opioide erhalten, prophylaktisch vor allem initial gegen Übelkeit und dauerhaft gegen Obstipation – die häufigste Nebenwirkung dieser Pharmaka – behandelt werden. Dazu eignet sich z. B. Macrogol. Zusätzlich sollte besonders zu Beginn einer Therapie eine engmaschige Kontrolle erfolgen, um auch alle weiteren Nebenwirkungen individuell so gut wie möglich zu erfassen und zu lösen.

Szenario 3

Antwort 8: Frau Z. klagt über akuten, allerdings starken Schmerz. Deshalb entscheiden Sie sich, Ibuprofen anstelle der schwächer analgetisch wirkenden Stoffe ASS oder Paracetamol zu empfehlen.

Antwort 9: Selbst in klinisch „einfach" wirkenden Situationen sollte man nicht vergessen, Kontraindikationen auszuschließen. Obwohl Frau Z. angibt, nie krank zu sein, sollten Sie nochmals nach Magenbeschwerden fragen, die durchaus anderen Ursachen zugeschrieben werden könnten und nicht primär als Krankheit betrachtet werden – ein Hinweis auf eine Ulkuserkrankung wäre eine Kontraindikation! Außerdem ist Ihre Patientin in dem Alter, in dem immer eine Schwangerschaft ausgeschlossen werden sollte. Das dritte Trimenon wäre ebenfalls eine Kontraindikation.

Antwort 10: Bei Verdacht auf ein Ulkusleiden sollten NSAID vermieden werden. Sie könnten Frau Z. einen Therapieversuch mit Paracetamol empfehlen. Kann so keine Schmerzkontrolle erreicht werden, ist ein schwaches Opioid möglich. Auch während der Schwangerschaft ist Paracetamol das Analgetikum der Wahl, bis zur 28. Woche kann allerdings auch Ibuprofen verwendet werden.

Anhang

100 Basics Pharmakotherapie I

102 Basics Pharmakotherapie II

104 Handelsname – Wirkstoffname

106 Nebenwirkungen auf einen Blick

107 Quellenverzeichnis

D Anhang

Basics Pharmakotherapie I

Arterielle Hypertonie

Therapieziel
▶ < 140/90 mmHg ohne Risikofaktor
▶ < 130/80 mmHg bei Risikofaktor

Therapieprinzipien
1. Allgemeinmaßnahmen
2. **Pharmakotherapie:**
▶ **Thiaziddiuretikum:** erste Wahl bei unkompliziertem Bluthochdruck ($\downarrow$ Mortalität)
▶ **ACE-Inhibitor:** erste Wahl bei MI, DM, Nieren-, Herzinsuffizienz ($\downarrow$ Mortalität);
AT_1-Blocker bei Unverträglichkeit
▶ Weitere Wirkstoffklassen:
β-Blocker, Kalziumantagonisten
α_1-Adrenozeptor-Antagonisten

KHK I

Therapieprinzipien
Stabile Angina pectoris
▶ **β-Blocker** ($\downarrow$ Mortalität)
▶ **Kalziumkanalblocker**
▶ **Nitrovasodilatator**
→ $\downarrow$ myokardialer Sauerstoffbedarf
▶ Thrombozytenaggregationshemmer
▶ Lipidsenker

Instabile Angina pectoris
1. **Akutmaßnahmen:**
▶ Sauerstoff
▶ Glycerolnitrat
▶ β-Blocker ($\downarrow$ Mortalität)
▶ ASS und Heparin
▶ Clopidogrel
▶ evtl. Morphin
2. **Sekundärprävention:**
▶ ASS
▶ Lipidsenker
▶ β-Blocker
▶ evtl. Clopidogrel

KHK II

Therapieprinzipien
Myokardinfarkt
1. **Akutmaßnahmen:**
▶ ASS und Heparin
▶ Clopidogrel und evtl. GP-IIb/IIIa-Antagonist
▶ Primäre PTCA und Stentimplantation versus Fibrinolyse
2. **Sekundärprävention:**
▶ ASS (alternativ Clopidogrel)
▶ β-Blocker
▶ Blutfettsenkung
▶ ACE-Inhibitor bei Bluthochdruck, Herzinsuffizienz, DM
▶ ASS und Clopidogrel nach PTCA

Herzinsuffizienz

Therapieprinzipien
1. Allgemeinmaßnahmen
2. **Pharmakotherapie:**
▶ **ACE-Inhibitoren** ($\downarrow$ Mortalität);
alternativ **AT_1-Antagonisten**
▶ **β-Blocker** ($\downarrow$ Mortalität)
▶ **Diuretikum** (nach Symptomatik):
– Thiazid
– Schleifendiuretikum
– Aldosteronantagonist
  ($\downarrow$ Mortalität in den Stadien NYHA III und IV)
→ drei wichtige pharmakologische Säulen
▶ evtl. Herzglykosid bei Indikation

Asthma bronchiale

Therapieprinzipien
Dauertherapie
1. Allgemeinmaßnahmen
2. **Pharmakotherapie:**
   ↓ Atemwegsentzündung und Obstruktion,
   Therapie nach Stufenschema:
- β_2-**Agonist**: immer b. B.
- **Glukokortikoid** inhalativ: ab Stufe II
- β_2-**Agonist** lang wirksam: ab III
- **Glukokortikoid** oral: ab IV
- Leukotrienrezeptorantagonisten: b. B. ergänzend zu inhalativem Glukokortikoid
- Mastzelldegranulationshemmer: bei Kindern alternativ zu Glukokortikoid
- Muscarinrezeptorantagonisten: b. B. Kombination mit β_2-Agonist
- Theophyllin: Ersatzmedikation
- Anti-IgE-Antikörper: bei spezieller Indikation

Anfalltherapie
- O_2
- Kurz wirksamer β_2-**Agonist**
- **Glukokortikoid** oral/i. v.
- evtl. Anticholinergikum, Mg^{2+}, Leukotrienrezeptorantagonist

COPD

Therapieprinzipien
Dauertherapie
1. **Nikotinkarenz**
2. **Pharmakotherapie:**
- **Anticholinergikum**: b. B. ab Stufe I,
ab II Dauertherapie alternativ/zusätzlich β_2-Agonist
- β_2-**Agonist**: b. B. ab I,
ab II Dauertherapie alternativ/zusätzlich Anticholinergikum
- Glukokortikoide inhalativ: ab III
- O_2-Langzeittherapie: IV/art. $pO_2 < 50$ mmHg
- weitere Wirkstoffe:
- Antibiotika evtl. bei Erkrankungsspitzen
- Theophyllin als Ersatzmedikation

Anfalltherapie
- kurz wirksames **Anticholinergikum**
- kurz wirksamer β_2-**Agonist**
- **Glukokortikoid** oral oder i. v.
- O_2
- evtl. positive Druckbeatmung, Intubation

Ulkuserkrankung

Therapieprinzipien
1. ↓ Risikofaktoren (NSAID, Rauchen etc.)
2. **Pharmakotherapie:**
- Säureminderung
Neutralisation:
- Antazida
Produktionshemmung:
- **Protonenpumpeninhibitoren** (erste Wahl)
- H_2-Rezeptor-Blocker (zweite Wahl)
- Schleimhautprotektion
- Prostaglandin-Analoga
- Sulcralfat
- Eradikation: bei H. p.-Nachweis
- Französische Tripeltherapie (erste Wahl)
- Italienische Tripeltherapie (zweite Wahl)
- Quadrupeltherapie (dritte Wahl)

CED

Therapieprinzipien
↓ Entzündung; stadienabhängig

Colitis ulcerosa
- **Mesalazin:** erste Wahl bei Schub und Rezidivprophylaxe
- **Glukokortikoid:** akuter Schub nach Mesalazinversuch
- **Azathioprin:** chronisch aktive, therapierefraktäre Erkrankung
- **Ciclosporin:** steroidrefraktärer, fulminanter Verlauf

Morbus Crohn
- **Mesalazin:** leichter Schub
- **Glukokortikoid:** akuter Schub
- **Azathioprin:** chronisch aktive, therapierefraktäre Erkrankung
- **Infliximab:** therapierefraktärer MC (mit Fistel)

Basics Pharmakotherapie II

Diabetes mellitus I

Therapieziel
▶ BZ nüchtern 90–120 mg/dl, postprandial 130–160 mg/dl
▶ HbA1c < 7%

Therapieprinzipien
DM-Typ 1
1. Patientenschulung, Allgemeinmaßnahmen
2. **Insulinsubstitution:**
Goldstandard:
erweiterte intensivierte konventionelle Insulintherapie/Basis-Bolus-Therapie:
▶ Basaler Insulinbedarf: alternativ 2–3 Injektionen NPH-Insulin/ein- bis zweimal Detemir/einmal Glargin pro Tag
▶ Schnelles Insulinanalogon (Lispro, Aspartat, Glulisin) = Sprinterinsuline nach BZ-Kontrolle bei jeder Mahlzeit

Diabetes mellitus II

Therapieprinzipien
DM-Typ 2
1. **Ernährungs- und Bewegungstherapie (erste Wahl)**
2. **Pharmakotherapie:**

Antidiabetika
▶ **Metformin** (Biguanid), erste Wahl
▶ **Sufonylharnstoff**: bei Metformin-KI und Normalgewicht
▶ α-Glukosidase-Hemmstoff: als Kombinations-/Monotherapie
▶ Thiazolidindion: nur Kombitherapie (mit Metformin/Sulfonylharnstoff)
▶ Glinide: Kombitherapie bei Normalgewichtigen

Insulin
Bei unzureichender Antidiabetikawirkung

Schilddrüsenstoffwechselstörungen

Therapieprinzipien
Euthyreote Struma
▶ **Kaliumjodid**
▶ **Levothyroxin**: evtl. zusätzlich Kaliumjodid

Hypothyreose
▶ **Levothyroxin**

Hyperthyreose
Therapie mit Thyreostatikum
▶ **Natriumperchlorat:** Jodidtransporthemmung
▶ **Thionamid:** Hemmung der Hormonsynthese

Osteoporose

Therapieprinzipien
1. Allgemeinmaßnahmen
2. **Pharmakotherapie:**
▶ **Vitamin D** und **Kalzium:**
Primärprävention und Basistherapie
▶ **Biphosphonat** (erste Wahl)
▶ **SERM**: alternativ zu Biphosphonat
▶ weitere Substanzklassen bei spezieller Indikation:
– Hormonersatzpräparate
– Strontium Ranelat
– Teriparatid
– Calcitonin

Hyperlipoproteinämie

Zielwerte
- KHK und KHK-Risikoäquivalent: < 100 mg/dl
- $\geq$ 2 KHK-Risikofaktoren: < 130 mg/dl
- $\leq$ 1 KHK-Risikofaktoren: < 160 mg/dl

Therapieprinzipien
1. Allgemeinmaßnahmen
2. **Pharmakotherapie:**
- **Statine:** ↓ HMG-CoA-Reduktase – stärkste LDH-Senkung – meist erste Wahl
- **Fibrate:** Beeinflussung von Transkriptionsfaktoren – stärkste Triglyzeridsenkung
- **Nicotinsäure(derivate):** ↓ Triglyzeridlipase
- **Ezetimib:** ↓ intestinale Cholesterinresorption
- **Colestyramin** und **Colestipol:** ↓ Gallensäurerückresorption

Hyperurikämie und Gicht

Therapieprinzipien
1. Ernährung
2. **Pharmakotherapie:**

Akuter Gichtanfall
- **NSAID** (erste Wahl)
- **Colchicin**
- **Glukokortikoide**

Chronische Senkung erhöhter Harnsäure
- Urikostatikum: ↓ Harnsäurebildung:
Allopurinol: Xanthinoxidasehemmung – erste Wahl
- Urikosurika: ↑ Harnsäureausscheidung:
Probenecid und **Benzbromaron**

Depressive Störungen

Therapieprinzipien
1. Nichtmedikamentöse Therapie:
   abhängig von Depressionsform: **Psychotherapie,** Schlafentzug, Lichttherapie etc.
2. **Pharmakotherapie:**
   Antidepressiva: Korrektur des Monoaminmangels

Antidepressiva
- **Selektive Serotonin-Rückaufnahme-Hemmer** (oft erste Wahl)
- Trizyklische Antidepressiva
- Selektive Noradrenalin-Rückaufnahme-Hemmer
- Selektive Serotonin-Noradrenalin-Rückaufnahme-Hemmer
- Hemmstoffe der Monoaminoxidase
- α_2-Adrenozeptor-Antagonisten

Stimmungsstabilisator
- Lithium

Morbus Parkinson

Therapieprinzipien
- Korrektur des Dopaminmangels und des cholinergen Überschusses
- Altersgerechte Behandlung

Patienten < 70. Lebensjahr
- **Dopaminrezeptor-Agonist** (erste Wahl)
- b. B. zusätzlich L-Dopa

Patienten $\geq$ 70. Lebensjahr
- **L-Dopa mit Dopa-Decarboxylase-Hemmstoff** (erste Wahl)

Weitere Wirkstoffe
- Monoaminoxidase-B-Hemmer
- COMT-Inhibitoren
- Anticholinerge Wirkstoffe
- NMDA-Rezeptor-Antagonist

Handelsname – Wirkstoffname

Handelsname	Wirkstoffname
Accolate®	Zafirlukast
Actilyse®	Alteplase
Actonel®	Risedronat
Actos®	Pioglitazon
Adalat®	Nifedipin
AeroBec®	Beclometason
Aerobin®	Theophyllin
Aerodur®	Terbutalin
Aggrastat®	Tirofiban
Ajan®	Nefopam
Akineton®	Biperiden
Aldactone®	Spironolacton
Almirid®	Dihydroergocryptin
Alupent®	Orciprenalin
Aman®	Amantadin
Amaryl®	Glimepirid
Amoxihexal®	Amoxicillin
Amoxypen®	Amoxicillin
Angass®	Bismutnitratoxid
Antiparkin®	Selegilin
Antodox®	Doxycyclin
Antra®	Omeprazol
Apidra®	Insulin Glulisin
Apsomol®	Salbutamol
Aquaphor®	Xipamid
Arava®	Leflunomid
Aricept®	Donepezil
Artane®	Trihexyphenidyl
Arumil®	Amilorid
Aspirin®	Acetylsalicylsäure (ASS)
Astonin® H	Fludrokortison
Atemur®	Fluticason
Atenolan®	Diltiazem
Atropninsulfat®	Atropin
Atrovent®	Ipratropiumbromid
Aurorix®	Moclobemid
Avandia®	Rosiglitazon
Axura®	Memantin
Azulfidine®	Sulfasalazin
Beloc®	Metoprolol
Beloc-Zok®	Metoprololsuccinat
Ben-u-ron®	Paracetamol
Berotec®	Fenoterol
Brufen®	Ibuprofen
Budecort®	Budesonid
Cabaseril®	Cabergolin
Calcium-Sandoz®	Calcium
Calsynar®	Calcitonin
Cardular®	Doxazosin
Cedur®	Bezafibrat
Celebrex®	Celecoxib
Cicloral®	Ciclosporin
Cipramil®	Citalopram
Clont®	Metronidazol
Colchicum-Dispert®	Colchicin
Colestid®	Colestipol
Comtess®	Entacapon
Concor®	Bisoprolol
Corangin®	Isosorbid-endo-5-mono-nitrat (ISMN)
Cordarex®	Amiodaron
Corvaton®	Molsidomin
Cromolyn®	Cromoglicinsäure
Cytotec®	Misoprostol
Darob®	Sotalol
Decortin® H	Prednisolon
Delix®	Ramipril
DHEA®	Dehydroandro-steron
Diastabol®	Miglitol
Didronel®	Etidronat
Digacin®	Digoxin
Digimerck®	Digitoxin
Dilatrend®	Carvedilol
Dilzem®	Diltiazem
Diovan®	Valsartan
Dipentum®	Olsalazin
Dopergin®	Lisurid
Dormicum®	Midazolam
Duracralfat®	Sucralfat
Ebrantil®	Uradipil
Edronax®	Reboxetin
Emend®	Aprepitant
Enadura®	Enalapril
Enbrel®	Etanercept
Entocort®	Budesonid
Ergenyl®	Valproinsäure
Esidrix®	Hydrochlorothiazid
Evista®	Raloxifen
Exelon®	Rivastigmin
Exubera®	inhalierbares Insulin
Ezetrol®	Ezetimib
Fasturtec®	Uratoxidase (Rasburicase)
Favistan®	Thiamazol
Fentanyl®	Fentanyl
Fluctin®	Fluoxetin
Foradil®	Formoterol
Fortecortin®	Dexamethason
Fosamax®	Alendronat
Gevilon®	Gemfibrozil
Glibenhexal®	Glibenclamid
Glivec®	Imatinib
Glucobay®	Arcarbose
Glucophage®	Metformin
Haldol®	Haloperidol
Herceptin®	Trastuzumab
Humalog®	Insulin Lispro
Humira®	Adalimumab
Hydrokortison®	Hydrokortison
Hygroton®	Chlortalidon
Hypnorex®	Lithiumcarbonat
Imurek®	Azathioprin
Indo-Phlogont®	Indometacin
Inspra®	Eplerenon
Insuman® Basal	NPH-Insulin
Insuman® Rapid	Normalinsulin
Integrilin®	Eptifibatid
Isoket®	Isosorbid-2,5-dinitrat (ISDN)
Isoptin®	Verapamil
Jatropur®	Triamteren
Jatrosom® N	Tranylcypromin
Jodid®	Kaliumjodid
Katadolon®	Flupirtin
Keppra®	Levetiracetam
Kevatril®	Granisetron
Kineret®	Anakinra
Klacid®	Clarithromycin
Lamictal®	Lamotrigin
Lanicor®	Digoxin
Lantus®	Insulin Glargin
Lanzor®	Lansoprazol
Lasix®	Furosemid
Leponex®	Clozapin
Levemir®	Insulin Detemir
Lipanthyl®	Fenofibrat
Lipo-Merz®	Etofibrat
Liprevil®	Pravastatin
Lithium Duriles®	Lithiumsulfat
Lopirin®	Captopril
Lorzaar®	Losartan
L-Thyroxin®	Levothyroxin
Maaloxan®	Mg+Al-hydroxid
Madopar®	L-Dopa + Bensera-zid
Maliasin®	Phenobarbital
Marcumar®	Phenprocoumon
Meronem®	Meropenem
Metalyse®	Tenecteplase
Minipress®	Prazosin
Movicol®	Macrogol
MTX®	Methotrexat
Mylotarg®	Gemtuzumab
Nacom®	L-Dopa + Carbidopa
Narcaricin®	Benzbromaron
Neo-Thyreostat®	Carbimazol
Neurocil®	Levopromazin
Neurontin®	Gabapentin
Nexium®	Esomeprazol
Nitrolingual®	Nitroglycerin
Normorytmin®	Propafenon
Norvasc®	Amlodipin
Novalgin®	Metamizol
Novonorm®	Repaglinid
NovoRapid®	Insulin Aspartat
Novothyral®	$T_3 + T_4$
Oxygesic®	Oxycodon
Pantozol®	Pantoprazol
Parkotil®	Pergolid
Pentasa®	Mesalazin
Petnidan®	Ethosuximid
Petylyl®	Desipramin
Phenhydan®	Phenytoin
Plavix®	Clopidogrel
Pravidel®	Bromocriptin

Handelsname	Wirkstoffname
Probenecid Weimer®	Probenecid
Propycil®	Propylthiouracil
Protelos®	Strontium Ranelat
Pryleugan®	Imipramin
Pulmicort®	Budesonid
Quantalan®	Colestyramin
Radecol®	Nikotinylalkohol
Ranitic®	Ranitidin
Rapalysin®	Reteplase
Remergil®	Mirtazapin
Remicade®	Infliximab
Reminyl®	Galantamin
ReoPro®	Abciximab
Requip®	Ropinirol
Resochin®	Chloroquin
Risperdal®	Risperidon
Rivotril®	Clonazepam
Saroten®	Amitriptylin
Serevent®	Salmeterol
Seroquel®	Quetiapin
Seroxat®	Paroxetin
Sifrol®	Pramipexol
Singulair®	Montelukast
Solian®	Amisulprid

Handelsname	Wirkstoffname
Solu-Decortin®	Prednisolon
Sortis®	Atorvastatin
Spiriva®	Tiotropium
Starlix®	Nateglinid
Streptokinase®	Streptokinase
Tachmalin®	Ajmalin
Tambocor®	Flecainid
Targin®	Oxycodon + Naloxon
Tavor®	Lorazepam
Tefilin®	Tetrazyklin
Tegretal®	Carbamazepin
Tenormin®	Atenolol
Tilade®	Nedocromil
Tolvin®	Mianserin
Topamax®	Topimarat
Tramal®	Tramadol
Tremarit®	Metixen
Trevilor®	Venlafaxin
Trileptal®	Oxcarbazepin
Unat®	Torasemid
Urbason®	Methylprednisolon
Valium®	Diazepam
Veramex®	Verapamil
Vigantoletten®	Vitamin D_3
Voltaren®	Diclofenac

Handelsname	Wirkstoffname
Xanef®	Enalapril
Xolair®	Omalizumab
Xylocain®	Lidocain
ZacPac®	Clarithromycin + Amoxicillin + Pantoprazol
Zeldox®	Ziprasidon
Zocor®	Simvastatin
Zyloric®	Allopurinol
Zyprexa®	Olanzapin

Wirkstoffsystematik: von der Endung zum Wirkstoff

Endung	Kategorie
-azepam	Benzodiazepin
-cillin	Penicillin
-cyclin	Antibiotikum, Proteinsyntheseinibitor
-ipramin	trizyklisches Antidepressivum
-olol	β-Blocker
-pril	ACE-Inhibitor
-sartan	AT_1-Rezeptor-Antagonist
-terol	$β_2$-Agonist
-tidin	H_2-Antagonist
-zosin	$α_1$-Antagonist

Nebenwirkungen auf einen Blick

Beliebte Prüfungsfragen

Nebenwirkung	Auslösende Wirkstoffklasse	Beispielsubstanz(en)
Endokrin		
Nebenniereninsuffizienz	Glukokortikoide	Kortisol
Schilddrüsenhormonstoffwechselstörung	Stimmungsstabilisator	**Lithium**
	Antiarrhythmikum	**Amiodaron**
Gastrointestinal		
Pseudomembranöse Kolitis	Lincosamide	**Clindamycin**
Ulkuserkrankung	nichtsteroidale Antiphlogistika	Ibuprofen
Hämatologisch		
Agranulozytose	atypisches Neuroleptikum	**Clozapin**
	Thionamide	Thiamazol
Kardiovaskulär		
Herztoxizität	Anthrazykline	**Doxorubicin,** Daunorubicin
Muskulär/Bindegewebe		
Gingivahyperplasie	klassisches Antiepileptikum	**Phenytoin**
Osteoporose	Glukokortikoide	Kortisol
Phototoxizität	Tetrazykline	Doxycyclin
Otologisch		
Hörschädigung	Aminoglykoside	Gentamicin
	Platinverbindungen	Cisplatin
Respiratorisch		
Husten	ACE-Inhibitoren	Enalapril
Lungenfibrose	zytostatisches Antibiotikum	**Bleomycin**
	Antiarrhythmikum	**Amiodaron**
Urologisch		
Hämorrhagische Zystitis	Sickstoff-Lost-Verbindung	**Cyclophosphamid** (bzw. Acrolein)
Nierenschädigung	Platinverbindungen	**Cisplatin**
	Aminoglykoside	Gentamicin
Urinverfärbung	antibiotischer Hemmstoff der DNS-Funktion	**Rifampicin**

[1] Aktories, K./Förstermann, U./Hofmann, F. B./Starke, K.: Allgemeine und spezielle Pharmakologie und Toxikologie. Urban & Fischer, 9. Auflage 2005.

[2] Aktories, K./Förstermann, U./Hofmann, F. B./Starke, K.: Repetitorium Allgemeine und spezielle Pharmakologie und Toxikologie. Urban & Fischer, 1. Auflage 2006.

[3] Endres, S.: Arzneimittel Therapie pocket. Bruckmeier, 6. Auflage 2007.

[4] Golan, E. G./Trashijan, Jr./Armstrong, E. J./Armstrong, A.W.: Principles of Pharmacology. Lippincott Williams & Wilkins, 2. Auflage 2008.

[5] Golenhofen, K.: Basislehrbuch Physiologie. Urban & Fischer, 4. Auflage 2006.

[6] Harrison, T. R.: Harrison's Principles of Internal Medicine. McGraw-Hill Professional, 16. Auflage 2004.

[7] Herold, G.: Innere Medizin. 2005.

[8] Lüllmann, H./Mohr, K./Hein, L.: Taschenatlas Pharmakologie. Thieme, 5. Auflage 2004.

[9] Möller, H.-J./Laux, G./Deister, A.: Psychiatrie und Psychotherapie. Thieme, 3. Auflage 2005.

[10] Page, C./Curtis, M./Walker, M./Hoffman, B.: Integrated Pharmacolgy. Elsevier, 3. Auflage 2006.

[11] Poeck, K./Hacke, W.: Neurologie. Springer, 12. Auflage 2006.

[12] Renz-Polster, H./Krautzig, S./Braun, J.: Basislehrbuch Innere Medizin. Urban & Fischer, 3. Auflage 2004.

[13] Sabatine, M. S.: Pocket Medicine. Lippincott Williams & Wilkins, 3. Auflage 2008.

E Register

A

α_1-Adrenozeptor-Antagonisten 20
α_2-Adrenozeptor-Antagonisten 36, 61
ABC-Transporter 10
Abciximab 24
Absorption 8
ACE-Inhibitoren 19, 21, 25, 27, 28, 87, 91
Acetylcholinrezeptorantagonisten 65
Acetylsalicylsäure 24, 81
Aciclovir 4
ACTH 50
Actinomycine 73
Adalimumab 71
adrenocorticotropes Hormon 50
adrenogenitales Syndrom 50
affektive Störungen 60
Affektstörungen 62
Agonisten 4
Ajmalin 32
Akathisie 62
Akinese 66
akute Herzinsuffizienz 29
akuter Schmerz 80
Albumin 9
Aldosteron 50
Aldosteronantagonisten 19, 28
Alendronat 52
Allantoin 59
allergisches Asthma 34
Allopurinol 59
allosterische Rezeptorantagonisten 5
alte Patienten 86
Alteplase 25
altersbedingte Veränderungen 86
Alzheimer 64, 95
Amantadin 67
American Rheumatism Association 70
Amilorid 28
Aminoglykoside 77
Aminosalicylate 40
Amiodaron 30, 32
Amisulprid 63
Amitriptylin 60
Amlodipin 20, 23
Amyloidprotein 64
Anakinra 71
Analogsubstanz 12
Androgene 50
Angina pectoris 22
Angiotensin$_1$-Rezeptor-Antagonisten
   19, 27
Angiotensin$_2$-Rezeptor-Antagonisten 28
Anionen- und Kationentransporter 10
Anionenaustauschharze 56
Antagonisten 4
Antazida 38
Anthrazykline 72
Anti-IgE-Antikörper 35
Antiarrhythmika 30, 32
Antibiotika 37, 41, 72, 76
Anticholinergika 34, 36, 87
Antidepressiva 60, 86, 95

Antidiabetika 43, 45
Antiemesistherapie 75
Antiepileptika 68
Antikonvulsiva 83
Antimetaboliten 73
Antiresorptiva 52
Apathie 62
Aprepitant 75
ARA-Kriterien 71
Arcarbose 44
Arcus corneae 55
Arrhythmien 30, 32
arterielle Hypertonie 18, 90
Arteriosklerose 54
Arthritis urica 58
Arzneimittelentwicklung 12
Arzneimittelgesetz 14
Arzneimittelkategorien 14
Arzneimittelrezept 14
Arzneimittelüberwachung 13
Arzneimittelzulassung 12
Aspartat 43
Aspirin® 24, 38
ASS 32, 81, 97
Asthma bronchiale 34, 93
AT$_1$-Rezeptor-Antagonisten 19, 27, 91
AT$_1$-Rezeptor-Blocker 93
Atemnot 26
Atemwegsobstruktion 34, 36
Atherosklerose 22
Atorvastatin 55
Atropin 5, 31
Azathioprin 41
Aztreonam 76

B

β-Blocker 44, 49
β-Lactam-Antibiotika 76
Baker-Zyste 70
Baroreflex 86
Basis-Bolus-Therapie 43
Bauchschmerz 40
Beclometason 35
Benserazid 66
Benzbromaron 59
Benzodiazepine 65, 69
Betäubungsmittel 15
Betäubungsmittelgesetz 14
Betäubungsmittelrezept 15
Betäubungsmittelverschreibungs-
   verordnung 15
Bewegungstherapie 55
Bezafibrat 56
Biguanide 44
binäre Ausscheidung 10
Biologika 71
Biotransformation 86
Bioverfügbarkeit 8
Biperiden 67
Biphosphonate 52
Bisoprolol 23, 31

Bleomycin 73
Bluthochdruck 18, 20, 26, 90
Bluthochdrucktherapie 20
Blutzucker 42, 44
bradykarde Rhythmusstörungen 33
Bradykardie 28, 30
Bradykinese 66
Brausetrunk 2
Breitspektrumantibiotika 76
Bromocriptin 66
Bronchodilatatoren 34, 36, 93
Bronchokonstriktion 28, 34
Budesonid 35, 37, 40

C

Cabergolin 66
Calcitonin 53
Calcitriol 52
Captopril 19, 27
Carbamazepin 68
Carbapeneme 76
Carbidopa 66
Carbimazol 48
Carboplatin 73
Carmustin 73
Carvedilol 28
Celecoxib 81
Cephalosporine 76
Chemotherapie 72
Chinidin 30
Chinolone 78
Chloramphenicol 77
Chloroquin 70
Chlortalidon 19
Cholesterin 54, 56
Cholesterinbiosynthese 55
Cholesterinresorption 55
Cholinesterasehemmstoffe 64
chronische Gelenkentzündung 58
chronische Polyarthritis 70
chronische Herzinsuffizienz 27
chronischer Husten 92
chronischer Schmerz 80, 97
chronisch-obstruktive Lungen-
   erkrankung 36
Chylomikronen 54
Ciclosporin 41, 70
Cisplatin 73
Citalopram 60
Clearance 11
Clindamycin 78
Clopidogrel 24, 97
Clozapin 63
Codein 4
Colchicin 58, 59
Colestipol 56
Colestyramin 56
Colitis ulcerosa 40
COMT-Inhibitoren 67
Contergan 84
COPD 36

Register

Cor pulmonale 37
Corticotropin-releasing Hormon 50
Cotrimoxazol 78
COX-2-Inhibitoren 58
CRH 50
Cromoglicinsäure 35
Curare 5
Cushing-Syndrom 50
Cyclooxygenasehemmer 31
Cyclophosphamid 73
Cytarabin 73
Cytochrom-P-450-Enzyme 9
Cytochrom-Szenarien 3
Cytochromoxidasen 3
Cytosinarabinosid 73

D

Dactinomycin 73
Darmerkrankungen 40
Daunorubicin 72
Dehydroepiandrosteron 51
Demenz 64, 95
Denkstörungen 62
Depressionen 60
depressive Störung 95
Dermatika 2
Desintegration 2
Desipramin 60
Desorientierung 64
Detemir 43
Diabetes mellitus 18, 22, 42, 44
Diarrhö 40
Diclofenac 58, 81
Diffusionsgradient 8
Diffusionsweg 8
Digitoxin 28
Digoxin 28, 31
Dihydralazin 85
Dihydroergocryptin 66
Dijodtyrosin 46
Diltiazem 23, 31
Disease modifying antirheumatic drugs 70
Dissolution 2
Dissoziationskonstante 8
Distribution 8
Diuretika 19, 28, 58, 86
DMARDs 70
Donepezil 64, 95
Dopa-Decarboxylase 66
Dopamin 66
Dopaminagonist 66
Dopaminrezeptorantagonisten 62
Dosisbereich 7
Dosiseskalation 12
Dosiswahl 11
Doxazosin 20
Doxorubicin 72
Dragees 2
Dual-X-ray-Absorptiometrie 52
Duodenalulkus 38
Durchfall 40

E

Enalapril 19, 27
endokrine Nebennierenfunktion 50
Endozytose 8
Entacapon 67
enterohepatischer Kreislauf 10
Enzymkinetik 6
Epilepsie 68
Eplerenon 28
EPMS 62
Eptifibatid 24
Erbrechen 75
Erhaltungsdosis 10
Ernährungstherapie 55
Ertapenem 76
Esomeprazol 38
essentielle Hypertonie 18
Etanercept 71
Ethosuximid 69
Etidronat 52
Etofibrat 56
Etoposid 74
Euthyreose 46
euthyreote Struma 46
Exkretion 8
exploratorische Therapiestudien 12
extrapyramidalmotorische Störungen 62
Ezetimib 56

F

Fenofibrat 56
Fenoterol 34, 36
Fentanyl 82
Fibrate 56
Flecainid 32
Fludrokortison 51
Fluktuation 11
Fluoxetin 60, 65
Flupirtin 82
Fluticason 35
Formoterol 34, 36
Fosfomycin 77
Frakturen 52
französische Tripeltherapie 39
Fruchtschädigungen 84
Frühdyskinesien 62
Furosemid 28

G

α_1-Glykoprotein 9
– β-Blocker 20, 23, 24, 28, 31, 87, 91, 93
– α-Glukosidase-Hemmstoffe 44
– α-Methyldopa 85
– Sympathomimetika 31
GABA 68
Gabapentin 69
Galantamin 64
Gallensäurerückresorption 55

gastroösophagealen Refluxerkrankung 93
Gedächtnisstörung 64
Gemfibrozil 56
Gemtuzumab 75
Geriatrika 65
geriatrische Patienten 86
Gesamtcholesterin 55
Gewichtsreduktion 55
Gicht 58
Gift 2
Gingivahyperplasie 69
Ginkgo biloba 65
Glargin 43
Glibenclamid 44
Glimepirid 44
Glinide 45
Glitazone 44
glomeruläre Filtration 10
Glukokortikoide 35, 37, 40, 50, 59, 70, 74
Glukokortikoidtherapie 50
Glukosetoleranztest 42
Glutamat 68
Glyceroltrinitrat 24
Glykopeptidantibiotika 77
Glykoside 31
Granisetron 75

H

Halluzinationen 62
Haloperidol 62, 86
Hammerzeh 70
Harnalkalisierung 59
Harnsäurestoffwechsel 58
HDL 54
Helicobacter pylori 38
Heparin 24, 85
hepatische Biotransformation 9
Herzglykoside 28
Herzinsuffizienz 26, 28, 86
Herzrhythmusstörungen 30, 32
HMG-CoA-Reduktase 54
Humanpharmakologie 12
Hydrochlorothiazid 19, 28
Hydrokortison 49, 51
Hydroxychloroquin 70
Hypercholesterinämie 54, 56, 57
Hyperkortisolismus 50
Hyperlipidämie 54, 56
Hyperlipoproteinämie 54, 56
Hypertension 85
hypertensiver Notfall 20
Hyperthyreose 46
Hypertonie 18, 20
Hypertriglyzeridämie 54, 56
Hypertrophie 26
Hyperurikämie 58
Hypoglykämie 44
Hypokaliämie 28
Hypokinese 66
Hypothyreose 46, 95
Hypotonie 85

I

Ibuprofen 81, 97
idiopathische Osteoporose 52
Ileokolitis 40
Imatinib 74
Imipenem 76
Imipramin 60
Immunsuppressiva 41
Indometacin 58, 59
Infliximab 41, 71
inhalierbares Insulin 43
Insulin 43
Insulinanaloga 43
Insulinsensitizer 44
Insulintherapie 43, 44
Interferon 75
inverse Agonisten 5
Ipratropiumbromid 34, 36
Irinotecan 74
Isosorbid-2,5-dinitrat 24
Isosorbid-endo-5-mononitrat 24
italienische Tripeltherapie 39

J

Jodbedarf 47
Jodid 48
Jodidtherapie 47
Jodierung 46
Jodination 46
Jodmangelprophylaxe 47

K

Kaliumjodid 47
kaliumsparenden Diuretikum 19
Kalzium 53
Kalziumantagonisten 31
Kalziumkanalblocker 20, 23, 87
Kammerflimmern 32
Kapseln 2
Kardiomyopathien 26
Karpaltunnelsyndrom 70
Karzinom 72
Ketamin 5
klinische Prüfung 12
Knochendichtemessung 52
Knochenschmerzen 52
Knopflochdeformität 70
kognitive Einschränkungen 86
Kombinationstherapie 21
kombinierte Hyperlipidämien 54
kompetitive Antagonisten 5, 6
konfirmatorische Therapiestudien 12
koronare Herzerkrankung 22, 24
Koronarinsuffizienz 22
Koronarsyndrom 22
Kortikosteroide 83
Kortisol 51
Kosten-Nutzen-Analyse 13

Krallenzeh 70
Kreatininclearance 86
Kropf 46
Kumulation 11

L

L-Dopa 66
Lamotrigin 69
Lansoprazol 38
LDL 54
Leflunomid 71
Leukotrienrezeptorantagonisten 35
Leukozytose 58
Levetiracetam 69
Levomepromazin 62
Levothyroxin 48
Lidocain 30, 32
Lincosamide 78
Linezolid 77
Liothyronon 48
Lipidsenker 24
Lipidstoffwechselerkrankungen 54, 56
Lipidstoffwechselstörungen 56
Lipoproteinlipase 54
Lipoproteinstoffwechsel 55
Lipoproteinsynthese 55
Lispro 43
Lisurid 66
Lithium 61, 95
Lithiumkarbonat 61
Lithiumsalze 49
Lithiumsulfat 61
Lokalanästhetika 83
Lomustin 73
Losartan 19, 27
Lungenemphysem 36
Lungenödem 29

M

6-Mercaptopurin 73
Macrogol 97
Magenulkus 38
Makrolide 78
maligner Tumor 72
malignes neuroleptisches Syndrom 62
Manien 60
manifeste Osteoporose 52
MAO-A 61
MAO-B 61
Mastzelldegranulationshemmer 35
Matrixtabletten 2
maximale Reaktionsgeschwindigkeit 6
MDR 10
Me-too-Präparate 12
Medikamentendosis 7
Memantin 64
Membranüberwindung 8
Menschenversuche 12
Meropenem 76

Mesalazin 40
metabolisches Syndrom 58
Metabolismus 8
Metamizol 81
Metastasierung 72
Metformin 44
Methimazol 48
Methotrexat 70, 73
Methylprednisolon 35, 37
Metixen 67
Metoprolol 23, 31, 32, 85
Metoprololsuccinat 28
Metronidazol 41, 78
Michaelis-Menten-Konstante 6
Miglitol 44
Mineralokortikoide 50
Misoprostol 39
Moclobemid 61
Molsidomin 24
Monoaminmangelhypothese 60
Monobactame 76
Monojodtyrosin 46
Monotherapie 21
Montelukast 35
Morbus Addison 50
Morbus Crohn 40
Morphin 82, 97
MRP 10
Muscarinrezeptorantagonisten 34, 36
Mutterkornalkaloide 66
Myokardinfarkt 22, 25, 96
Myokardischämie 22

N

Nateglinid 45
Natriumperchlorat 48
Nebenniereninsuffizienz 50
Nebennierenrindenhormonstörung 50
Nebennierenüberfunktion 50
Nebenwirkungen 13
Nedocromil 35
Nefopam 82
Neurokinin-1-Rezeptor-Autagonist 75
Neuroleptika 62, 65, 86
nicht allergisches Asthma 34
nicht kompetitive Antagonisten 5, 6
Nichtmutterkornalkaloiden 66
Nichtopioidanalgetika 81, 82
nicht rezeptorvermittelte
    Pharmakonwirkung 4
nicht saure antipyretische Analgetika 81
nichtsteroidale Antiphlogistika 38, 81
Nierensteine 58
Nifedipin 20, 85
Nikotinkarenz 36, 40, 52
Nikotinsäure 56
Nikotinylalkohol 56
Nitroglycerin 97
Nitroimidazolderivate 78
Nitrovasodilatoren 24
NMDA-Rezeptoren 64

Register

NNR-Insuffizienz 50
Nootropika 65
Noradrenalin 60
NSAID 58, 70, 81, 87
Nüchternblutzucker 42
Nutzen-Risiko-Analyse 13

O

Off-lable-use 13
Olanzapin 62
Olsalazin 40
Omalizumab 35
Omeprazol 38, 93
Onkogene 72
Opioide 70, 82, 97
orale Antidiabetika 44
Orciprenalin 31
organische Goldverbindungen 71
Osteoporose 52
Oxaliplatin 73
Oxazolidinone 77
Oxcarbazepin 69
Oxycodon 82

P

P-450-Interakteure 3
Paclitaxel 74
Pankreatitis 54
Pantoprazol 38
Paracelsus 2
Paracetamol 81, 97
paradoxe Harnsäureretention 59
Parasympatholytika 5, 31
Parathormon 52
Parkinson 66
Parkinsonoid 62
Paroxetin 60
partielle Agonisten 5
Penicilline 76
Pergolid 66
Pfortadersystem 3
Pharmakodynamik 4, 6, 86
Pharmakokinetik 4, 6, 8, 86
Pharmakologie 2
Pharmakon 2
Pharmakovigilanz 13
Phenobarbital 69
Phenprocoumon 32
Phenytoin 69
Pioglitazon 44
pK-Wert 10
Plaques 64
Plasmakonzentration 11
Plasmaproteinbindung 10
Plättchenaggregationshemmer 24
Plazebo 12
Plazentagängigkeit 84
Plazentaschranke 84
plötzlicher Herztod 22

Podagra 58
Polyarthritis 70
Polydipsie 42
polygene Hypercholesterinämie 54
Polyphagie 42
Polyurie 42
positiv inotrope Substanzen 28
postmenopausale Osteoporose 52
Prädiabetes 42
Präeklampsie 85
präklinische Prüfung 12
Pramipexol 66
Pravastatin 55
Prazosin 20
Prednisolon 35, 37, 40, 70
primäre Hyperlipidämie 54
primäre Osteoporose 52
Probenecid 59
Prodrugs 4
Propafenon 32
Propofol 86
Propranolol 30, 49
Protonenpumpeninhibitoren 38
Psychose 63
Psychotherapie 60
Purinanaloga 73
Purinbasen 58
Pyrazolone 81
Pyrimidinanaloga 73

Q

Quadrupeltherapie 39
Quetiapin 63, 65

R

Raburicase 59
Raloxifen 52
Ramipril 19, 27
Ranitidin 38, 93
Remodeling 26
renale Ausscheidung 10
renale Clearance 86
Repaglinid 45
Resorption 2
Reteplase 25
Rezept 14
Rezeptorantagonist 5
Rezeptortypen 4
rezeptorvermittelte Pharmakonwirkung 4
Rezeptur 14
Rhagozyten 70
Rheumafaktor 70
rheumatoide Arthritis 70
Rifampicin 78
Rigor 66
Risedronat 52
Risperidon 62, 65
Rituximab 74
Rivastigmin 64

Ropinirol 66
Rosiglitazon 44
Rote Liste 15

S

Säfte 2
Salbutamol 34, 36, 93
Salmeterol 34, 36
Saluretika 58
Sartane 19
Sättigungsdosis 10
Sauerstoff 37
saure antipyretische Analgetika 81
Schilddrüsenstoffwechselstörung 46, 48
Schilddrüsenüberfunktion 48
Schilddrüsenunterfunktion 48, 95
Schizophrenie 62
Schleifendiuretika 19, 87
Schmalspektrumantibiotika 76
Schwanenhalsdeformität 70
Schwangerschaft 84
Schwangerschaftshochdruck 85
sekundäre Hypertonie 18
sekundäre Osteoporose 52
sekundäre Hyperlipidämie 54
Selegilin 66, 67
selektive COX-2-Inhibitoren 81
selektive Estrogenrezeptor-Modulatoren 52
selektive Noradrenalin-Rückaufnahme-Hemmer 61
selektive Serotonin-Noradrenalin-Rückaufnahme-Hemmer 61
selektive Serotonin-Rückaufnahme-Inhibitoren 60, 65
senile Osteoporose 52
Serotonin 60
Serotonin-Rezeptor-Antagonisten 75
Sertralin 65
Serum-Harnsäure-Konzentration 58
Serumkortisol 50
Simvastatin 55, 57
Sinustachykardie 31
Sotalol 32
Spätdyskinesien 62
Spätfolgen 13
Spironolacton 28
Spironolactontherapie 28
Sprachverarmung 62
Sprinterinsuline 43
SSRI 60
Staphylococcus aureus 77
Statine 55, 56
Status epilepticus 68
Steroidhormone 50
Streptokinase 25
Strontiumranelat 53
Strumatherapie 47, 48
Stufentherapie 21
Sucralfat 39
Sulfapyridin 40

Sulfasalazin 40, 70
Sulfonamide 78
Sulfonylharnstoffe 44
supraventrikuläre Tachykardien 31
Surrogatmarker 12
symmetrische Polyarthritis 70
Sympathomimetika 31
Synovialitis 70
Synovitis 58

T

T_3 48
T_4 48
Tabletten 2
tachykarde Rhythmusstörungen 33
Tau-Protein 64
Taxane 74
Teicoplanin 77
Tenecteplase 25
Teniposid 74
Teratogenität 84
Terbutalin 36
Tetrajodthyronin 46
Tetrazykline 77
Thalidomid 84
Theophyllin 34, 36, 87
therapeutischer Index 7
therapeutisches Fenster 7
Thiamazol 48
Thiazide 19, 21, 28, 91
Thiazolidindione 44
Thionamide 48
Thrombozytenaggregationshemmer 65
Thyreoglobulin 46
Thyreostatikum 47
Thyroxin 48, 95
Tierversuche 12
Tiotropium 34, 36
Tirofiban 24

Tophi 58
Topiramat 69
Topoisomerase-II-Inhibitoren 74
Topotecan 74
Torasemid 28
toxikologische Versuche 12
Tramadol 82, 97
Transmembranproteine 8
Transportersysteme 10
Tranylcypromin 61
Trastuzumab 74
Tremor 66
Triamteren 28
Triglyzeride 55, 56
Trihexiphenidyl 67
Trijodthyronin 46
Trimethoprim 78
Tripeltherapie 38, 39
trizyklische Antidepressiva 60, 83
Tropfen 2
TSH-Wert 46
tubuläre Resorption 10
tubuläre Sekretion 10
Tumorerkrankungen 72
Tumorresistenz 74
Tumorschmerz 82
Tumortherapie 83
Typ-1-Diabetes 42
Typ-2-Diabetes 42

U

Überwachung 13
Ulkuserkrankung 38
Ulnarabweichung 70
Uradipil 20, 85
Uratoxidase 59
Urikostatika 58
Urikosurika 58

V

Valproinsäure 68
Valsartan 19, 27
Vancomycin 77
Verapamil 23, 30, 31
Verteilungsvolumen 11
Vier-Kompartiment-Modell 9
Vinblastin 74
Vinca-Alkaloide 74
Vincristin 74
Vitamin-K-Antagonisten 31
Vitamin D 52
Vitamin E 65
VLDL 54
Vorhofflattern 31
Vorhofflimmern 32

W

Wahnvorstellungen 62
Wechselwirkungen 4, 6
Wirkstoffangaben 14
Wirkstoffmenge 14
Wortfindungsstörung 64

X

Xanthinoxidase 59
Xanthome 54
Xipamid 28

Z

Zafirlukast 35
Ziprasidon 62
Zona fasciculata 50
Zona glomerulosa 50
Zona reticularis 50
Zulassung 12
Zytostatika 72